丛书主编　郁正亚　陈　忠

# 血液透析通路百例实战
## 手术分册

主　编　郁正亚　谭正力

科学出版社

北　京

# 内 容 简 介

本书为"血液透析通路百例实战"丛书的手术分册，主要介绍开放手术建立透析通路以及通路并发症的治疗。以临床实际病例为基础，详细介绍各种透析通路的建立、血液透析通路并发症的处理、血液透析通路翻修手术原则和技巧。书中共收集病例118例，内容涵盖各种血液透析通路的建立方法和临床可以见到的通路并发症。每个病例包括简要病史、临床检查、影像学资料、手术方案设计、手术过程及手术注意事项。在每一大类手术或并发症后进行简要综述并配有补充阅读文献。全书配有手术照片、数字减影血管造影图像（DSA）、血管超声图像以及线条图等共400余幅，内容翔实，图文并茂，强调实战，使读者能够对治疗思路一目了然。

本书适合从事血管通路医护人员阅读参考。

**图书在版编目（CIP）数据**

血液透析通路百例实战·手术分册 / 郁正亚，谭正力主编. —北京：科学出版社，2019.3
　ISBN 978-7-03-060781-2

Ⅰ.①血… Ⅱ.①郁…②谭… Ⅲ.①血液透析-血管外科手术-案例
Ⅳ.①R459.5

中国版本图书馆CIP数据核字（2019）第044917号

责任编辑：俞　佳　杨小玲 / 责任校对：张小霞
责任印制：霍　兵 / 封面设计：黄华斌

**科学出版社** 出版

北京东黄城根北街16号
邮政编码：100717
http://www.sciencep.com

北京汇瑞嘉合文化发展有限公司印刷
科学出版社发行　各地新华书店经销

\*

2019年3月第　一　版　　开本：889×1194　1/16
2024年5月第六次印刷　　印张：23 1/4
字数：527 000

**定价：228.00元**
（如有印装质量问题，我社负责调换）

## 《血液透析通路百例实战》丛书编委会

丛书主编　郁正亚　陈　忠

编　　委（按姓氏笔画排序）

田　然　首都医科大学附属北京同仁医院血管外科

陈　忠　首都医科大学附属北京安贞医院血管外科

陈　欣　首都医科大学附属北京同仁医院血管外科

姚辰亮　首都医科大学附属北京同仁医院血管外科

郁正亚　首都医科大学附属北京同仁医院血管外科

缪　鹏　首都医科大学附属北京同仁医院血管外科

谭正力　首都医科大学附属北京同仁医院血管外科

## 《血液透析通路百例实战·手术分册》编写人员

主　　编　郁正亚　谭正力

编　　者（按姓氏笔画排序）

田　然　陈　欣　郁正亚　姚辰亮　缪　鹏　谭正力

绘　　图　郁正亚

# 致 谢

本书病例均选自首都医科大学附属北京同仁医院血管外科、肾内科及透析中心近年来收治的实际病例。在此一并表示衷心感谢。

感谢田然医师、陈欣医师、缪鹏医师及姚辰亮医师在病例资料收集方面所做的辛勤工作，没有他们，本书无法按时出版。

感谢我的家人在本书撰写过程中给予的支持。

# 主编简介

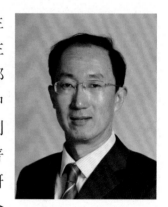

郁正亚，医学博士，教授、主任医师，硕士研究生导师。现任首都医科大学附属北京同仁医院血管外科主任，首都医科大学血管外科学系教授、系副主任，首都医科大学全科医学兼职教授。就读于首都医科大学、中国协和医科大学及德国杜伊斯堡-埃森大学医学院并分别获医学学士、硕士及博士学位。曾经在美国约翰·霍普金斯大学医学院及美国克里夫兰医学中心进行博士后研究2年。在SCI收录、中华系列、核心期刊发表论文60余篇。主编《透析用血管通路建立手册》（人民卫生出版社，2012），《维持性血液透析用血管通路的建立》（DVD）（中华医学电子音像出版社，2012）。作为第一负责人曾经获得北京市"十百千"卫生人才专项资助、北京市优秀人才培养资助、北京市留学人员择优资助、北京市科委专项基金、国家自然科学基金等。

从事临床工作30余年，具有扎实的理论基础和专业知识。1994年建立北京同仁医院血管外科，开展血管外科疾病的诊断与手术治疗。在美国博士后研究期间曾经在约翰·霍普金斯大学医学院血管外科参观学习。在德国攻读博士学位期间获工作许可，以持照执业医师身份参与杜伊斯堡-埃森大学医学院临床外科工作。熟练掌握颈动脉、四肢动脉、主动脉、内脏动脉及外周静脉疾病的诊断、开放手术及腔内介入治疗。自1992年开展血液透析通路建立工作，熟练掌握复杂透析血管通路的建立、手术翻修、介入治疗及并发症处理。

担任国际血管联盟中国分会血液透析通路专业委员会副主任委员、国际静脉学联盟中国静脉学会委员、中国医师协会外科医师分会血管外科医师委员会委员、中国医师协会腔内血管学专业委员会血透通路专家委员会委员、中华医学会医学工程学分会委员、中国医院管理协会血液净化中心管理分会委员、中国微循环学会血管疾病专业委员会常务委员、北京医学会外科分会委员、北京医学会血管外科分会常务委员、北京医学会创面修复学分会常务委员、北京医师协会血管外科专科医师分会常务理事、北京医师协会血液透析通路专业委员会常务委员、北京中西医结合学会周围血管专业委员会委员、海峡两岸医药卫生交流协会血管外科专家委员会委员以及血管外科专业委员会血液透析通路学组副组长等多项社会兼职。

# 丛书序

  自1966年Brescia及其同事提出建立腕部桡动脉-头静脉内瘘用于维持终末期肾病患者的长期透析已经过去50余年，血管内瘘已经成为维系患者的生命线。随着医疗技术的不断进步，患者透析寿命的延长，伴发疾病的增多，可供利用的外周血管越来越少，血液透析通路的并发症也越来越多、越来越复杂。然而，最近20年来，尤其是近10年，影像技术和介入技术的迅发展，又赋予了血管通路医生新的机遇和挑战。新的器材和设备可以应对从闭塞性到扩张性病变的各种病理类型，也对通路医生提出了更高的要求，需要他们掌握高度专业化的知识和技术。上肢浅静脉解剖变异大，血液透析通路异常的血流动力学令每一个患者的通路建立或维护难以做到统一术式，而最佳的手术方案能有效延长通路的使用寿命，减少通路维护次数。我们撰写本丛书的初衷是让本领域的医务人员能够快速全面了解手术技巧，并达到触类旁通的效果。

  郁正亚教授长期从事血管外科工作，尤其对维持性血液透析血管通路有较为深入的研究和独到见解，熟悉各类透析通路的建立及并发症诊治。其编著出版的《透析用血管通路建立手册》为透析通路手术技术的普及做了很好的铺垫。在此基础上，作者又从数千例经手病例中精选出具有代表性的个案。全书编写形式新颖，图文并茂，内容翔实，涵盖各种血液透析通路的建立方法和几乎所有临床可以见到的并发症，希望能对读者有一定的启发性，必要时还可应对不时之需。

  本套丛书包括手术分册、介入分册及失误启示分册。前者主要介绍开放手术，同时包含经典的腔内介入及杂交手术；后者则主要包括中心静脉插管、透析通路并发症的介入治疗（X线及超声引导），适合入门及进阶的透析通路医生、血管外科医生、介入放射科医生、肾内科医生阅读。

陈　忠

主任医师，教授，博士生导师

中华医学会外科学分会血管外科学组组长

中国医师协会外科医师分会血管外科医师委员会主任委员

海峡两岸医药卫生交流协会理事会常务理事兼血管外科专业委员会主任委员

中国医师协会介入医师分会副会长

北京医学会血管外科学分会主任委员

首都医科大学血管外科学系主任

# 前　言

　　血液透析是慢性肾功能不全患者赖以生存的肾替代治疗方法，而透析通路则成为此类患者的"生命线"。近年来随着医疗技术的不断发展，患者透析寿命逐渐增加，但血管条件越来越差，加之高龄患者逐渐增多，可供利用的外周血管越来越少。如何正确建立血液透析通路，如何及时、有效、经济地处理复杂并发症，如何对即将失效或已经失效的血管通路进行挽救和翻修手术并使其重新发挥作用，成为目前透析团队面临的实际问题。

　　笔者从事血管外科工作20余年，对维持性血液透析血管通路有较为深入的研究，熟悉各种类型血管通路的建立及并发症的诊治。在临床工作中深深感受到血液透析通路的治疗不同于常规血管外科治疗，亟需一套能够指导临床实际操作的参考书。血液透析通路主要位于浅静脉，解剖变异大，加之不同类型透析通路的病理生理特点，很多情况下同一个患者通路的建立或维护可能会有多种选择，而最佳手术方案能有效延长通路的使用寿命，减少通路维护次数。

　　本书为"血液透析通路百例实战"丛书的手术分册，主要介绍开放性手术，也包含少量经典的腔内介入及杂交手术。中心静脉插管及透析通路并发症的介入治疗将另辟分册论述。

　　本书共收集病例118例，详细介绍血液透析通路的建立，透析通路并发症的处理，血液透析通路翻修手术原则和技巧。每个病例包括简要病史、临床检查、影像学资料、手术方案设计、手术过程及手术注意事项。内容翔实，图文并茂，强调实战，内容涵盖各种血液透析通路的建立方法和临床可以见到的通路并发症。每个病例均配有手术照片，重点病例配以线条图阐明手术设计方案。在每一大类手术或并发症后辅以作者述评，针对特定内瘘的建立和并发症处理进行简要综述并配有补充阅读文献。全书配有手术照片、数字减影血管造影图像（DSA）、血管超声图像及线条图等共400余幅，使读者能够对治疗思路一目了然。本书适合从事血管通路的医护人员阅读参考。

　　本书编写历时近5载，虽经全体参编人员努力，但仍难免存在缺点和不足，希望各位同道不吝赐教，使本书内容更趋完善。

郁正亚

首都医科大学附属北京同仁医院血管外科

2018年6月于北京

# 目　录

## 第一部分　血液透析动静脉内瘘的建立

# 第二部分　AVF狭窄、血栓形成及翻修技术

## 第三部分　AVG狭窄、血栓形成及翻修技术

## 第四部分　头静脉弓狭窄

## 第五部分　中心静脉狭窄及闭塞

## 第六部分　动　脉　瘤

# 第七部分　血液透析通路感染

# 第八部分　外周静脉高压

# 第九部分　缺血及神经并发症

# 第十部分　导管及其相关并发症

# 第十一部分　其　　他

# 第一部分　血液透析动静脉内瘘的建立

# 01 鼻烟窝自体动静脉内瘘

男性，40岁。既往肾小球肾炎，高血压病。慢性肾脏病（chronic kidney disease，CKD）5期，拟建立永久性自体动静脉内瘘（AVF）进行血液透析。

**体格检查：** 左上肢头静脉走行正常，自左手鼻烟窝处延续至上臂，触诊管壁柔软。上臂扎止血带后头静脉扩张明显，直径可达4mm。腕部桡动脉及鼻烟窝处桡动脉后支搏动有力。Allen试验阴性。

**治疗方案：** 鼻烟窝处动脉、静脉条件均好，患者年轻，拟行左鼻烟窝内瘘（图1-1）。

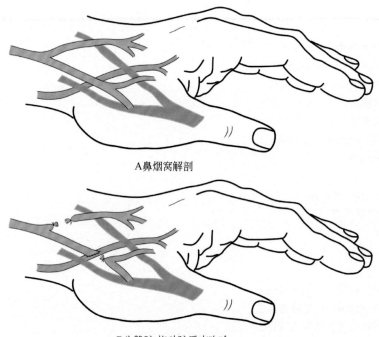

A鼻烟窝解剖

B头静脉-桡动脉后支吻哈

图1-1 鼻烟窝头静脉-桡动脉后支端-侧吻合

**手术经过：** 于左手鼻烟窝处拇短伸肌及拇长伸肌间，沿头静脉表面切口约1.5cm。游离皮下头静脉1.5cm，游离深筋膜下方桡动脉后支约1.0cm。切断头静脉，远心端结扎，近心端与桡动脉建立端-侧吻合（图1-2）。

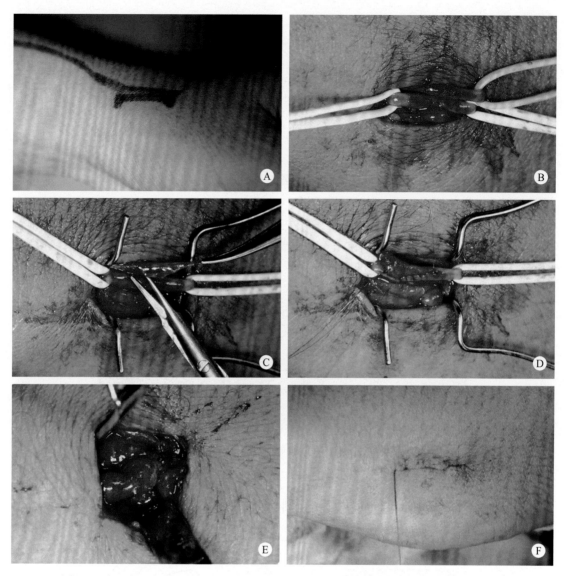

图1-2　手术经过：A.鼻烟窝拇短伸肌及拇长伸肌间切口；B.游离头静脉及桡动脉后支；C.修剪头静脉，
纵行切开桡动脉；D.头静脉-桡动脉端-侧吻合；E.完成吻合；F.缝合切口

**Tips**

- 该处头静脉与桡动脉为浅、深层关系，无需过度游离血管，吻合时也不易扭曲。
- 桡动脉在该处向后方常有一极细分支，分离后应结扎以免回血或不小心碰断后影响吻合操作。
- 老年及女性患者由于血管较细不宜采用鼻烟窝内瘘，以免影响成熟或远期通畅率。

# 02 腕部头静脉–桡动脉内瘘（Brescia-Cimino 内瘘）

男性，54岁。既往糖尿病肾病，逐渐发展至CKD 5期，拟建立永久性AVF进行血液透析。右利手，目前使用右颈内临时导管透析。

体格检查：左上肢头静脉走行正常，自左手鼻烟窝处延续至上臂，触诊管壁柔软，前臂远端可见头静脉背侧属支汇入（图2-1）。上臂扎止血带后头静脉扩张明显，直径＞4mm。腕部桡动脉搏动有力，Allen试验阴性。

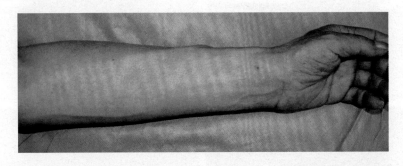

图2-1　前臂头静脉走行正常，可见明显背侧属支。腕部头静脉与桡动脉平行

治疗方案：左上肢动脉、静脉条件均好，且二者距离较近并呈平行关系，拟行左腕部头静脉–桡动脉内瘘（Brescia-Cimino 内瘘），侧–侧吻合（图2-2）。

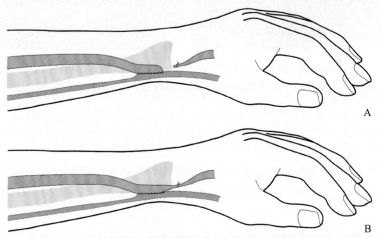

图2-2　Brescia-Cimino内瘘的端–侧吻合（A）和侧–侧吻合（B）

手术经过：腕部纵切口，分别游离头静脉及桡动脉。将两者平行靠近后，分别切开动脉、静脉相对缘。7-0聚丙烯缝线自后壁中点向两端连续缝合至前壁中点完成吻合。为防止血液逆流入远端头静脉引起手部肿胀，需用不可吸收线结扎吻合口远心端头静脉（图2-3）。

1

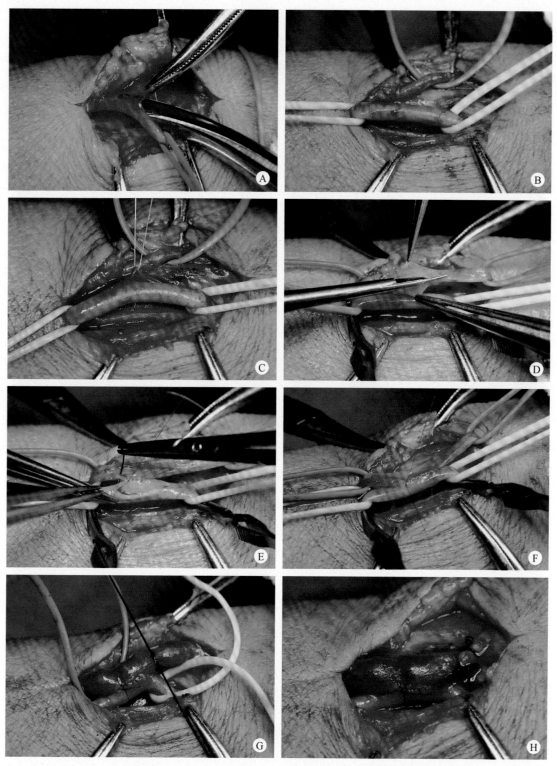

图2-3　手术经过：A.腕部纵切口，游离头静脉；B.游离桡动脉；C.结扎桡动脉背侧细小分支；D.于头静脉和桡动脉对侧缘分别纵行切开血管；E.自中点向两端连续缝合吻合后壁；F.吻合至两角时转向完成前壁吻合，中点打结；G、H.结扎吻合口远端头静脉，防止血液反流

**Tips**

- 腕部头静脉与桡动脉距离较远时宜采用端（头静脉）-侧（桡动脉）吻合（图2-2A），距离较近时可采用侧-侧吻合（图2-2B）。侧-侧吻合的优点是吻合口不易扭曲，但需注意结扎吻合口远端头静脉，防止血液反流入手背引起肿胀。

1

# 03　T形吻合技术建立 Brescia-Cimino 内瘘

　　女性，55岁。既往糖尿病、高血压、糖尿病肾病。1年前建立左腕部内瘘规律透析，3天前突发通路震颤消失。

　　**体格检查：**左腕部内瘘，未及震颤及杂音。头静脉近腕部可见背侧属支，位于原吻合口近心端，弹性好。桡动脉搏动正常，Allen试验阴性。

　　**彩色多普勒超声（CDFI）：**左腕部自体动静脉内瘘，头静脉近吻合口狭窄伴管腔内低回声，CDFI未及血流信号。狭窄近端头静脉通畅，手背侧静脉属支于狭窄近心端汇入头静脉。前臂头静脉管腔直径0.3cm（止血带）。

　　**治疗方案：**原AVF近吻合口狭窄且合并血栓形成，近端头静脉通畅，拟于原吻合口近端重新建立通路。原通路使用1年，但头静脉主干仍未成熟，可利用腕部属支成形以扩大吻合口（图3-1）。

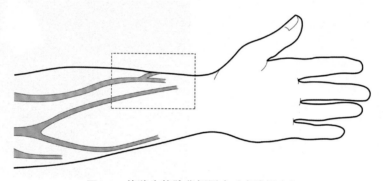

图3-1　前臂头静脉背侧属支（虚线框内）

　　**手术经过：**前臂桡侧纵行切口，锐性游离头静脉及其属支，切断二者远端静脉，保留分叉部位，纵行剖开分叉部位静脉，修剪成T形。游离桡动脉纵行切开，与修剪后头静脉T形末端建立端（静脉）-侧（动脉）吻合（图3-2）。

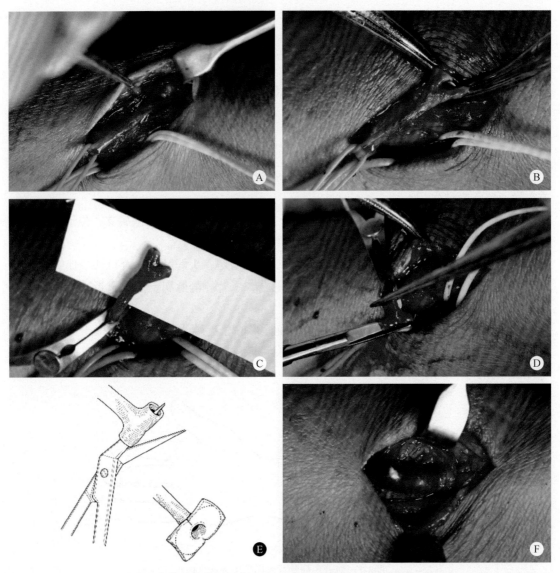

图3-2　手术经过：A.分离头静脉及其背侧属支；B、C.切断并结扎远端头静脉及其属支，保留分叉部位；
D、E.纵行剖开分叉部位静脉，修剪边角；F.与桡动脉行端-侧吻合

**Tips**

- 头静脉于腕部常有一背侧属支汇入（图3-2），可利用其进行吻合口成形。
- 当头静脉直径较细时，T形血管吻合技术有助于降低术后吻合口狭窄风险。

# *04* 前臂高位 AVF 的建立

　　女性，64岁。既往高血压病，未规律治疗，逐渐发展为CDK5期。13年前建立左前臂Brescia-Cimino内瘘后规律透析。2个月前内瘘失功后于近侧重建AVF未能成功。

　　**体格检查**：左腕部可见手术瘢痕两处，未及震颤和杂音。触诊原前臂头静脉通路呈条索状，上臂扎止血带后不可扩张（图4-1）。Allen试验阴性。

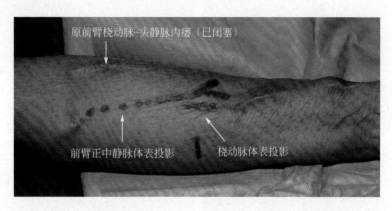

图4-1　前臂原Brescia-Cimino内瘘闭塞，前臂正中静脉通畅

　　**彩色多普勒超声**：左前臂头静脉闭塞，吻合口未见血流信号。前臂正中静脉通畅，于桡动脉体表投影交叉点远端有两条静脉汇入，主干于肘部汇入贵要静脉，上臂扎止血带后内径约2.7mm。前臂桡动脉通畅，内径约4mm，CDFI血流频谱正常。

　　**治疗方案**：原前臂Brescia-Cimino内瘘全程闭塞。前臂近端正中静脉及桡动脉通畅，前臂正中静脉远端纤细且已被第二次手术使用。拟利用前臂正中静脉近端两条静脉汇入点与该处桡动脉进行吻合，采用T形吻合技术成形。

　　**手术经过**：游离前臂正中静脉及两条属支，切断并结扎属支静脉远心端，保留分叉部位。纵行剪开分叉部位并修剪成形。于该处深筋膜下方游离桡动脉，纵行切开后与上述修剪成形的前臂正中静脉建立端（静脉）-侧（动脉）吻合（图4-2）。

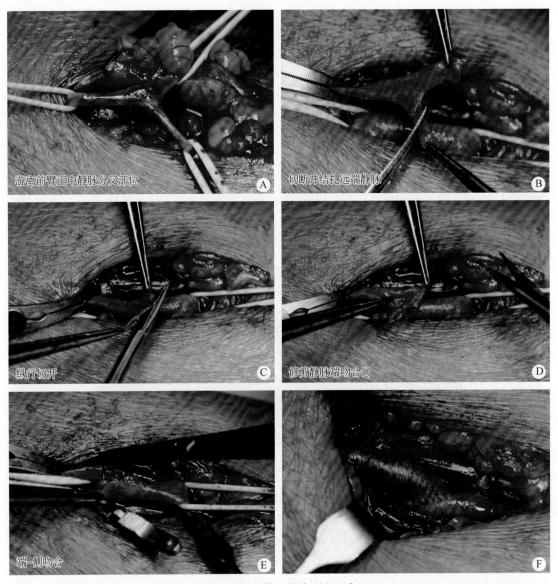

图4-2　前臂自体动静脉内瘘的建立

**Tips**

- 前臂正中静脉在前臂中上1/3处与其深部桡动脉走行相交叉，该处吻合物理距离短，无需过度游离动脉、静脉。
- 如静脉过细无法行侧-侧吻合，可利用其属支汇合形成的分叉进行T形吻合。
- 该处桡动脉位于深筋膜下方，如吻合后发现吻合口或静脉受卡压，可切除少量深筋膜组织解除压迫。

1

## *05* 前臂贵要静脉转位术

男性，81岁。既往右肾癌及膀胱癌术后。1周前发现肾功能进行性下降，开始经右股静脉临时导管透析，左利手。

体格检查：双前臂触诊未及头静脉，贵要静脉条件尚好。双侧桡动脉搏动正常，Allen试验阴性。

彩色多普勒超声：双前臂头静脉未探及。肘正中静脉直径2.5mm（止血带）。右前臂贵要静脉直径2.8～3.0mm（止血带），连续性好。桡动脉直径2.2mm，CDFI正常。

治疗方案：双前臂头静脉不可及。右前臂贵要静脉符合手术条件，选择右前臂贵要静脉转位手术（图5-1）。

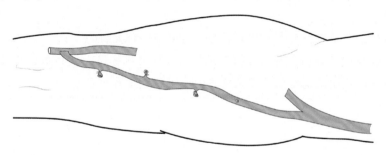

图5-1 前臂贵要静脉-桡动脉转位术示意图，注意沿途结扎属支静脉，结扎线勿过于靠近贵要静脉主干

手术经过：右前臂标记头静脉走行及预计隧道走行，沿前臂尺侧贵要静脉间断切开皮肤，自腕部游离贵要静脉全程至肘关节水平。结扎沿途全部属支，肝素盐水液力扩张，7-0聚丙烯缝线修补渗漏部位。游离腕部桡动脉2～3cm。隧道器沿预定走行向腕部桡动脉切口建立隧道后，将游离好的贵要静脉引入隧道并自桡动脉切口引出，注意沿途切勿扭曲。贵要静脉远端与桡动脉建立端-侧吻合（图5-2）。

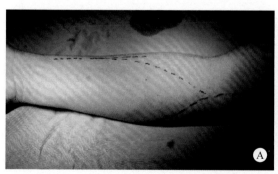
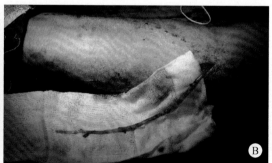

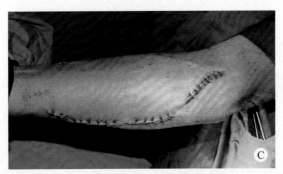

图5-2　手术经过：A.标记头静脉走行及预计隧道走行；B.游离前臂贵要静脉全长，结扎全部属支，液力扩张检查渗漏并进行修补；C.建立桡侧皮下隧道，引入贵要静脉，与腕部桡动脉行端-侧吻合

**Tips**

- 游离贵要静脉时注意结扎属支，使用5-0尼龙线或细丝线，结扎时注意勿紧贴主干，以免限制静脉扩张并导致局部狭窄。
- 液力扩张的另一重要作用是发现渗漏并进行修补。渗漏是分离时未注意到的细小属支被切断导致的。
- 隧道建立可使用专用隧道器或长弯血管钳，后者损伤稍大。
- 为防止静脉在隧道内扭曲，可在静脉表面用消毒标记笔标记，或利用结扎线进行简易标记（如桡侧方向使用尼龙线结扎，尺侧方向使用丝线结扎）。

# 06　前臂贵要静脉－肱动脉U形转位内瘘

女性，59岁。既往肾移植术后35年。因移植肾功能不全，2个月前开始经股静脉插管透析。长期服用激素及免疫抑制剂。双前臂曾接受"动静脉外瘘"手术。

体格检查：双前臂多处手术瘢痕，双侧桡动脉未及，双侧尺动脉可及，Allen试验阳性。双上肢无水肿，未见浅静脉曲张。

彩色多普勒超声：左侧前臂头静脉直径1.5mm，左侧贵要静脉直径2.5mm（均在止血带下测定），双侧桡动脉闭塞，尺动脉通畅，直径约3mm，CDFI频谱及流速正常。

治疗方案：双前臂曾行"动静脉外瘘"手术，桡动脉已闭塞。头静脉条件差，无法利用。贵要静脉与前臂尺动脉吻合有引起远端肢体缺血的风险且通路位于肢体内侧不便于穿刺。拟行左前臂贵要静脉-肱动脉U形转位内瘘术。

手术经过：自左腕部至肘部沿贵要静脉全程切开皮肤并游离贵要静脉，切断并结扎沿途属支。肘部另做切口，游离肱二头肌腱膜深面肱动脉，建立皮下U形隧道后引入贵要静脉。贵要静脉游离端与肱动脉建立端-侧吻合（图6-1）。

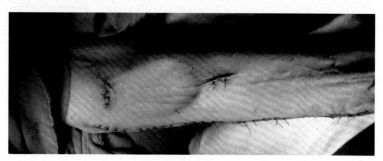

图6-1　前臂贵要静脉-肱动脉U形转位内瘘

---

**Tips**

• 手术前详细评估动脉、静脉条件。若桡动脉、尺动脉重度狭窄或闭塞可能导致通路不成熟或肢体远端缺血。

---

# *07* 前臂头静脉转位内瘘

女性，76岁。既往高血压30年，CKD 5期。5个月前建立左Brescia-Cimino内瘘，同时开始经右颈内静脉临时导管透析，至入院前通路仍不成熟。

**体格检查：** 双侧肱动脉可及，右侧桡动脉可及，左侧桡动脉未及搏动，左侧Allen试验阳性。左腕部内瘘处可及震颤，稍弱，可闻及血管杂音。

**彩色多普勒超声：** 左前臂头静脉直径3.5mm，自体动静脉内瘘吻合口通畅，吻合口直径4.2mm。左前臂桡动脉直径2.0mm，远端近吻合口处管壁钙化，管腔狭窄（多节段），吻合口远端桡动脉血流反向。左侧尺动脉直径2.5mm，管腔无明显狭窄，CDFI正常。

**治疗方案：** 该患者流入道狭窄为其内瘘不成熟的原因，尺动脉条件尚好，且前臂头静脉直径已达3.5mm，拟行头静脉转位，与尺动脉吻合建立AVF。需注意手术不可破坏桡动脉的连续性，以保证手部血液供应（图7-1）。

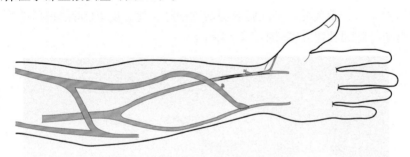

图7-1 前臂头静脉-尺动脉转位内瘘

**手术经过：** 左前臂标记头静脉走行及预计隧道走行，自原腕部切口沿头静脉向近心端切开皮肤，原吻合口近端切断头静脉，远心端结扎，近端游离至预计转折点。游离腕部尺动脉，自头静脉转折点处至尺动脉切口建立皮下隧道后，将游离好的头静脉引入隧道并自尺动脉切口引出，与尺动脉建立端-侧吻合（图7-2）。

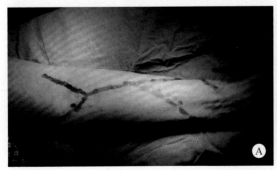
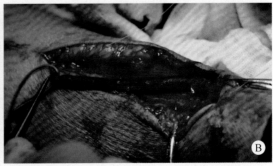

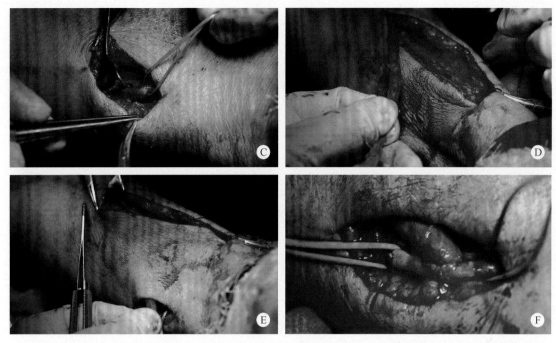

图7-2　手术经过：A.标记头静脉走行及预计隧道；B.游离前臂头静脉至预计转折点；C.切开并游离腕部尺动脉；D.结扎所有头静脉属支，液力扩张检查渗漏并进行修补；E.建立皮下隧道，引入头静脉；F.与腕部尺动脉行端-侧吻合

**Tips**

• 无需游离头静脉全长，满足转位长度即可。

• 术前注意评估桡动脉、尺动脉情况。如桡动脉已完全闭塞，则该术式引起手部窃血的风险很大。

# 作者述评1　血管吻合基本操作

## 血管切开及缝合

　　血管切开、缝合以及吻合技术是血管外科基本功，也是血液透析通路手术的基础。熟练掌握并灵活运用上述技术可以使术者在通路的建立和翻修过程中得心应手。下面列出的几种常用技术在之前的病例中都有广泛的应用。

### 横行切开及缝合

　　切口与血管长轴垂直，不超过血管周径1/3～2/5，直径较粗的血管可采用连续缝合关闭（图C1-1 A～D）。切口间断缝合不易引起管腔狭窄（图C1-1 E、F）适用于单纯切开取栓，或直径较细（2mm）的血管。

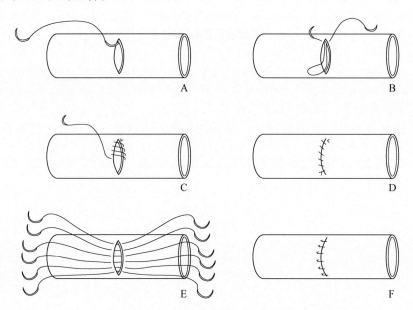

图C1-1　横行切开及缝合：A、B. 双针缝线，自切口一端进针；C. 打结后连续缝合；D. 至切口另一端点打结，完成缝合；E. F. 对于口径较细的血管，可采用间断缝合，避免连续缝合的"荷包"效应引起缝合部位管腔狭窄

### 纵行切开及缝合

　　切口与血管长轴平行，关闭时多采用连续缝合，适用于直径大于5mm且无明显病变的血管。注意全层缝合（图C1-2）。

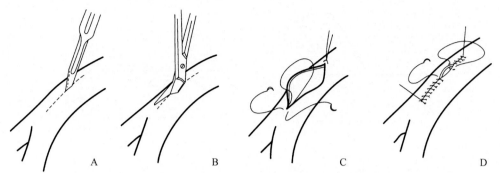

图C1-2　A. 11#尖刀沿长轴切开血管；B. Potts剪刀扩大血管切口至预定长度；C、D. 连续缝合切口

## 端-侧吻合

吻合关键是无扭曲及成角。可采用定点缝合（锚定）技术或降落伞缝合技术，前者常用于自体血管吻合，后者常用于人工血管及深部血管吻合。

单定点吻合

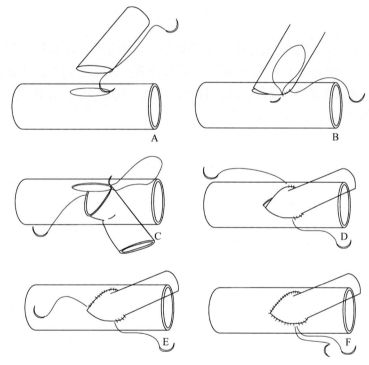

图C1-3　单定点吻合

两定点吻合

吻合方式见图C1-4。

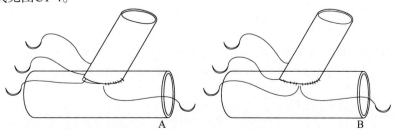

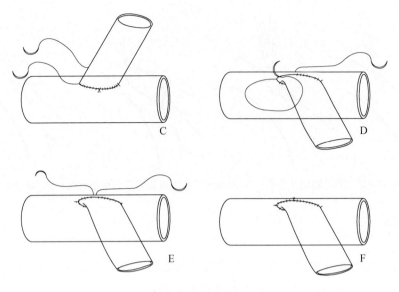

图C1-4 两定点吻合

## 端-端吻合

当吻合血管口径较大时，可直接进行端-端吻合。如吻合端血管游离，可翻转进行两定点吻合（图C1-5）。若游离度不大难以翻转，则先缝合后壁，再缝合前壁（图C1-6）。当吻合血管直径较小或两端直径不匹配时，应修剪吻合口使之成为斜面再行吻合（图 C1-7）。不同口径血管端-端吻合方法见图C1-8。

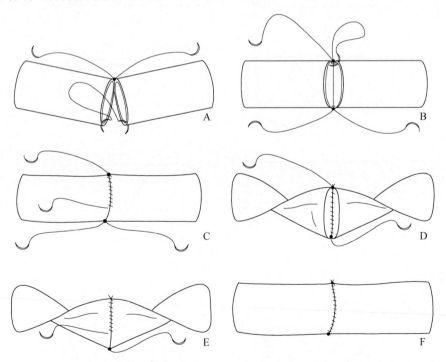

图C1-5 吻合口血管可翻转：A.两定点缝合打结；B.开始缝合前壁；C.继续缝合前壁直至另一顶点与其中一条缝合线打结；D.翻转180°；E.缝合后壁；F.完成缝合

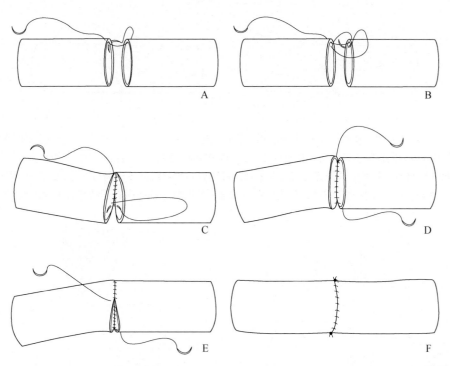

图C1-6 吻合口不可翻转：A.单定点降落伞缝合；B.开始缝合后壁；C.收紧降落伞缝线；D.完成后壁缝合；E.取其中一根缝线继续向前缝合前壁；F.打结，完成缝合

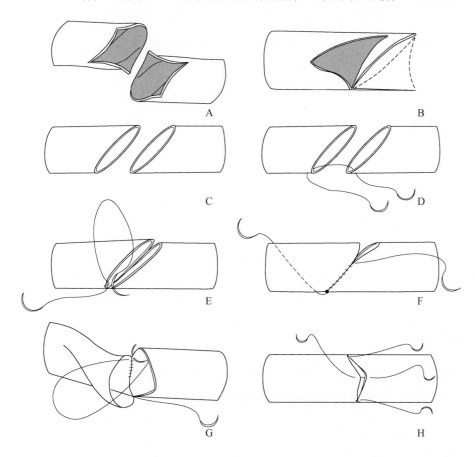

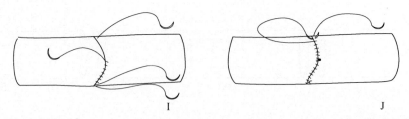

图C1-7　小血管斜面吻合技术：A.两吻合端相对侧管壁适当纵向切开；B、C.修剪边缘使斜面平滑过渡；D、E.自根部中央向顶端连续缝合至前壁中部；F、G.翻转移植血管，用另一端缝合线缝合至后壁中部；H～J.自两缝针间残余管壁中点处缝合第二根缝线，打结后向两侧缝合并分别与第一根缝线的两端打结，完成吻合。H～J步骤也可省略，代之以第一根缝线的两端分别向中点连续缝合至交汇点打结

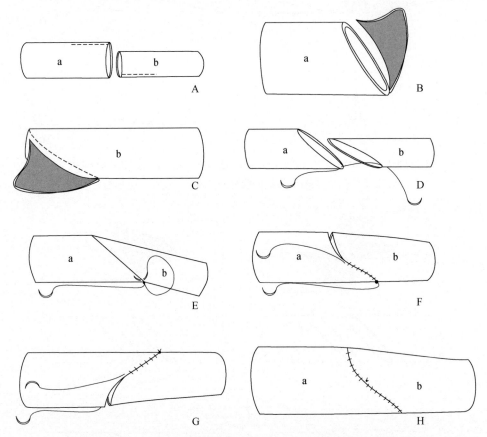

图C1-8　不同口径血管端-端吻合方法：利用修剪斜面的方法，使得口径不同的两血管断端口径基本一致。A.待吻合血管横断后，分别于血管a及血管b相背离一侧沿长轴适当切开；B.楔形切除多余管壁，修剪血管a斜面；C.以a血管斜面长度确定b血管应切开及剪裁的斜面长度；D～H.完成吻合

## 侧-侧吻合

适用于Brescia-Cimino内瘘，或前臂近端头静脉-桡动脉内瘘术，该吻合方式不易发生扭曲，但要求对动脉、静脉进行较多的解剖和松解（图C1-9）。

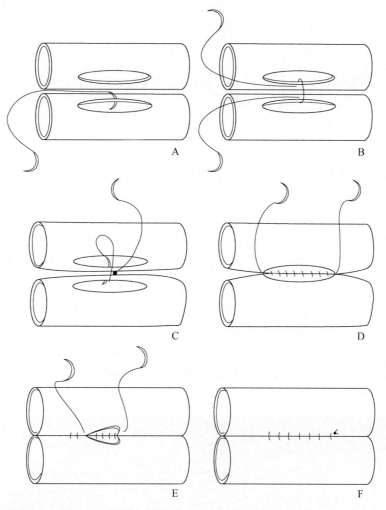

图C1-9　侧-侧吻合技术：A. 纵行切开动脉、静脉6～10mm长；B. 自中点缝合，结打在血管外；C. 自动脉进针（内膜进、外膜出）；D. 向两端连续缝合后壁至两端；E. 自一端开始连续缝合前壁；F. 至另一端打结，完成吻合

# 补 充 阅 读

Sidawy AN，Neville RF，2014. Technique：Open Surgical//Cronenwett JL，Johnston WK. Rutherford's vascular surgery. Philadelphia：Elsevier Saunders：1284-1337（血管外科基本手术技巧）

# *08* 肘正中静脉－近端桡动脉内瘘

女性，53岁。既往糖尿病10年，高血压及冠心病3年。糖尿病肾病进展至CKD 5期，经右颈内静脉临时导管透析4月余。拟建立永久性自体内瘘。

**体格检查：** 双前臂桡动脉可及，Allen试验阴性。双前臂头静脉及贵要静脉纤细，结扎止血带后超声检查其内径不足0.15cm，无法利用。左肘正中静脉直径0.27cm，向近心端分为正中头静脉及正中贵要静脉。上臂头静脉超声检查内径0.3cm，贵要静脉0.4cm，管腔连续性好。

**治疗方案：** 左肘正中静脉直径可以满足建立上臂自体内瘘条件。

**手术经过：** 局部浸润麻醉下，左肘横纹远端2cm横行切开皮肤，游离肘正中静脉、正中头静脉及正中贵要静脉。切断肱二头肌腱膜，游离其深面的肱动脉及桡动脉、尺动脉。探查该处桡动脉直径0.18cm，游离正中静脉约3cm，远端切断结扎。近心端修剪后与桡动脉起始部建立端-侧吻合（图8-1）。

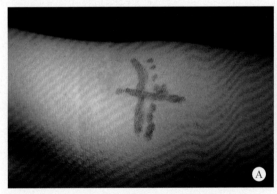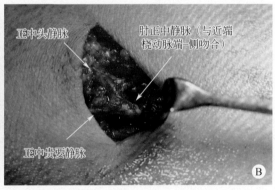

图8-1　手术经过：A.沿肘横纹切口；B.肘正中静脉-近端桡动脉建立端-侧吻合

---

**Tips**

- 肘部浅静脉变异较多。该例患者肘正中静脉分为正中头静脉及正中贵要静脉，二者口径相等。两条流出道可降低日后头静脉弓狭窄的风险。
- 某些情况下为避免分流，促使上臂头静脉尽快成熟，可结扎正中贵要静脉。

## *09* 肘正中静脉－肱动脉内瘘

男性，67岁。既往因"痛风"长期服用秋水仙素致肾损害。左腕部Brescia-Cimino内瘘4年，规律透析。2天前震颤消失，前臂通路红、肿、痛，无发热。

体格检查：左腕部内瘘，未及震颤及杂音。原内瘘吻合口至前臂中部可及血栓，有压痛，表皮略红。

彩色多普勒超声：左前臂头静脉近肘部管腔狭窄，长度约2.8cm，管腔内未见血流。前臂头静脉内充满低回声，未见血流信号。肘正中静脉通畅，直径4.0mm，穿静脉自肘正中静脉发出，直径约2.5mm，汇入深静脉。上臂头静脉直径5.5mm，贵要静脉直径4.5～5.0mm（止血带下测定），连续性好。肱动脉直径约6mm，管腔未见狭窄，CDFI频谱正常。

治疗方案：左头静脉近肘部内膜增生狭窄是导致通路远端血栓的主要原因。考虑狭窄段较长、前臂通路全程血栓，单纯取栓效果差，头静脉已成熟，肘正中静脉、头静脉及贵要静脉均正常，可考虑利用肘正中静脉与肱动脉建立上臂AVF（图9-1）。

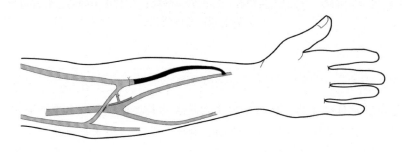

图9-1　手术示意图

手术经过：肘横纹远端2cm处横行切开皮肤，游离肘窝部头静脉、肘正中静脉及穿静脉。切开肱二头肌腱膜，游离肱动脉、桡动脉及尺动脉。肘正中静脉及肱动脉相对应部位纵行切开约6mm，行侧-侧吻合，结扎穿静脉（图9-2）。

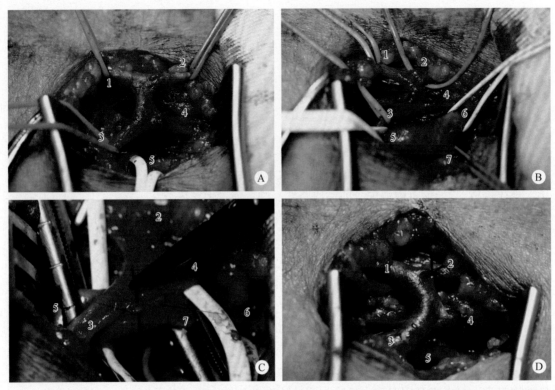

图9-2 手术经过：A、B.游离肘部浅静脉、穿静脉及肱动脉；C.肘正中静脉-肱动脉侧-侧吻合；D.完成吻合，结扎穿静脉及远端头静脉。1.肘上头静脉；2.前臂头静脉；3.肘正中静脉；4.穿静脉；5.肱动脉；6.桡动脉；7.尺动脉

**Tips**

- 肘正中静脉与肱动脉吻合后，根据需要决定是否结扎远端头静脉及贵要静脉。本例患者头静脉为优势流出道静脉，血流主要流向头静脉，故未结扎贵要静脉。
- 保留贵要静脉可降低肘部头静脉内瘘单一流出道日后发生头静脉弓狭窄的风险。
- 结扎穿静脉有利于上臂通路成熟，同时可以提高远端桡动脉压力，降低前臂窃血风险。

1

# 10　肘部 Konner 内瘘

男性，53岁。既往膀胱切除史（原因不详）。18个月前建立左前臂AVG并开始规律透析。3月前开始流量下降，1周前突发震颤及杂音消失。

体格检查：左前臂人工血管动静脉内瘘（AVG），未及震颤及杂音。穿刺部位无红肿，无假性动脉瘤。

彩色多普勒超声：左AVG内充满低回声，内未见血流信号，静脉端近吻合口处头静脉闭塞。左上臂头静脉通畅，内径约0.65cm，至肘部与该处穿静脉相延续。穿静脉及肱静脉通畅。肱动脉、桡动脉及尺动脉正常。

治疗方案：AVG流出道闭塞，上臂头静脉已扩张，穿静脉通畅，可利用其建立上臂AVF（图10-1）。

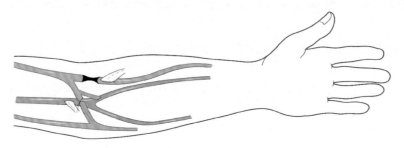

图10-1　利用穿静脉建立肘部自体动静脉内瘘

手术经过：沿肘部AVG原切口入路，游离头静脉、肘正中静脉及与之相连接之穿静脉。于原AVG动脉吻合口远端游离肱动脉、桡动脉及尺动脉，探查桡动脉起始部直径约0.4cm，可以作为肘部AVF的流入道动脉。切断已闭塞的肘正中静脉，游离穿静脉约2cm，远心端切断结扎，近心端与桡动脉起始部行端-侧吻合（图10-2）。手术后1周患者利用上臂头静脉开始透析。

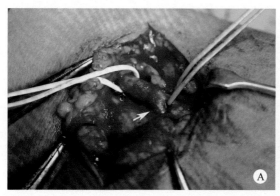
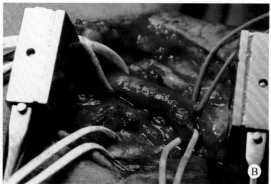

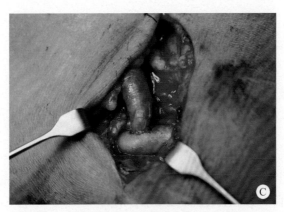

图10-2 手术经过：A.游离头静脉（白色标记带）、肘正中静脉（已闭塞，蓝色标记带）及穿静脉（箭头）；B.游离桡动脉起始部；C.完成穿静脉-桡动脉端-侧吻合

**Tips**

- 利用穿静脉建立肘部AVF，可利用其口径的限流作用降低日后前臂窃血及高流量瘘风险，穿静脉与肱动脉直接吻合，保留深静脉完整性的术式称为Konner内瘘。
- 穿静脉直径需大于2.5mm，否则应放弃使用穿静脉而改用肘正中静脉或头静脉作为流出道。
- 利用桡动脉起始部作为AVF流入道动脉，不仅可以满足流量要求，同时可以降低前臂窃血风险。
- AVG闭塞后，利用已经动脉化的头静脉建立上臂AVF，手术后无需等待成熟可短期内投入使用。

# *11* 肘部 Gracz 内瘘

女性，61岁。CKD 5期。3个月前建立左腕部Brescia-Cimino内瘘，目前震颤弱，试行透析流量不足，经右颈内临时导管透析。

体格检查：左腕部内瘘，震颤及杂音均较弱。

彩色多普勒超声：左前臂头静脉直径约0.24cm，延续至肘部，该处穿静脉直径约0.27cm，汇入肱静脉。上臂头静脉直径约0.3cm。桡动脉起始部管腔约0.25cm，远端桡动脉节段性狭窄，可见斑块。

治疗方案：该患者桡动脉因动脉硬化致管腔狭窄，前臂AVF难以成熟。穿静脉通畅，可利用其建立上臂AVF。考虑穿静脉直径有限，拟采用T形吻合技术扩大吻合口（图11-1）。

手术经过：肘横纹远端2cm处横行切开。游离头静脉、肘正中静脉及穿静脉。切开肱二头肌腱膜，游离肱动脉、桡动脉及尺动脉，探查桡动脉起始部直径约0.3cm，管壁条件尚好，拟将其作为上臂AVF的流入道动脉。沿穿静脉游离至肱静脉，再向两端分别游离约0.5cm肱静脉，并截取包括穿静脉汇入点在内的肱静脉约1cm。切开穿静脉对侧肱静脉壁，游离桡动脉起始部约2cm，纵行切开肱动脉，将修剪好的穿静脉T形端与桡动脉行端-侧吻合。手术后2个月患者利用上臂头静脉开始透析（图11-2）。

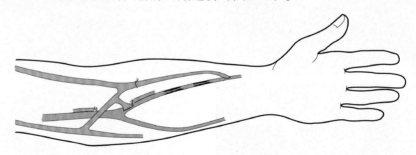

图11-1 肘部Gracz内瘘

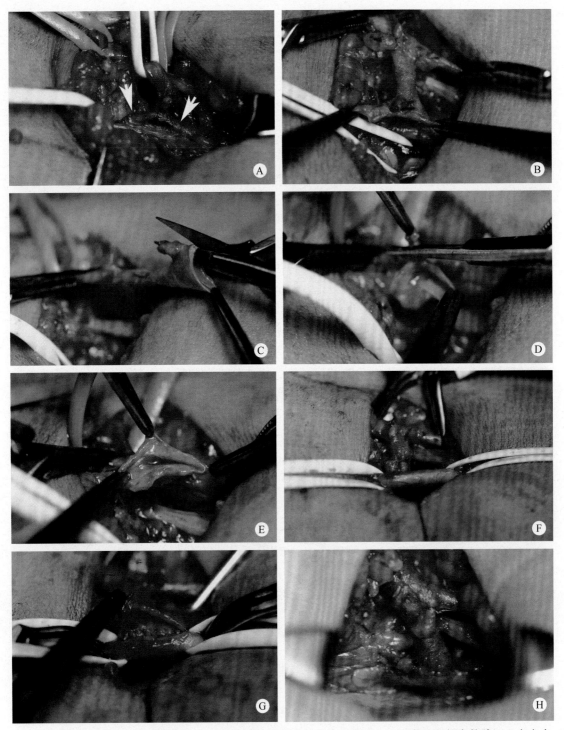

图11-2　手术经过：A.游离穿静脉（白色标记带）及肱静脉（白色箭头）；B.截取包括穿静脉汇入点在内的肱静脉；C.剪开穿静脉对侧肱静脉壁；D.修剪边缘多余静脉壁；E.修剪好的穿静脉T形吻合端；F.游离桡动脉起始部；G.纵行切开桡动脉，与穿静脉吻合；H.吻合完毕

**Tips**

● 利用与穿静脉相连的一小段肱静脉修剪成T形后与肱动脉或桡动脉起始部进行端-侧吻合，称为"Gracz内瘘"，可降低日后吻合口狭窄的风险。

1

# 作者述评 2　肘部 AVF 建立技术

## 肘部血管解剖学

### 静脉解剖

　　肘窝部有多条浅静脉穿行，且变异较大，最常见的为头静脉、肘正中静脉、贵要静脉相互汇合，呈H形，约占50%；其次为前臂正中静脉自肘前分为正中头静脉与正中贵要静脉，呈Y形，分别注入上臂头静脉、贵要静脉，约占47%。肘正中静脉常有一恒定的穿静脉与肘深静脉（肱静脉）相连（图C2-1）。

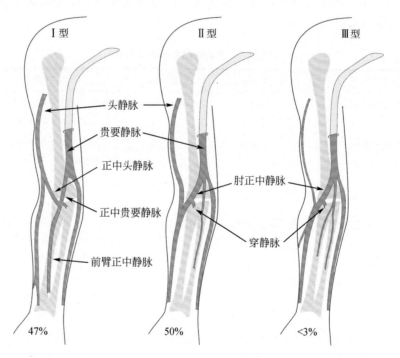

图C2-1　肘窝及上臂静脉解剖

### 动脉解剖

　　正常肱动脉在肘窝处（肘横纹1～2cm）分为桡动脉和尺动脉（图C2-2）。高位桡动脉发生率约18.5%，其桡动脉可发自肘上肱动脉至腋动脉间任一水平。高位桡动脉有时由于直径较细，可能导致AVF不成熟。肱动脉在大圆肌水平发出肱深动脉，后者通过肘关节周围动脉网参与前臂供血，在发出肱深动脉远端结扎肱动脉不致引起远端肢体坏疽。

## 肘部AVF建立

　　根据静脉分离方式的不同，肘部自体动静脉内瘘可分为非转位内瘘及静脉转位内瘘，根

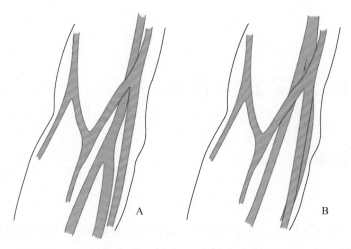

图C2-2　上肢动脉解剖变异。A. 正常桡动脉；B. 高位桡动脉

据流出道不同又可分为单一流出道和多流出道内瘘。多流出道（如头静脉和贵要静脉）可降低头静脉弓狭窄的风险。各种内瘘的特点见表C2-1及图C2-3。本节仅讨论非转位内瘘，转位手术将另辟章节讨论。

表C2-1　各型肘部内瘘特点比较

| 名称 | 流出道静脉 | 流入道动脉 | 特点 |
|---|---|---|---|
| 头静脉-肱动脉内瘘（图C2-3A） | 头静脉 | 远端肱动脉 | 手术简单，静脉无需表浅化，单一流出道，可能发生高流量瘘或远端肢体窃血 |
| 贵要静脉-肱动脉内瘘 | 贵要静脉 | 远端肱动脉 | 静脉需转位并表浅化，可能需要二期手术，手术创伤较大 |
| 肱静脉-肱动脉内瘘 | 肱静脉 | 远端肱动脉 | 静脉需转位并表浅化，单一流出道，创伤较大 |
| 肘正中静脉-肱动脉内瘘（图C2-3B） | 头静脉及贵要静脉 | 远端肱动脉 | 多流出道（头静脉及贵要静脉），手术相对简单，易发生前臂窃血；侧-侧吻合可导致血液经由前臂正中静脉逆流 |
| 穿静脉-肱动脉内瘘（Gracz）（图C2-3D） | 头静脉及贵要静脉 | 远端肱动脉 | 多流出道，吻合口T成形吻合，远期效果优于头静脉-肱动脉内瘘；具有一定的限流作用；需切断深静脉 |
| 穿静脉-肱动脉内瘘（Konner）（图C2-3C） | 头静脉及贵要静脉 | 远端肱动脉 | 多流出道，远期效果优于头静脉-肱动脉内瘘；吻合口限制性手术（3～5mm），减少前臂窃血风险；保留深静脉 |
| 穿静脉-桡动脉内瘘 | 头静脉及贵要静脉 | 近端桡动脉 | 多流出道，一期通畅率较低 |
| 正中贵要静脉-肱动脉内瘘（图C2-3E） | 头静脉 | 远端肱动脉 | 血液反向流入正中贵要静脉，经分叉部位流入正中头静脉、上臂头静脉。增加高位AVF穿刺面积，需破坏正中贵要静脉内瓣膜并结扎前臂正中静脉 |
| 肘正中静脉/贵要静脉-肱动脉内瘘（侧-侧吻合）（图C2-3F） | 头静脉 | 远端肱动脉 | 血流反向流入肘正中静脉，再回流入上臂头静脉。需破坏逆向段贵要静脉或穿静脉内的瓣膜，结扎穿静脉及近端贵要静脉主干 |

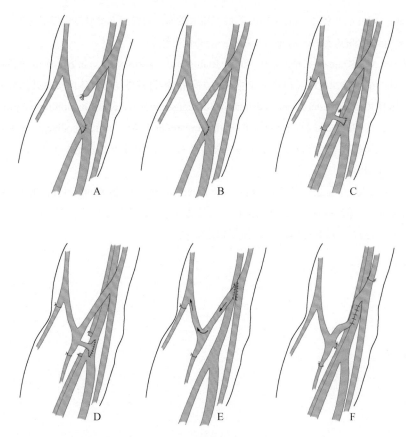

图C2-3　肘部动静脉内瘘手术方法

## 利用穿静脉建立肘部内瘘

穿静脉是连接浅静脉（通常于肘正中静脉发出）及深静脉（肱静脉）的交通静脉。该静脉与动脉吻合后仅发生有限的扩张和重塑，在动脉和静脉流出道间形成一道天然的限流阀，降低形成高流量瘘的风险。切除与穿静脉相连的一段深静脉，与肱动脉吻合口进行T成形（T-junction）吻合，称之为Gracz内瘘（Gracz，1977）；直接将穿静脉吻合于肱动脉，保留深静脉的手术方式称之为Konner内瘘（Konner，2002）。需注意如穿静脉直径小于2.5mm应放弃该术式。

## 肱动脉还是近端桡动脉作为流入道？

穿静脉也可与近端桡动脉吻合（Weyde，2007）。穿静脉-桡动脉端-侧吻合适用于老年和糖尿病患者，而穿静脉-桡动脉端-端吻合适用于年轻患者以及肱动脉低位分叉的患者。该方法一期成功率及一期通畅率均略低于与肱动脉吻合术。

### 补 充 阅 读

Wilmink T，2014. Elbow arteriovenous fistulae. Vasc Access，15（Suppl 7）：S50-S54.（对肘部各型自体内瘘及其远期通畅率进行了综述）

Lee H，Lee SH，Kim SJ，et al，2015. Variations of the cubital superficial vein investigated by using the intravenous illuminator. Anat Cell Biol，48：62-65.（基于韩国数据，研究肘部静脉变异及其分布，其结果与2008年日本学者Yamada K报道类似，对亚洲人群有一定的代表性）

Weyde W，Kusztal M，Krajewska M，et al，2007. Radial artery perforating vein fistula for hemodialysis. Am J Kidney Dis，49（6）：824-830.（讨论了在肘部建立穿静脉-近端桡动脉自体内瘘及其优势）

Jennings WC，2006. Creating arteriovenous fistulas in 132 consecutive patients：exploiting the proximal radial artery arteriovenous fistula：reliable，safe，and simple forearm and upper arm hemodialysis access. Arch Surg，141（1）：27-32.（研究了近端桡动脉作为透析通路流入道，利用肘正中静脉逆向血流进入前臂头静脉，建立前臂AVF的技术）

Moini M，Williams GM，Pourabbasi MS，et al. Side-to-side arteriovenous fistula at the elbow with perforating vein ligation.（介绍了侧-侧吻合技术在肘部自体内瘘建立中的应用，提出侧（肘正中静脉或头静脉）-侧（肱动脉）吻合后结扎穿静脉可明显增加桡动脉压力）

# *12* 上臂贵要静脉转位内瘘：一期表浅化法

女性，34岁。既往系统性红斑狼疮，CKD 5期。9年前建立Brescia-Cimino内瘘，使用4年后失功，于右前臂中部翻修，使用1年后再次失功，遂建立右侧前臂高位（近肘部）自体内瘘，使用3年，因透析不充分、通路穿刺长度过短前来就诊。

**体格检查：** 右前臂可见多处手术瘢痕。近肘部手术切口处可及震颤。肘正中静脉扩张。双侧肱动脉及尺动脉均可及，搏动正常，左桡动脉搏动正常，右侧桡动脉搏动弱（图12-1）。

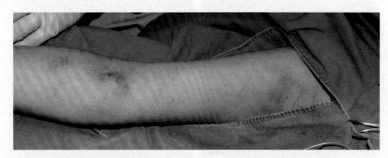

图12-1　前臂高位AVF，头静脉闭塞，无有效穿刺距离

**彩色多普勒超声：** 右前臂自体动静脉内瘘吻合口通畅，吻合口直径4.2mm，距吻合口约4cm处管腔狭窄，直径约2.0mm。肘正中静脉扩张，直径约1.6cm，管腔可压闭，其内未见异常回声。肘正中静脉延续至上臂贵要静脉，后者全程直径6.1～6.5mm，延续性好，至近腋窝处汇入腋静脉。右上臂头静脉未探及。

**治疗方案：** 该患者右前臂高位内瘘，上臂头静脉闭塞，仅利用肘部扩张的肘正中静脉穿刺透析，动静脉穿刺针距离过短，加之近吻合口有狭窄，故透析不充分。右上臂贵要静脉已经扩张，拟行右上臂贵要静脉表浅化手术，以延长可穿刺通路长度，择期进行近吻合口PTA成形术（图12-2）。

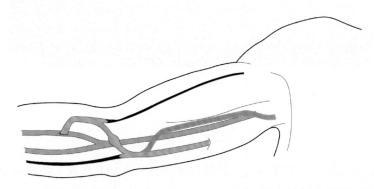

图12-2　上臂贵要静脉转位，一期表浅化法，灰色为预定转位贵要静脉位置

**手术经过：** 超声标记上臂贵要静脉走行。沿贵要静脉切开皮肤，游离贵要静脉全长及前臂内侧皮神经，注意保护神经。结扎贵要静脉沿途属支。沿切口外侧皮肤用电刀切开皮下

至预定表浅化部位，提起贵要静脉埋入建立好的皮下潜腔，4-0可吸收缝线间断缝合皮下组织固定贵要静脉后关闭切口（图12-3）。3个月后患者经上臂表浅化贵要静脉穿刺进行近吻合口狭窄PTA，术后恢复透析。1年后复查通路功能良好（图12-4）。

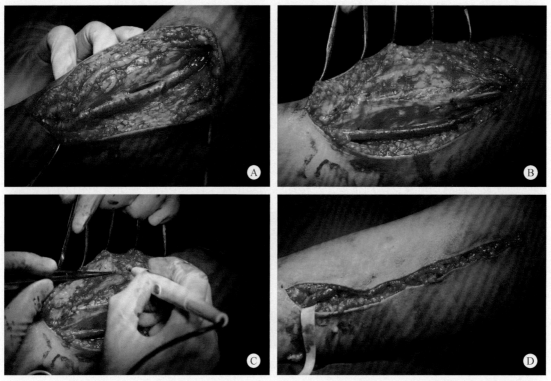

图12-3　手术经过：A.沿贵要静脉体表投影切开皮肤并游离贵要静脉全长；B.游离前臂内侧皮神经加以保护，神经滋养血管细线结扎止血；C.提起切口外侧皮缘并建立皮下潜行；D.提起贵要静脉埋入皮下潜腔，关闭切口皮下组织，必要时放置引流，缝合皮肤

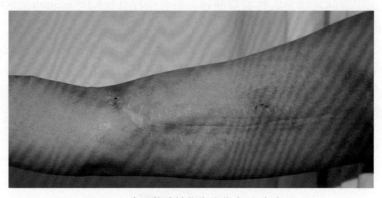

图12-4　贵要静脉转位表浅化术后1年复查

**Tips**

- 游离贵要静脉时注意保护前臂内侧皮神经，慎用单极电切及电凝。遇神经滋养血管出血可选择细线结扎或使用双极电凝止血。
- 建立皮下潜腔注意皮下脂肪厚度，以2～4mm为宜，过浅易损伤皮肤，过深影响日后穿刺。表浅化静脉长度应大于10cm。

# *13* 上臂贵要静脉转位内瘘：一期隧道器法

男性，33岁。原发性高血压并已进入CKD 5期。5年前建立Brescia-Cimino内瘘规律透析。其间曾因内瘘失功多次行内瘘翻修手术及PTA治疗。2周前通路震颤减弱，搏动感增强，无法维持透析。曾有右颈内静脉置管史。

**体格检查**：左前臂AVF，前臂可见多处手术瘢痕及瘤样变，近吻合口瘤样变处搏动感强，可及弱震颤。上臂无肿胀，未见浅静脉曲张（图13-1）。

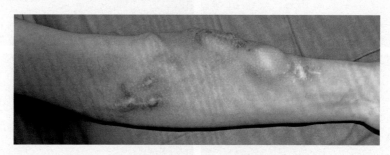

图13-1 左前臂内瘘，近吻合口瘤样变处搏动感强

**彩色多普勒超声**：左前臂头静脉管腔扩张，内可见中低回声，CDFI可探及血流信号。左上臂头静脉闭塞，血液经前臂数支侧支静脉流入正中贵要静脉。左肘上贵要静脉通畅，内径5.4mm（未扎止血带），管腔可压闭。右颈内静脉直径5mm，形态异常。

数字减影血管造影（DSA）经右颈内静脉穿刺造影提示右头臂静脉闭塞。左前臂通路DSA见图13-2。

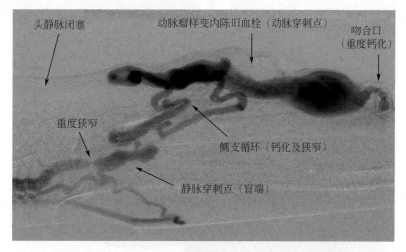

图13-2 左前臂Brescia-Cimino内瘘，头静脉近肘部起长段闭塞，延伸至上臂头静脉。前臂头静脉经多条侧支循环与肘正中静脉及上臂贵要静脉相连。吻合口重度钙化，管腔狭窄；动脉穿刺点瘤样变且管腔内有陈旧血栓；静脉端穿刺点近心端重度狭窄。上臂贵要静脉通畅

　　**治疗方案：** 患者前臂AVF吻合口重度钙化及狭窄，近肘部头静脉闭塞，虽已建立侧支循环但每条侧支循环静脉直径均较小，难以利用。曾经PTA治疗及多次翻修手术治疗，远期通畅率低。患者拒绝AVG。超声测定左上臂贵要静脉直径5.3mm，可利用已成熟的左肘上贵要静脉一期建立上臂转位手术。右无名静脉闭塞，不考虑右上肢建立内瘘。

　　**手术经过：** 左上臂内侧切口，游离贵要静脉全长及前臂内侧皮神经。结扎贵要静脉属支，液力扩张贵要静脉，隧道器建立上臂外侧皮下隧道并引入贵要静脉，与远端肱动脉建立端-侧吻合（图13-3）。右股静脉插管透析过渡。4周后穿刺上臂贵要静脉转位内瘘正常透析（图13-4），拔除股静脉透析导管。

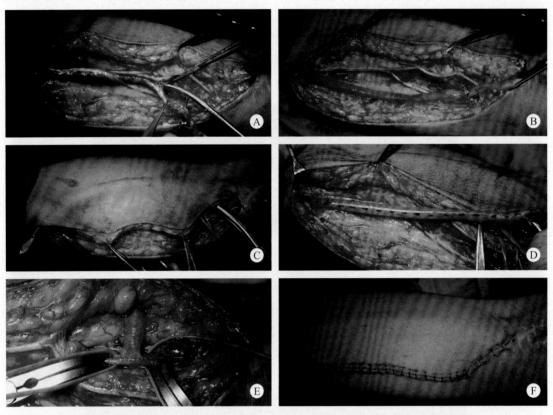

图13-3　手术经过：A.左上臂内侧切口，游离贵要静脉全长及前臂内侧皮神经；B.结扎贵要静脉属支，液力扩张贵要静脉；C.隧道器建立上臂外侧皮下隧道；D.标记贵要静脉，确保其埋入隧道后不发生扭曲；E.贵要静脉远心端与远端肱动脉建立端-侧吻合；F.缝合切口

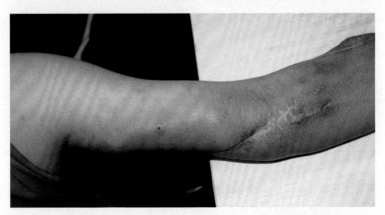

图13-4　手术后4周复查，通路功能良好，正常使用

**Tips**

- 复杂动静脉翻修或重建宜简单，过于复杂的翻修手术或多个吻合口常导致远期效果不佳。
- 贵要静脉直径超过5.0mm时可考虑一期建立转位内瘘。
- 贵要静脉长度足够时建议使用隧道器于肱二头肌表面或外侧缘建立皮下隧道，可降低静脉在皮下隧道扭转风险，且便于日后穿刺。

1

# 14　上臂贵要静脉转位内瘘：两期表浅化法

## 第 I 期

男性，78岁。既往糖尿病10年、高血压10年。糖尿病肾病，CKD 5期。左前臂自体内瘘4年，失功后建立左前臂人工血管动静脉内瘘（AVG）6个月，左头臂静脉闭塞经介入开通后放置覆膜支架。因AVG反复出血、血栓，吻合口多次翻修，终因流出道（上臂头静脉）长段狭窄放弃左前臂AVG。

体格检查：双侧肢体无肿胀。未见浅静脉曲张。左前臂及肘部可见多处手术瘢痕。AVG未及震颤及杂音。

彩色多普勒超声：左前臂AVG尺侧吻合于肱动脉，桡侧吻合于肘部深静脉及上臂头静脉（两处吻合口）。人工血管及上臂头静脉全程管腔内充满中等回声，管腔不可压闭。右前臂头静脉及贵要静脉、右上臂头静脉直径均小于1.5mm（止血带下测定），右肘上贵要静脉直径约3mm，于肘部有属支汇入。

治疗方案：该患者左上肢已无条件建立AVF或AVG。右前臂静脉条件差，可利用右上臂贵要静脉转位建立自体内瘘。但因贵要静脉直径在扎止血带情况下仅3mm，故采用两期法进行，以促进贵要静脉成熟。拟利用肘部贵要静脉属支与肱动脉建立T形端-侧吻合（图14-1）。待6～8周贵要静脉扩张后再行贵要静脉Ⅱ期表浅化手术。期间经右颈内长期导管维持透析。

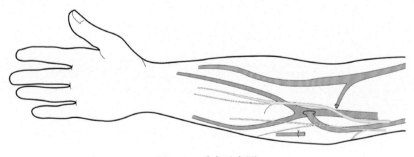

图14-1　手术示意图

手术经过：右肘上贵要静脉与肱动脉间纵行切口，游离该处贵要静脉及其属支。于其外侧切开深筋膜及神经血管鞘，游离肱动脉约3cm。切断远端贵要静脉及其属支，保留分叉，修剪为T形后与该处肱动脉行端-侧吻合（图14-2）。

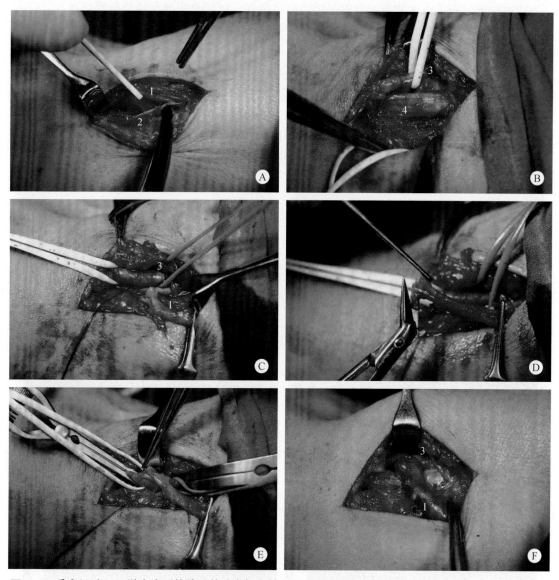

图14-2　手术经过：A. 游离贵要静脉及前臂内侧皮神经；B. 游离肱动脉，注意保护正中神经；C. 切断并修剪贵要静脉；D. 剪裁贵要静脉分叉部位呈T形；E. 贵要静脉与肱动脉建立端-侧吻合；F. 完成吻合。1. 贵要静脉；2. 前臂内侧皮神经；3. 肱动脉；4. 正中神经

**Tips**

• 游离贵要静脉时注意保护毗邻的前臂内侧皮神经。
• 正中神经于上臂中下1/3处由肱动脉外侧向内侧跨越肱动脉下降至肘窝。游离肱动脉时注意切勿伤及正中神经。

## 第Ⅱ期

右上臂贵要静脉转位Ⅰ期术后6周。

体格检查：右上臂无肿胀。右肘部切口愈合良好，可闻及明显震颤及血管杂音。

彩色多普勒超声：右肘部贵要静脉吻合于肱动脉，吻合口约5mm。贵要静脉扩张，直径5.6mm，CDFI血流频谱呈低阻波形。

治疗方案：该患者右上肢贵要静脉已明显扩张，震颤明显，但由于患者贵要静脉自肘上与肱动脉吻合，可利用长度有限，无法使用隧道器进行贵要静脉转位手术，仅可行贵要静脉Ⅱ期表浅化。

手术经过：超声标记上臂贵要静脉走行以及预定表浅化走行。沿贵要静脉全长切开皮肤，游离贵要静脉及前臂内侧皮神经，注意勿伤及后者。结扎贵要静脉沿途属支。沿切口外侧皮肤用电刀切开皮下至预定表浅化部位，提起贵要静脉埋入建立好的皮下潜腔，4-0可吸收缝线间断缝合皮下组织，固定贵要静脉后关闭切口（图14-3）。患者4周后开始使用，术后18个月复查通路功能正常（图14-4）。

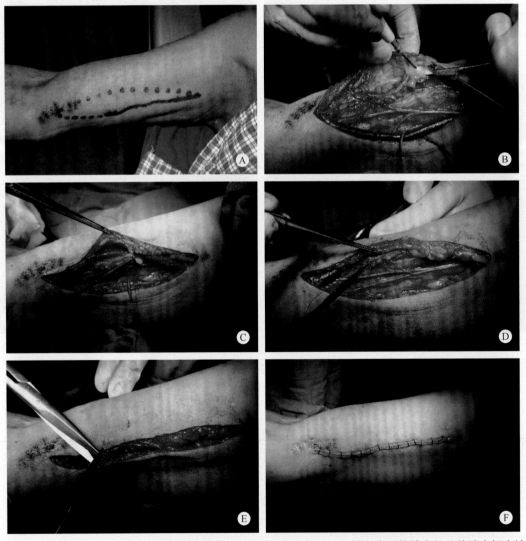

图14-3　手术经过：A.标记上臂头静脉走行以及预定表浅化走行；B.游离贵要静脉全长及前臂内侧皮神经，结扎贵要静脉沿途属支。沿切口外侧皮肤建立皮下潜行；C、D.提起贵要静脉埋入皮下潜腔；E.关闭切口皮下组织；F.缝合皮肤

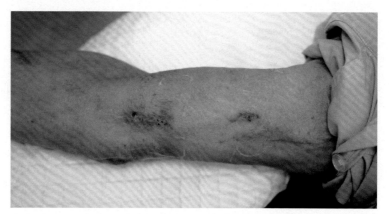

图14-4  手术后18个月复查，通路功能正常

**Tips**

- 该术式简单，无需重建吻合口，适用于贵要静脉长度有限、无法转位的患者。缺点是转位距离有限，有时受到前臂内侧皮神经分叉的影响。
- 建立皮下潜腔注意皮下脂肪厚度，以2～4mm为宜，过浅易损伤皮肤，过深影响日后穿刺。表浅化静脉长度应大于10cm。
- 需臂丛阻滞麻醉或全身麻醉。

# *15* 上臂贵要静脉转位内瘘：两期隧道器法

## 第Ⅰ期

女性，33岁。既往IgA肾病、高血压及糖尿病。2个月前开始经右颈内静脉临时导管透析，同时建立左腕部AVF失败。

体格检查：左前臂可见手术瘢痕，桡动脉搏动极弱，未及震颤。左侧Allen试验阳性。

彩色多普勒超声：左腕部头静脉-桡动脉内瘘。头静脉内充满中等回声，管腔不可压闭。桡动脉起始部通畅，直径约2.5mm，至前臂中段桡动脉管腔节段性狭窄。尺动脉通畅。肘正中静脉通畅，汇入上臂贵要静脉。上臂头静脉未探及。左肘上贵要静脉直径约3.2mm。

治疗方案：该患者可利用左上臂贵要静脉转位建立自体内瘘，但贵要静脉直径在扎止血带情况下仅3.2mm，宜采用两期法进行转位手术。考虑肘正中静脉管腔通畅，可利用其与桡动脉起始部建立端-侧吻合以延长转位贵要静脉长度。待6~8周贵要静脉扩张后再行贵要静脉Ⅱ期转位手术。其间经右颈内导管维持透析。

手术经过：左肘横纹下切口，游离肘正中静脉及近端桡动脉，建立肘正中静脉-近端桡动脉端-侧吻合（图15-1）。

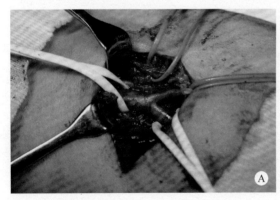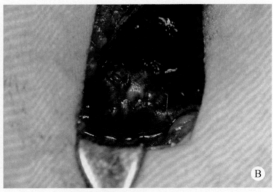

图15-1　手术经过：A.游离左肘正中静脉及其属支；B.游离近端桡动脉后与肘正中静脉建立吻合

## 第Ⅱ期

左肘部肘正中静脉-近端桡动脉内瘘术后8周。

体格检查：左上臂无肿胀。肘部切口愈合良好，可及明显震颤及血管杂音（图15-2）。

彩色多普勒超声：左上臂贵要静脉扩张，直径5.8mm，CDFI呈低阻动脉频谱。

治疗方案：该患者右上肢贵要静脉已明显扩张，震颤明显，贵要静脉通过肘正中静脉与近端桡动脉吻合，长度满足贵要静脉转位手术。

手术经过：沿贵要静脉至肘部切口，游离贵要静脉全长及前臂内侧皮神经，切断并结扎

1

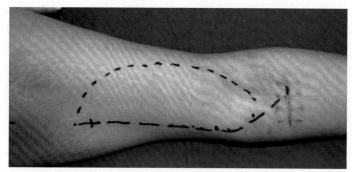

图15-2　肘正中静脉-近端桡动脉内瘘术后8周，上臂无肿胀，标记贵要静脉走行及拟建立皮下隧道走行

贵要静脉沿途属支。游离原吻合口及其近端肱动脉约2cm长，自原吻合口处切断静脉，远心端5-0聚丙烯缝线连续缝合关闭，近心端贵要静脉肝素盐水轻柔液力扩张。隧道器沿肱二头肌外侧缘建立皮下隧道后引入贵要静脉，注意勿使其扭曲，至肘部肱动脉处与远端肱动脉建立端-侧吻合（图15-3）。

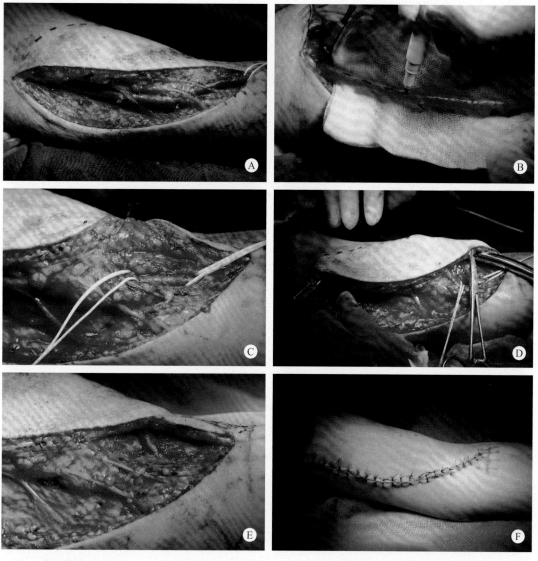

图15-3　贵要静脉Ⅱ期转位　A.沿贵要静脉体表投影切开皮肤，游离贵要静脉、肘正中静脉至动脉吻合口；B.自吻合口切断贵要静脉，肝素盐水冲洗并液力扩张，可使用消毒记号笔适当标记贵要静脉，避免通过隧道时发生扭曲；C.游离远端肱动脉；D.建立皮下隧道；E.贵要静脉经皮下隧道引入并与远端肱动脉吻合；F.缝合皮肤

**Tips**

- 该术式优点是充分利用上臂贵要静脉长度，转位距离大，方便穿刺，且不受前臂内侧皮神经分叉的影响，适用于贵要静脉长度足够的患者。缺点是手术稍繁琐，增加一个吻合口。
- 需臂丛阻滞麻醉或全身麻醉。

1

# 作者述评 3　上臂贵要静脉转位 AVF 的建立

## 静脉的变异

贵要静脉汇入深静脉位置可能出现变异（图C3-1），术前应利用超声检查明确，以便制定手术计划。贵要静脉取材长度应达到肘下水平，因此肘部静脉解剖变异同样要引起注意。

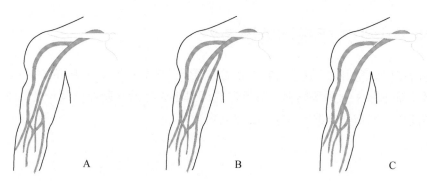

图C3-1　A.贵要静脉于上臂中部汇入双肱静脉中的一支（17%）；B.贵要静脉汇入腋静脉（66%）；C.贵要静脉汇入单一肱静脉（17%）

## 静脉的获取

贵要静脉转位手术需要自肘部至腋静脉水平沿贵要静脉全长切开皮肤游离其主干。贵要静脉在上臂中部常有一较粗大穿静脉与肱静脉交通，术中注意结扎以免引起分流。静脉远端的游离可延伸至肘正中静脉或前臂贵要静脉，以获得足够的静脉长度穿过上臂弧形隧道。

## 神经的保护

发自臂丛神经的前臂内侧皮神经走行于贵要静脉前内侧，并于肘正中静脉汇入贵要静脉水平跨过贵要静脉（图C3-2）。该神经为感觉神经，损伤后可导致前臂内侧麻痹。如进行二期手术且采取表浅化法时，需切断原吻合口，将贵要静脉自骑跨神经下方游离出后重新与肱动脉进行吻合。正中神经在肘关节水平位于肱动脉内侧，分离及牵拉时勿伤之。

## 一期还是二期？

一期手术减少患者痛苦及费用，但初始成功率不高，特别是当贵要静脉较细时。一般情况下，贵要静脉直径＜4mm时建议分两期（two-stage）进行。当贵要静脉直径＞4mm时可以进行一期贵要静脉转位术。

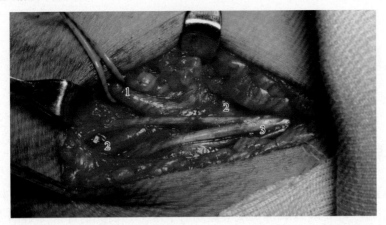

图C3-2 右上臂贵要静脉及前臂内侧皮神经解剖位置。1.正中贵要静脉；2.贵要静脉；3.前臂内侧皮神经

## 转位采用表浅化法还是隧道器法？

表浅化需在切口桡侧皮下建立潜腔，无需隧道器，多数情况下无需切断一期建立的吻合口，手术并发症如皮下血肿等略多。隧道器法可提供更好的穿刺部位及长度，手术并发症少，但需切断原一期吻合口重新与肱动脉建立吻合。

## 窃血

贵要静脉转位AVF窃血发生率较低，约4%。桡动脉起始部作为AVF流入道动脉可降低窃血的发生率。

补 充 阅 读

Cooper J，Power AH，DeRose G，et al，2015. Similar failure and patency rates when comparing one and two-stage basilic vein transposition. Vasc Surg，61：809-816（作者对一期或二期贵要静脉转位内瘘的远期效果进行了荟萃分析）

Mauro R，Pini R，Massoni CB，et al，2017. A comparison of two surgical techniques for the second stage of brachiobasilic arteriovenous fistula creation. Artif Organs，41（6）：539-544（对比了贵要静脉转位手术表浅化法和隧道器法的通畅率）

Akoh JA，Paraskeva PP，2015. Review of transposed basilic vein access for hemodialysis. Vasc Access，16（5）：356-363（描述了贵要静脉转位的技术要点）

# 16　前臂 U 形 AVG：肘正中静脉流出道

男性，83岁。CKD 5期。既往：20年前行右肾癌切除术。2个月前开始经右颈内静脉临时导管进行血液透析治疗，后因导管感染拔除。现拟建立透析通路用于维持性血液透析治疗。

体格检查：双前臂头静脉纤细僵硬，上臂扎止血带后可见左肘正中静脉明显扩张，前臂头静脉无扩张。双前臂桡动脉搏动正常，Allen试验阴性（图16-1）。

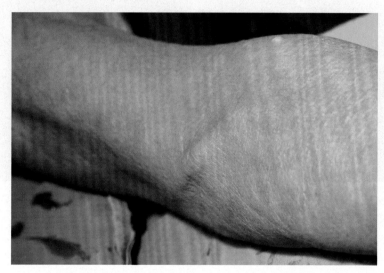

图16-1　上臂扎止血带后显示肘正中静脉扩张

彩色多普勒超声：双前臂头静脉直径0.19cm，上臂扎止血带后无扩张。左肘正中静脉通畅，直径约5.0mm，延续至肘上贵要静脉。穿静脉发自肘正中静脉，直径约0.3cm，汇入肱静脉。左上臂头静脉闭塞。肱动脉直径0.5cm，管腔无明显狭窄，CDFI血流及频谱正常。

治疗方案：患者高龄，双前臂头静脉直径过小且无扩张性，利用其建立前臂AVF难以成熟。左肘正中静脉可利用，但其汇入上臂贵要静脉，拟建立左前臂肱动脉-肘正中静脉AVG，患者可以短期内恢复透析（图16-2）。

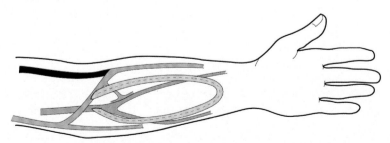

图16-2　手术示意图

手术经过：前臂标记AVG走行。肘横纹远端2cm处横行切开。游离头静脉、肘正中静脉及穿静脉。切开肱二头肌腱膜，游离肱动脉约2cm。隧道器沿标记线建立皮下隧道并引入人工血管，纵行切开肘正中静脉，与修剪成斜面的人工血管静脉端建立端-侧吻合，同法与肱动脉行端-侧吻合。手术后4周开始透析（图16-3）。

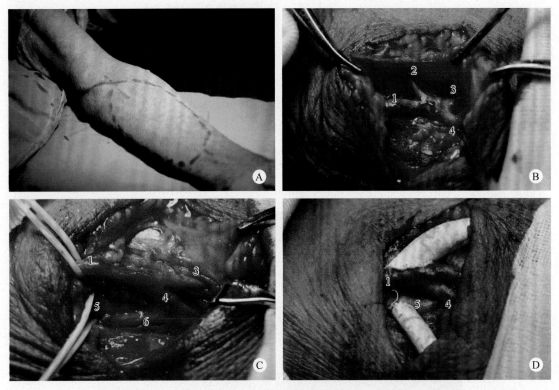

图16-3　手术经过：A.标记人工血管皮下走行；B.游离肘正中静脉、头静脉及穿静脉；C.游离肱动脉；D.完成静脉端及动脉端吻合；1.肘正中静脉；2.上臂头静脉（已闭塞）；3.前臂头静脉；4.穿静脉；5.肱动脉；6.肱静脉

**Tips**

- AVG流出道狭窄与建立时间有关，与是否使用无关。故AVG应在透析前3～4周建立，勿过早建立。

# *17* 前臂 U 形 AVG：肘上贵要静脉流出道

男性，66岁。肾功能不全6年，10个月前开始接受血液透析治疗。双前臂多次试行建立AVF均未成功。双侧颈内静脉及双侧股静脉多次临时导管透析治疗，4个月前经右颈内静脉放置长期导管。右利手。

体格检查：双前臂可见多处手术瘢痕，未及浅静脉。双侧桡动脉搏动正常，Allen试验阴性。

彩色多普勒超声：双前臂未探及明确头静脉及贵要静脉。双上臂头静脉直径0.5～1.8mm。左肘上贵要静脉直径约2.8mm，扎止血带后可达3.2mm。肘部动脉内径约4.6mm，CDFI正常。

治疗方案：双侧前臂多次手术失败，上臂头静脉条件差，已无法建立前臂及上臂头静脉AVF。左肘上贵要静脉直径在止血带下可扩张至3.2mm，拟利用其建立肱动脉-肘上贵要静脉前臂U形AVG。

手术经过：肘上贵要静脉体表投影处纵行切口皮肤约4cm，分离皮下组织，游离该处贵要静脉；肘横纹远端1.5cm处横行切开皮肤，切开肱二头肌腱膜，游离其深面肱动脉。左前臂建立U形皮下隧道后引入人工血管分别与肘窝部肱动脉及肘上贵要静脉建立端-侧吻合（图17-1）。

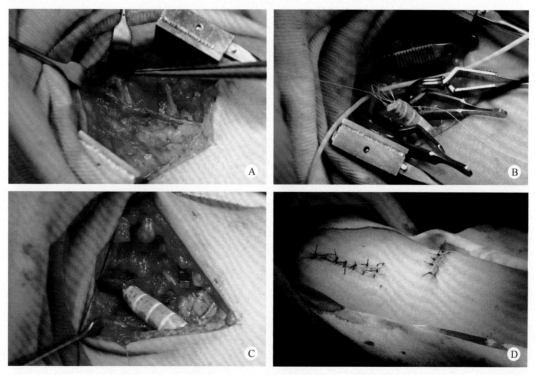

图17-1　手术经过：A.游离肘上贵要静脉，勿结扎贵要静脉属支，注意保护前臂内侧皮神经；B.前臂U形皮下隧道置入人工血管，静脉端与贵要静脉端-侧吻合；C.完成人工血管动脉端与肱动脉吻合后可见贵要静脉充盈良好；D.缝合各切口

**Tips**

- 肘上贵要静脉作为流出道时，人工血管应自肘内侧穿过并与贵要静脉进行吻合，勿跨越肘横纹，以免屈肘时压迫人工血管（详见作者述评4）。
- 动脉端仍建议与肘窝处肱动脉吻合。肘上肱动脉吻合可能妨碍日后上臂透析通路的建立。
- 流出道静脉（贵要静脉）较细时，勿结扎其属支以保证其有较多的流出道。

# *18* 前臂 U 形 AVG：肱静脉作为静脉流出道

男性，68岁。CKD 5期，既往糖尿病20年，吸烟30年，高血压2年。左前臂曾接受AVF手术失败。2个月前开始经右颈内静脉临时导管接受血液透析治疗，拟建立动静脉内瘘。

体格检查：双前臂未及明显浅静脉。双侧桡动脉搏动正常，Allen试验阴性。

彩色多普勒超声：双前臂未探及明确头静脉及贵要静脉。双上臂头静脉及贵要静脉直径均小于2mm（扎止血带下）。左肘部肱静脉2条，排列于肱动脉两侧，直径约3.0mm，加止血带后可达3.3～3.5mm。肘部肱动脉内径约4.5mm，管腔正常，CDFI血流信号正常。

治疗方案：双侧前臂及上臂浅静脉静脉条件差，无法建立AVF。左肘部肱静脉直径在止血带下可扩张至3.3～3.5mm，拟利用其建立肱动脉-肱静脉静脉前臂U形AVG（图18-1）。

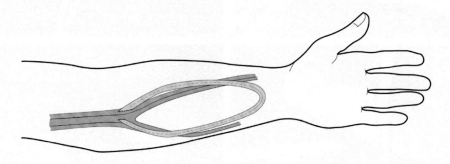

图18-1　手术示意图

手术经过：肘横纹远端1.5cm横行切开皮肤，切开肱二头肌腱膜游离其深面肱动脉及毗邻的两条肱静脉。左前臂建立U形皮下隧道后引入人工血管分别与肱动脉及肱静脉建立端-侧吻合（图18-2）。

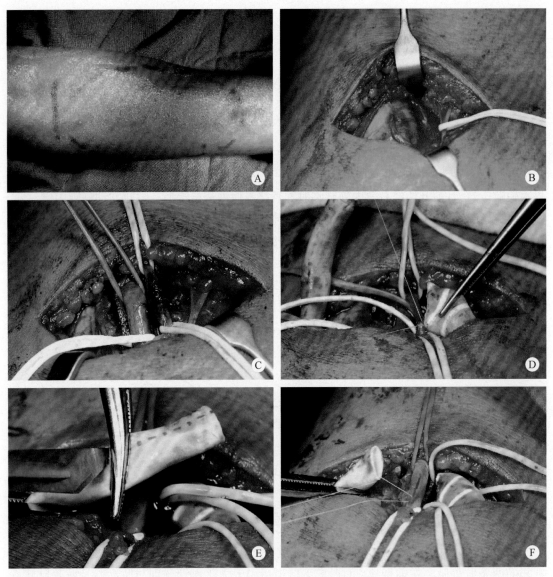

图18-2 手术经过：A. 标记前臂AVG走行；B. 切开肱二头肌腱膜，显露血管神经鞘；C. 打开血管神经鞘，游离肱动脉及两条肱静脉，选择较粗的一根用于流出道；D. 人工血管静脉端与肱静脉吻合；E、F. 人工血管动脉端与肱动脉吻合

**Tips**

● 当上肢浅静脉耗竭而深静脉通畅时可利用其建立前臂AVG。

# 19 上臂 U 形 AVG：近端贵要静脉流出道

女性，66岁。既往高血压病，肾小球肾炎进展为CKD 5期，12年前建立左前臂AVF。2年前AVF失功后建立左前臂AVG（肱动脉-肘上贵要静脉）。1天前通路震颤消失。

体格检查：左前臂AVG未及震颤。双腕部桡-尺动脉搏动正常，Allen试验阴性。上臂无肿胀，未见浅静脉曲张，上臂头静脉未触及。

血管造影：经前臂AVG切开取栓，导丝通过静脉端狭窄造影显示上臂近端贵要静脉及腋静脉通畅，贵要静脉自上臂高位汇入腋静脉。AVG静脉端吻合口高度狭窄，高压球囊扩张未成功且出现造影剂外溢。另静脉臂穿刺点亦有造影剂外溢，提示穿刺部位假性动脉瘤。左侧腋静脉、锁骨下静脉及头臂静脉通畅。

治疗方案：该患者左前臂AVG静脉吻合高度狭窄，扩张后破裂，加之通路静脉穿刺部位假性动脉瘤形成，放弃AVG翻修。高位贵要静脉通畅，可利用其建立右上臂U形AVG（图19-1）。

手术经过：局部浸润麻醉，标记上臂AVG皮下走行。左腋窝远端切口游离腋动脉、腋静脉及贵要静脉。隧道器建立上臂U形皮下隧道，引入人工血管，其动脉、静脉端分别与腋动脉及高位贵要静脉（汇入腋静脉前）建立端-侧吻合（图19-2）。

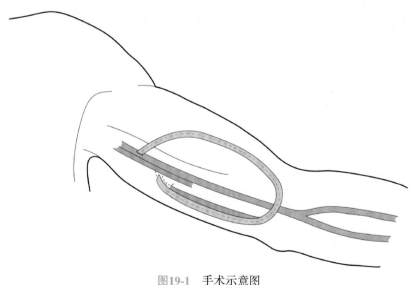

图19-1　手术示意图

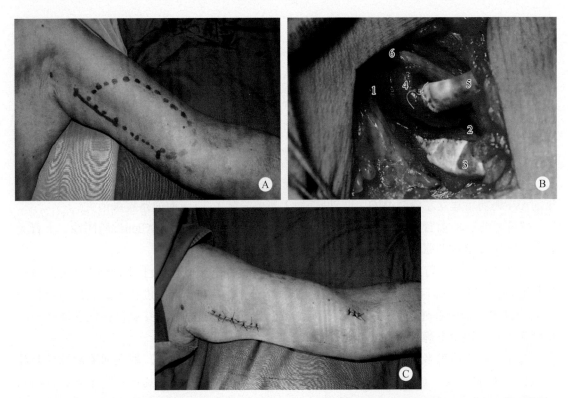

图19-2 手术经过：A.标记上臂AVG走行；B.游离腋动脉、腋静脉及汇入段贵要静脉，注意保护臂丛神经。隧道器建立上臂U形皮下隧道后置入人工血管，动脉、静脉端与肱动脉及贵要静脉近心端建立端-侧吻合；C.缝合切口

**Tips**

- 当腋静脉远端仍有静脉可以利用时，应利用该静脉作为AVG流出道，保留腋静脉作为后期翻修使用。
- 人工血管静脉端应位于上臂内侧以便于与静脉吻合后成锐角。

1

# 20 上臂弧形 AVG：腋静脉流出道

女性，60岁。既往因肾小球肾炎，CKD 5期。于6年前建立右前臂AVF。1年前因该通路流出道闭塞行前臂通路——上臂头静脉人工血管旁路。5天前通路震颤消失。现经右股静脉临时导管透析。

**体格检查：**右前臂可见自体静脉瘤样扩张，质硬，其桡侧皮下可触及人工血管，二者均未及震颤（图20-1）。

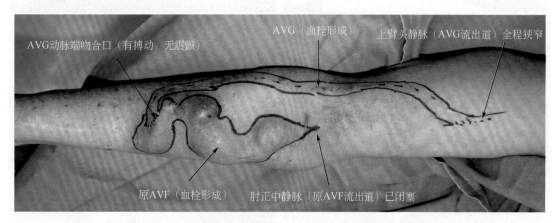

图20-1　右上肢AVG血栓形成，上臂头静脉流出道狭窄

**血管造影：**局麻下切开人工血管，Fogarty导管取栓后造影显示人工血管静脉端吻合口正常，但上臂头静脉至汇入锁骨下静脉全程长段狭窄，锁骨下及头臂静脉通畅但管壁较僵硬。

**治疗方案：**该患者作为AVG流出道的上臂头静脉全程狭窄，AVG切开取栓加流出道静脉介入治疗远期效果不确定，原前臂AVF已广泛血栓形成，无法利用。同侧腋静脉及近端中心静脉通畅，拟建立右上臂AVG（图20-2）。为避免中心静脉插管，选择"即穿型"人工血管。

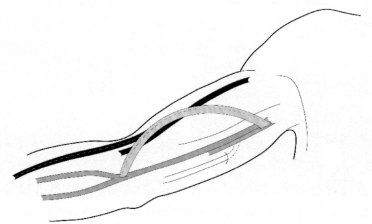

图20-2　手术示意图。原跨肘部AVG闭塞，新建远端肱动脉–腋静脉AVG

手术经过（图20-3）：腋窝部切口游离该处腋静脉，肘上肱二头肌内侧切口游离该处肱动脉。肱二头肌腹外侧隧道器建立皮下弧形隧道，置入人工血管，静脉端与动脉端分别与腋静脉及肱动脉建立端-侧吻合。使用Acuseal®人工血管（Gore），手术后48小时开始经人工血管穿刺透析。

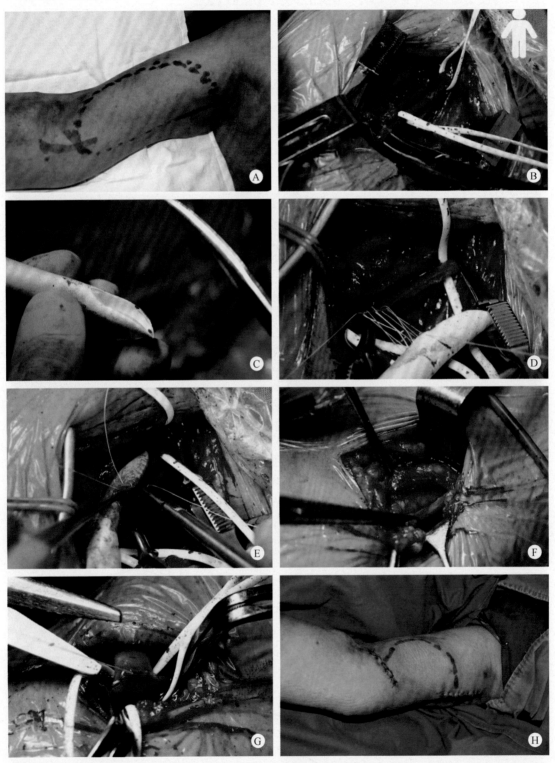

图20-3　手术经过：A. 标记上臂AVG皮下走行；B. 游离腋静脉；C. 修剪Acuseal®人工血管；D. 吻合AVG静脉端前壁；E. 吻合AVG静脉端后壁；F. 游离肘上肱动脉，注意保护毗邻正中神经；G. 吻合AVG动脉端；H. 缝合切口

**Tips**

- 上肢多次手术史，术前应进行造影检查以全面了解动脉、静脉（包括中心静脉）情况，制定手术方案。
- 游离腋动静脉注意保护臂丛神经，游离肘上肱动脉时注意保护正中神经。
- 使用Acuseal®人工血管静脉端吻合口宜宽大，与自体静脉成较小的锐角，两端需用锋利剪刀修剪。

# 21 上臂 U 形 AVG：腋静脉流出道

男性，53岁。既往高血压病11年，最高220/180mHg。CKD 5期，血液透析9年。初期透析使用左侧Brescia-Cimino内瘘，后因左锁骨下静脉闭塞于8年前关闭。随后患者右上肢先后建立前臂AVF、前臂AVG（后因感染拆除）及肘部头静脉-肱动脉高位AVF。1周前突发右上臂AVF震颤消失。双侧股静脉及右颈内静脉多次插管史。现利用左颈内静脉临时插管透析。

**体格检查**：右前臂及上臂可见多处手术瘢痕。右上臂头静脉局部扩张、僵硬，未及震颤及搏动，听诊未闻及血管杂音。双上肢不肿，上臂、肩部及颈部未见浅表扩张和曲张静脉。双腕部桡-尺动脉搏动正常，右侧Allen试验阳性，提示右桡动脉闭塞，桡动脉搏动为掌弓血液反流所致。

**彩色多普勒超声**：双前臂未探及明确头静脉及贵要静脉。右上臂头静脉管腔内全程充满低回声，于头静脉弓汇入锁骨下静脉处可疑管腔狭窄。右上臂贵要静脉远端缺如，其表面可见手术瘢痕。右腋静脉管腔直径约6mm，加压探头可压闭管腔。右肱动脉内径约8mm，管壁尚光滑，CDFI血流信号正常。至肘部可见与尺动脉相延续，未探及桡动脉。左上臂未探及可利用之浅静脉。

**DSA**：经双上肢浅静脉造影可见左上臂浅静脉纤细，左锁骨下静脉长段闭塞，周围广泛侧支循环形成。右侧腋静脉、锁骨下静脉及无名静脉通畅。

**治疗方案**：该患者多年前左中心静脉闭塞已难以再开通，且缺乏可利用之主干浅静脉，故放弃左上肢建立内瘘。右上肢已无条件建立AVF，腋静脉通畅，可利用其建立右上臂U形AVG，可提供较大的穿刺面积（图21-1）。

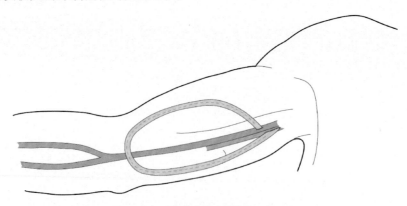

图21-1　上臂肱动脉-腋静脉U形AVG

**手术经过**：全身麻醉，标记上臂AVG皮下走行。右腋窝斜形切口，显露该处腋动静脉并游离约3cm长。隧道器建立右上臂U形皮下隧道，引入人工血管，其动脉、静脉端分别与腋动脉及腋静脉建立端-侧吻合（图21-2）。手术后1个月患者利用上臂AVG开始透析。

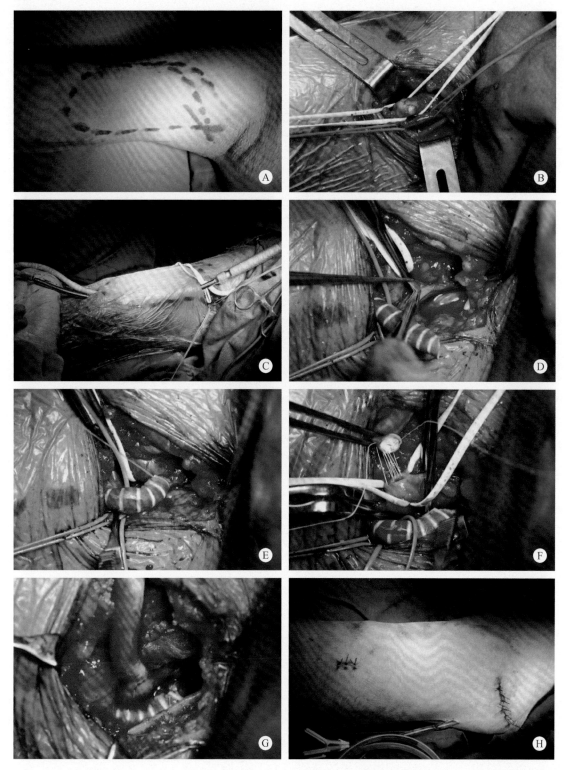

图21-2　A.标记上臂AVG走行；B.游离腋动脉（白色标记带）、腋静脉（蓝色标记带），注意保护臂丛神经；C.隧道器建立上臂U形皮下隧道；D.纵行切开腋静脉，剪除该处静脉瓣膜；E.人工血管静脉端与腋静脉建立端-侧吻合；F.人工血管动脉端与腋动脉建立端-侧吻合（降落伞法）；G.完成血管吻合，检查震颤；H.缝合切口

**Tips**

- 因患者多次静脉插管史，手术前需通过造影确认手术侧中心静脉通畅。
- 分离血管时注意避免损伤该处臂丛神经。
- 人工血管静脉端与静脉应成锐角吻合。
- 人工血管动脉端及静脉端无相互交叉，避免压迫。

## 22 大隐静脉转位内瘘

男性，58岁。CKD 5期，17年前开始血液透析。既往双前臂及上臂先后建立AVF及AVG共14次手术。下肢外伤手术史（具体不详）。双侧颈内静脉、锁骨下静脉及股静脉多次置入临时及长期透析导管。置入人工血管因中心静脉闭塞导致上肢重度肿胀而拆除。目前使用右股静脉长期导管维持透析2月余，现导管功能不良。左下肢手术及丙型肝炎病史12年。

体格检查：双侧颈部及双上肢多处陈旧手术瘢痕，未及震颤，双上肢无明显肿胀。左膝部可见手术瘢痕。

彩色多普勒超声：双上肢未探及可利用之浅静脉。左膝上大隐静脉内径3.0～3.2mm，汇入股静脉，连续性尚好。左股静脉、髂静脉通畅。左股动脉内膜增厚，管腔狭窄约50%，可见斑块。

治疗方案：患者双上肢已无可利用静脉，多次颈内静脉置管史及中心静脉闭塞，无法建立上肢AVG。下肢大隐静脉直径3.0mm，拟建立下肢大隐静脉-股动脉自体内瘘。

手术经过：B超标记膝上大隐静脉走行（图22-1）。左腹股沟股动脉体表投影纵切口，打开股鞘，游离股总动脉。沿标记线间断切开皮肤，游离膝上大隐静脉全长，结扎沿途属支。膝关节水平切断大隐静脉，远端结扎。近端肝素盐水液力扩张。根据游离大隐静脉长度确定皮下走行后，隧道器建立大腿前方U形隧道并将大隐静脉经隧道自股动脉切口引出，与该处股总动脉建立端-侧吻合。缝合各切口（图22-2）。

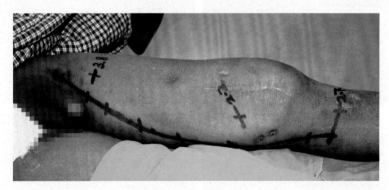

图22-1 术前B超检查大隐静脉，标记走行、属支

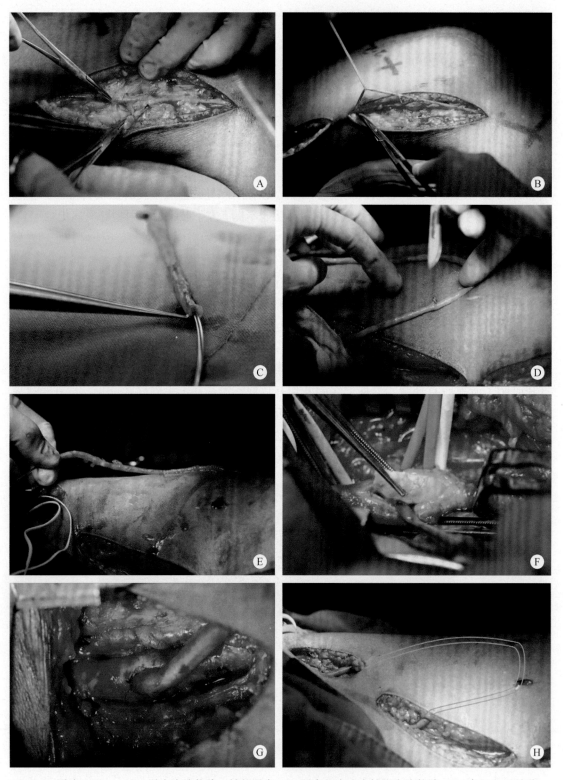

图22-2　手术经过：A、B.游离大隐静脉，结扎属支；C.肝素盐水液力扩张大隐静脉；D.建立皮下隧道；E.大隐静脉引入隧道；F.切开股动脉，剥除增生内膜；G.建立大隐静脉-股动脉端-侧吻合；H.通路走行

**Tips**

- 大隐静脉切取长度应足够，直径至少在3mm以上，否则难以成熟。
- 大隐静脉穿越皮下隧道时切勿扭转，可预先标记。穿过隧道后，再利用肝素盐水加压冲洗确认无明显阻力。
- 动脉吻合部位有狭窄性病变（如内膜剥脱）应处理。
- 由于广泛游离血管床，大隐静脉转位手术远期效果欠佳。

# 23 下肢 AVG：近端大隐静脉流出道

女性，73岁。既往高血压及糖尿病史30年。6年前开始于左前臂建立AVG规律透析，曾因左锁骨下静脉闭塞等原因接受球囊扩张及锁骨下静脉支架治疗。上腔静脉曾放置永久性腔静脉滤器。多次颈内静脉插管史。18个月前因左前臂AVG失功建立右前臂AVG，1年后因AVG静脉流出道狭窄行吻合口人工补片修补。本次因右前臂AVG震颤再次消失1日就诊。无间歇跛行史。

体格检查：右前臂及上臂可见多处手术瘢痕。AVG及右上臂头静脉僵硬，未及震颤及搏动，听诊未闻及血管杂音。双上肢不肿，上臂、肩部可见浅表扩张和曲张静脉。双腕部桡-尺动脉可及搏动。

彩色多普勒超声：双前臂AVG血栓形成。右上臂头静脉血栓形成，贵要静脉直径约2mm。双侧颈内静脉闭塞。双腹股沟区大隐静脉直径约4.3mm，双侧股静脉通畅。双侧股动脉可见内膜增厚及钙化斑，CDFI血流信号正常。双下肢踝肱指数（ankle brachial index，ABI）=1。

治疗方案：该患者左锁骨下静脉闭塞且经过介入治疗后再次闭塞，上腔静脉放置永久性腔静脉滤器。右前臂AVG已经过翻修再次闭塞，双上臂及肩部可见浅静脉扩张，提示中心静脉狭窄或闭塞。考虑双上肢无条件建立AVG，拟建立右下肢AVG（图23-1）。

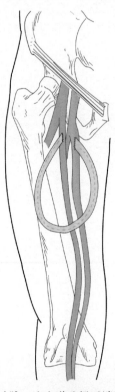

图23-1 下肢AVG，流入道选择股浅动脉，流出道选择近端股浅静脉（本图所示）或近端大隐静脉

手术经过：全身麻醉，标记大腿前方AVG皮下走行。右腹股沟纵形切口，显露该处股总动脉、股总静脉及大隐静脉。切断、结扎大隐静脉各属支。隧道器建立右股前U形皮下隧道，引入人工血管，其动、静脉端分别与股总动脉及近端大隐静脉建立端-侧吻合，结扎远端大隐静脉。手术后1个月患者开始穿刺透析（图23-2）。

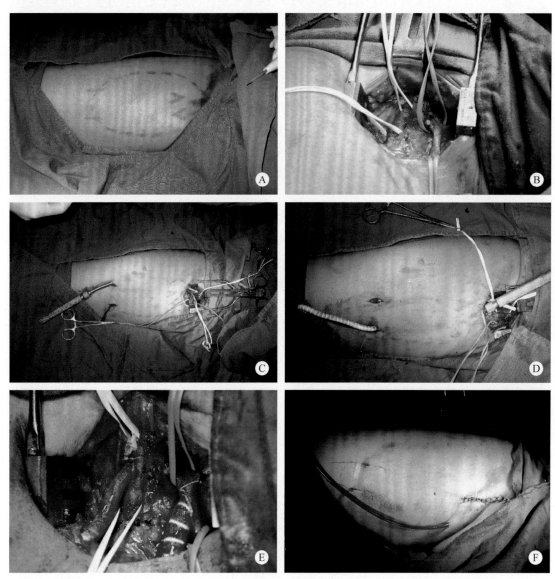

图23-2　手术经过：A.标记股前方AVG皮下走行；B.游离股总动脉及大隐静脉主干、股静脉，结扎大隐静脉属支；C.建立隧道；D.置入人工血管；E.完成静脉端及动脉端吻合；F.缝合伤口，必要时放置引流

**Tips**

- 下肢建立AVG需警惕远端肢体缺血，特别是糖尿病患者。术前应仔细询问有无间歇跛行或静息痛等下肢缺血病史。检查肢体远端动脉搏动，测量ABI。若有缺血应放弃该侧下肢AVG。
- 术前注意局部皮肤清洁，术中严格无菌操作，预防性使用抗生素。
- 静脉端吻合口可位于近端大隐静脉（汇入股总静脉前，直径需＞4mm）或股总、股浅静脉。

# 24 下肢股中部 U 形 AVG：股浅静脉流出道

男性，64岁。既往高血压，CKD 5期，血液透析5年。左前臂曾建立AVF及AVG。曾因头静脉、贵要静脉全程狭窄、闭塞及左无名静脉重度狭窄多次接受PTA治疗。右侧颈内静脉多次插管史。2周前因左前臂AVG震颤消失再次就诊。

体格检查：左前臂AVG，吻合口未及震颤。右侧颈部可见手术瘢痕，双上肢及面部无肿胀。双侧桡动脉、尺动脉搏动正常。右上肢浅静脉充盈不佳。双足背及胫后动脉搏动可及。双下肢ABI=0.9。

彩色多普勒超声：左前臂AVG，人工血管管腔内低回声物质填充，不可压闭，CDFI未探及血流信号。左上肢头静脉及贵要静脉均闭塞。右前臂及上臂头静脉及贵要静脉纤细，止血带下超声测量内径均不超过1.5mm。动脉未见异常。右侧颈内静脉闭塞。双股总静脉、股浅静脉通畅，管腔可压闭。双股动脉及股浅动脉通畅，管壁可见内膜增厚及斑块，管腔无狭窄，CDFI流速及频谱正常。

治疗方案：由于该患者左上肢浅静脉耗竭、左无名静脉狭窄经过多次PTA治疗。右颈内静脉闭塞，右上肢浅静脉纤细，无法在上肢建立AVF或AVG。下肢动静脉条件尚好，拟建立右下肢AVG。由于患者单身生活伴有残疾，平时个人护理能力差，常规腹股沟大腿U形AVG感染率较高，拟建立右侧大腿中部环形AVG（图24-1）。术前经左股静脉穿刺置长期带Cuff隧道导管以维持AVG成熟期间透析。

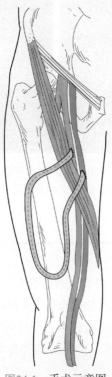

图24-1 手术示意图

　　**手术经过：**股神经及坐骨神经区域阻滞麻醉。体表标记AVG皮下走行（图24-2）。右大腿中上1/3缝匠肌内侧斜行切口切开皮肤，于缝匠肌内侧内收肌管中游离股浅动脉及股浅静脉约4cm，建立皮下隧道后引入人工血管，分别与股浅静脉及股浅动脉建立端-侧吻合（图24-3）。1年后复查（图24-4），DSA造影提示通路动脉端跨越缝匠肌处狭窄，予以PTA扩张治疗。

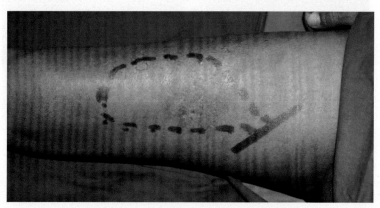

图24-2　手术前标记切口及AVG皮下走行

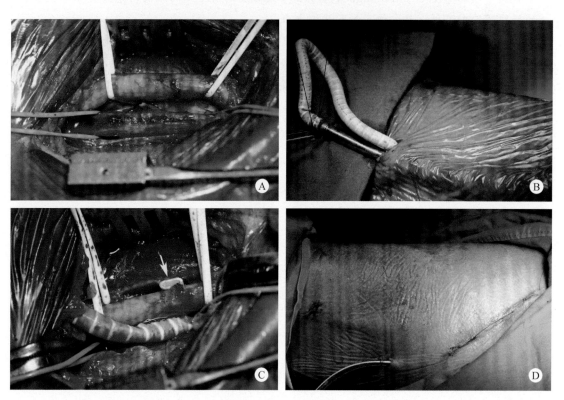

图24-3　手术经过：A. 切开内收肌管，游离股浅动脉及股浅静脉；B. 建立隧道并引入人工血管；C. 分别建立人工血管-股浅静脉及人工血管-股浅动脉端-侧吻合。注意本例人工血管动脉端自缝匠肌深面穿过（箭头）；D. 完成吻合，缝合切口，放置引流

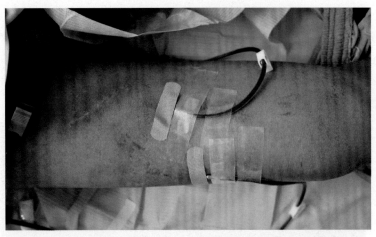

图24-4　术后1年复查，通路功能正常。图示为穿刺部位，远离腹股沟区

---

**Tips**

- 下肢股中段环形AVG（mid-thigh AVG）由于距腹股沟有一定的距离，感染发生率较传统的经腹股沟AVG低，且方便穿刺及压迫止血。
- 由于股浅动脉及股浅静脉均位于大腿内侧，故AVG环形祥应偏向外侧。为避免静脉流出道成角，AVG静脉端应位于内侧，与股浅静脉吻合后应呈锐角。
- 因解剖变异股浅动脉可能位于缝匠肌内侧或缝匠肌深面，如为后者则AVG动脉端可自外由缝匠肌深面穿过与股浅动脉吻合（本例）。
- 术前必须检查下肢动脉并测量ABI，如ABI小于0.8，不宜在该侧下肢建立透析通路以免引起远端肢体缺血。

1

# 作者述评4　AVG建立技术要点

## 适应证和禁忌证

适应证

- 前臂静脉纤细或耗竭，无法建立AVF
- 因周围动脉疾病无法建立前臂AVF
- 原有AVF/AVG失功

禁忌证

- 近心端静脉或中心静脉严重狭窄、血栓形成及闭塞
- 严重流入道动脉狭窄
- 严重凝血功能障碍
- 重要脏器功能不全，难以耐受手术者
- 菌血症/脓毒血症
- 手术部位感染
- 手术侧肢体严重淋巴水肿/大面积瘢痕（烧伤）

## AVG的类型

- 根据患者血管条件及流入道动脉、流出道静脉解剖部位及血管条件，可在前臂或上臂建立AVG（图C4-1，图C4-2）

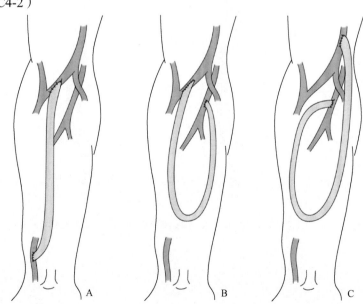

图C4-1　前臂AVG的类型：A. 前臂直型AVG；B、C. 前臂U形（袢式）AVG

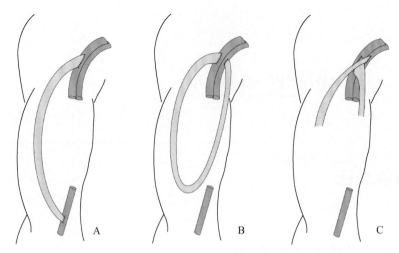

图C4-2　上臂AVG的类型：A.上臂弧形AVG；B.上臂U形（袢式）AVG；C.吻合口相互交叉导致
静脉流出道受压

- PTFE人造血管移植一般不应超过肘关节，如必需跨越，建议：
  —隧道从关节侧方走行，避免直接跨越肘横纹（图C4-1C）
  —使用带支撑环人造血管
- 上肢血管均耗竭后可考虑下肢AVG（图C4-3）
- 其他少见AVG类型（图C4-4）

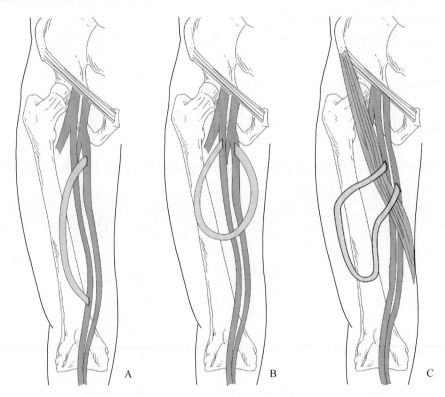

图C4-3　下肢AVG的类型：A.下肢J形AVG；B.股部袢式AVG；C：股中部袢式AVG（mid-thigh loop）

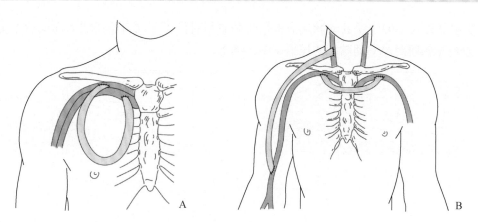

图C4-4 其他类型：A.胸壁AVG（锁骨下动静脉）；B.上臂肱动脉-颈内静脉AVG及项链式（necklace）AVG

# AVG建立技术要点

## 建立时间

接受血液透析前3～6周开始建立。由于AVG寿命受静脉流出道狭窄的影响，不应过早建立。

## 术前准备

- 术前彻底清洁术区皮肤，术中确保无菌操作，防止人工血管污染
- 切皮前半小时给予预防性抗生素，手术后无需追加

## 麻醉选择

- 全身麻醉：适用于上臂AVG患者及部分前臂AVG患者
- 神经丛阻滞麻醉：适用于大部分前臂AVG和部分上臂AVG患者，推荐使用。但腋下切口部位可能麻醉不充分
- 局部浸润麻醉：适用于大部分前臂AVG患者，麻醉液可加入罗哌卡因以延长麻醉作用时间

## 静脉选择与保护

- 流出道静脉选择：头静脉、肘正中静脉、贵要静脉
- 深静脉须保留，浅静脉耗尽后可考虑用其作为静脉流出道
- 交通静脉可增加流出道，提高远期通畅率，勿轻易结扎

## 隧道建立要点

- 移植血管深度适当（皮下脂肪层约2mm），便于穿刺（图C4-5A）
- 移植血管放置过浅，易发生皮肤坏死并增加移植物感染风险（图C4-5B，图97-1）
- 移植血管放置过深，导致穿刺困难，血管周围易形成血肿（图C4-5C）
- 移植血管吻合口应置于皮下较深部位，便于皮下组织缝合
- 避免前臂U形袢顶点切口直接置于人工血管上方（图C4-6）
- 注意皮下组织的缝合（图C4-7）

- 股中部祥式AVG注意其动脉端应根据腓肠肌相对位置不同自腓肠肌前面或后方走行，避免腓肠肌对AVG动脉端的压迫（图C4-8）

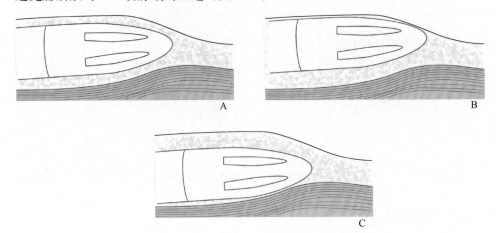

图C4-5　A.隧道深度适中；B.隧道深度过浅；C.隧道深度过深

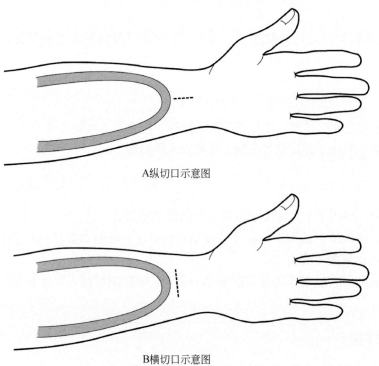

A纵切口示意图

B横切口示意图

图C4-6　人工血管勿放置于切口正下方，应放置于皮下潜腔中

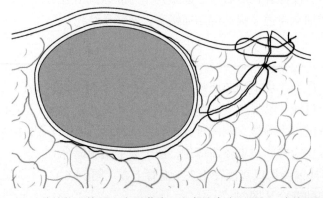

图C4-7　移植物血管埋入皮下潜腔，注意缝合皮下组织，勿留死腔

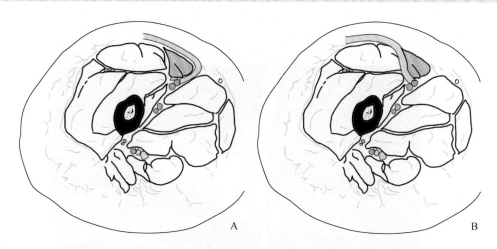

图C4-8　A.人工血管自缝匠肌前方越过，受缝匠肌推挤；B.人工血管自缝匠肌后外侧走行，角度适宜

## 血管剪裁要点

- 锋利剪刀直接剪裁（图C4-9）
- 利用弯止血钳配合手术刀片剪裁（图C4-10）
- 特殊类型血管需要按照厂家说明正确剪裁（图C4-11）
- 动脉端吻合口长度0.6cm
- 静脉端吻合口长度建议＞1.5～2.0cm

## 吻合技巧

- 吻合口边距过大可导致管腔狭窄（图C4-12）
- "降落伞"吻合便于深部操作（图C4-13）
- 特殊类型血管需要按照厂家说明进行缝合（Acuseal®）
- 上臂U形AVG注意动脉、静脉吻合口勿相互交叉压迫（图C4-2C）

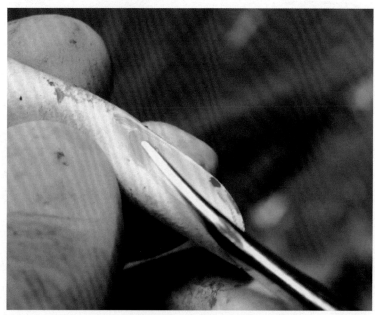

图C4-9　超锋利剪刀剪裁Acuseal®人工血管

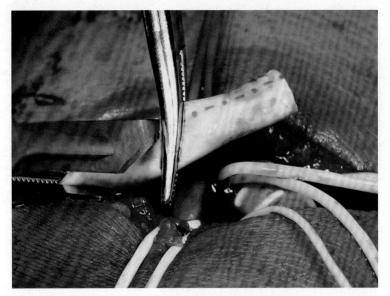

图C4-10　刀片配合弯血管钳剪裁人工血管

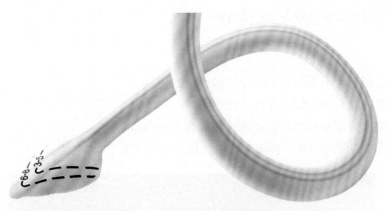

图C4-11　Bard公司的Venaflo® II人工血管，注意其静脉端袖口样结构，需根据待吻合血管直径选择相应剪裁线进行剪裁

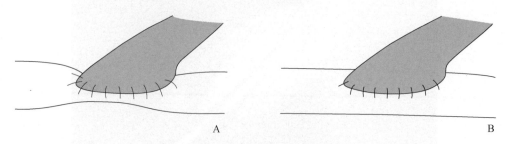

图C4-12　A.吻合口缝合边距过大，导致管腔狭窄；B.吻合口缝合边距适当

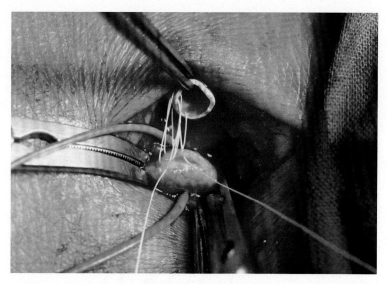

图C4-13　降落伞吻合

## 血清肿的预防

- 尽量缩短手术操作时间
- 勿过度牵拉人工血管
- 一旦术中发现人工血管明显血浆渗漏（"出汗现象"多出现在动脉端），吻合口周围应放置封闭式引流，防止血清肿（图C4-14）。开放式引流存在伤口逆行感染风险，应避免使用

## 手术记录

- 手术后绘图标记AVG走行、血流方向，特殊类型AVG标记注意事项并交给患者或患者透析护士（图C4-15）

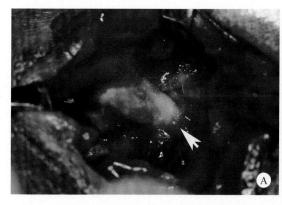
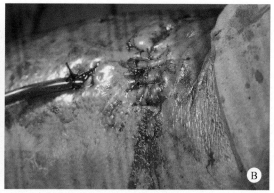

图C4-14　A.人工血管动脉端"出汗"现象；B.封闭式低负压引流

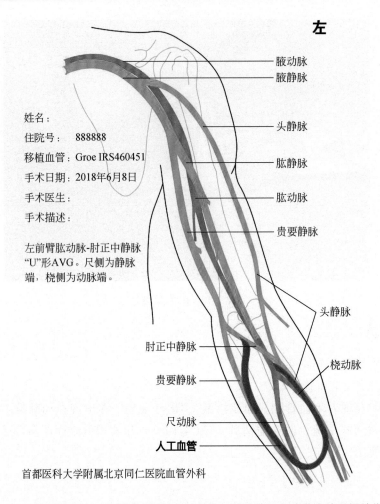

**左**

姓名：
住院号： 888888
移植血管： Groe IRS460451
手术日期： 2018年6月8日
手术医生：
手术描述：

左前臂肱动脉-肘正中静脉"U"形AVG。尺侧为静脉端，桡侧为动脉端。

腋动脉
腋静脉
头静脉
肱静脉
肱动脉
贵要静脉
头静脉
桡动脉
肘正中静脉
贵要静脉
尺动脉
**人工血管**

首都医科大学附属北京同仁医院血管外科

图C4-15　手术后绘制人工血管走行图并标注动脉、静脉端，交患者或其透析单位保存

## 补 充 阅 读

Cull D，2014. Hemodialysis access：complex//Jack L. Cronenwett，K. Wayne Johnston. Rutherford's vascular surgery 8th. Philadelphia：Elsevier Saunders（详细描述了各种复杂自体及人工血管动静脉内瘘的建立、通畅率以及操作技术）

# 第二部分　AVF 狭窄、血栓形成及翻修技术

# 25 Brescia-Cimino 内瘘近吻合口狭窄近端重建（侧−侧吻合）

女性，50岁。既往高血压史。5年前建立左前臂Brescia-Cimino内瘘后规律透析。其间因透析流量下降两次手术治疗（具体不详）。因透析流量再次下降1个月就诊。

**体格检查：** 左前臂头静脉穿刺部位扩张，直径约6mm，震颤微弱，近吻合口部位头静脉搏动感。上臂结扎止血带后可见前臂及上臂头静脉扩张。

**血管造影：** 经肱动脉穿刺血管造影见桡动脉远端近吻合口处狭窄85%，吻合口直径约0.3cm，头静脉近吻合口狭窄约80%（图25-1）。拟采用PTA治疗，但反复尝试4mm PTA球囊无法通过吻合口及桡动脉狭窄而放弃介入治疗。

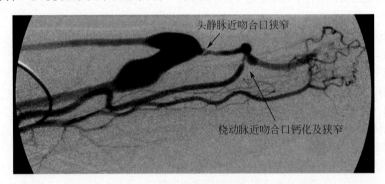

图25-1　DSA提示桡动脉及头静脉近吻合口狭窄

**治疗方案：** 考虑原前臂Brescia-Cimino内瘘已多次手术，且桡动脉存在狭窄，介入治疗失败，拟于近端桡动脉正常处重建内瘘，该处头静脉已扩张，有利于吻合（图25-2）。

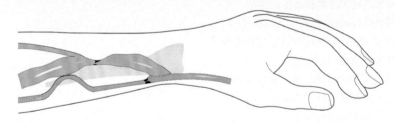

图25-2　手术示意图

**手术经过：** 于前臂头静脉膨大处尺侧方纵行切开皮肤，游离膨大处远、近端头静脉绕血管阻断带。于切口深面游离桡动脉，二者解剖距离近且无扭曲，分别纵行切开头静脉及桡动脉约0.8cm并完成侧−侧吻合（图25-3）。手术后次日经原穿刺点进行透析。

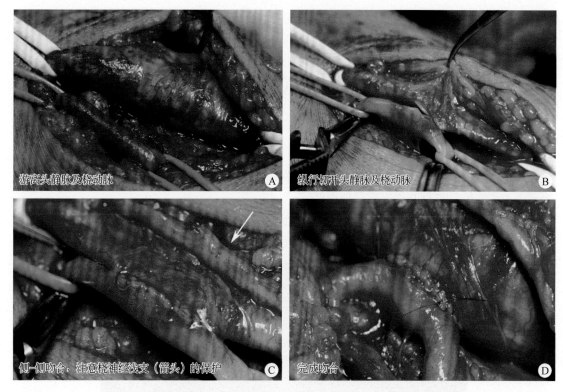

图25-3 前臂头静脉与其深面的桡动脉解剖距离近，方便建立侧-侧吻合

**Tips**

- 对于通路穿刺部位仍然通畅且可以利用的患者，手术切口应于穿刺部位侧方近动脉一侧切口，既可避免分离粘连的皮下瘢痕组织，亦便于术后短期内可以穿刺。
- 对于已经膨大的静脉，侧-侧吻合有利于控制吻合口大小，且无需过度游离头静脉。
- 由于头静脉近吻合口高度狭窄，侧-侧吻合后无需结扎吻合口远端头静脉，对局部血流动力学影响不大。
- 注意桡神经浅支在该部位伴行于桡动脉外侧，手术时勿伤及。
- 本例患者也可经远端桡动脉穿刺介入治疗，但远期效果差于手术翻修。

# 26 前臂 AVF 取栓术

男性，47岁。高血压病，CKD 5期。11年前建立左鼻烟窝AVF规律透析，1周前流量开始下降，无法维持透析并感穿刺部位硬结。

**体格检查：**左鼻烟窝内瘘，吻合口处可见瘤样膨大，搏动感强，可及微弱震颤，听诊可闻及高调收缩期杂音。前臂头静脉穿刺点扩张，触诊硬，无压痛。尺动脉搏动可及（图26-1）。

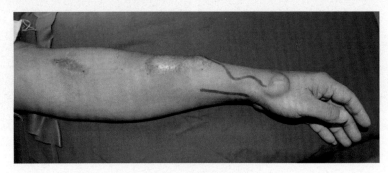

图26-1 左鼻烟窝内瘘

**彩色多普勒超声：**鼻烟窝AVF，吻合口通畅，距吻合口约1cm头静脉重度狭窄，内径约0.1cm，长度约2cm。左前臂头静脉膨大处管腔内充满中-低回声，周边可见少量血流信号。余近端头静脉通畅，管腔直径5～8mm。超声诊断：左鼻烟窝内瘘近吻合口狭窄，左前臂头静脉内血栓形成。

**治疗方案：**患者鼻烟窝内瘘已使用多年，近吻合口重度狭窄，血栓原因为流量过低导致，近端流出道并无狭窄。拟切开取栓并于狭窄近端重建AVF。

**手术经过：**前臂头静脉狭窄端近端切口，游离该处头静脉后切断，远心端结扎，自近端将血栓完全挤出（图26-2），肝素盐水冲洗头静脉无阻力，见回血活跃后，游离该处桡动脉后与头静脉建立端-侧吻合（图26-3）。开放阻断钳后可触及通路明显震颤，患者次日恢复透析。

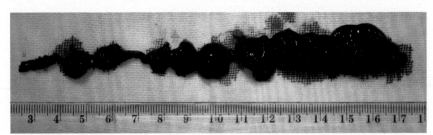

图26-2 取出头静脉内新鲜血栓

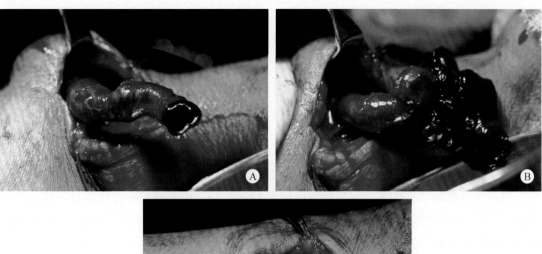

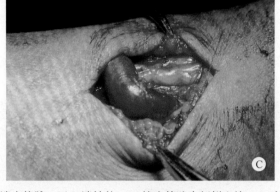

图26-3　A. 切断狭窄段近端头静脉，远心端结扎；B. 挤出管腔内新鲜血栓；C. 头静脉狭窄近端建立头静脉-桡动脉端-侧吻合

**Tips**

- 通路内血栓容量较大时应手术取出，勿采用溶栓及外部机械挤压方法碎栓，以免引起肺动脉栓塞。
- 新鲜血栓可通过自静脉近端向远端挤压的方法取出，无需使用Fogarty球囊取栓导管。但遇有陈旧血栓时仍需使用Fogarty导管取栓。
- 血液透析通路内血栓形成多伴有潜在血流动力学障碍（本例为流入道狭窄），手术时注意予以纠正。

# 27 AVF 陈旧血栓切除术及流出道狭窄腔内治疗

女性，41岁。5年前因CKD 5期建立左前臂AVF，规律透析1年后发生流出道静脉狭窄，狭窄段静脉间置人工血管移植后继续使用3年余。近1周来透析时内瘘流量下降，不足180ml/min，自觉震颤减弱。既往5年前曾建立右前臂AVF，使用2个月后失功。有右颈内静脉CVC及右股静脉CVC短暂透析史。10年前曾接受"肾移植"手术。

**体格检查：**左腕部内瘘，前臂穿刺处静脉膨大，质硬，未及震颤及血管杂音。腕部吻合口可及搏动。左上肢无水肿，未见浅静脉曲张（图27-1）。

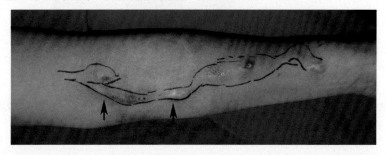

图27-1 左腕部内瘘，前臂穿刺点静脉膨大处硬结。黑色箭头之间为间置人工血管

**彩色多普勒超声：**左腕部AVF，吻合口通畅，直径约3.1mm。前臂穿刺处静脉膨大，内可见低-中度回声，CDFI未见血流信号。前臂中段至肘部可见人工血管构造，管腔内无回声，与自体血管吻合处可见管腔狭窄。

**治疗方案：**患者通路未触及震颤及杂音，超声提示穿刺点血栓形成，考虑血栓可能为流出道静脉狭窄或闭塞引起。拟手术切开取栓，术中造影明确狭窄部位并同期处理。

**手术经过：**前臂静脉穿刺点侧方切开，游离该处头静脉远、近端阻断后纵行切开，内膜剥离子彻底清除该处陈旧血栓（图27-2），直至远心端头静脉有喷射状出血。向近心端插入5F动脉鞘，造影显示人工血管两端及上臂头静脉均有明显狭窄，分别使用5mm×40mm（Dorado，Bard）及6mm×40mm（OHICHO II，Kaneka Medical）PTA球囊配合0.035″亲水导丝对狭窄处进行扩张。扩张后造影显示狭窄消失（图27-3）。7-0 聚丙烯缝线连续关闭头静脉切口。开放阻断钳后通路即可触及震颤。患者次日恢复透析。

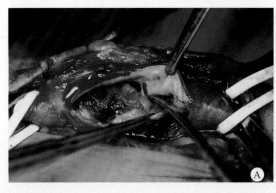
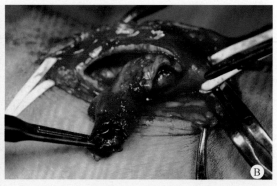

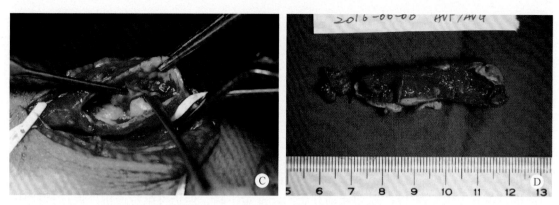

图27-2　手术经过：A.头静脉穿刺点侧方切开皮肤，注意勿游离穿刺点皮下组织便于手术后立即穿刺透析，但需圆周游离两端头静脉以便于阻断，纵行切开头静脉，内膜剥离子游离血栓；B.沿内膜表面彻底清除陈旧血栓；C.切除残余血栓及增生内膜；D.完整切除血栓

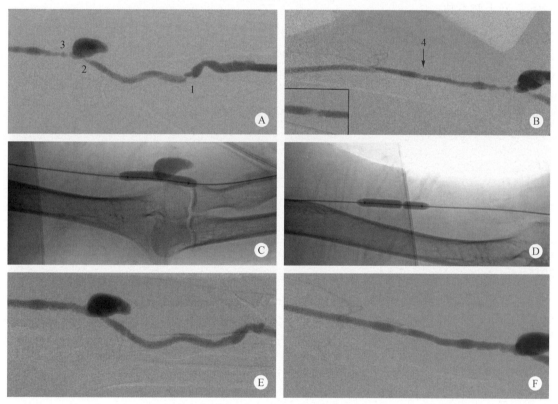

图27-3　手术经过：A.1-2间为间置人工血管，显示其两端及3处重度狭窄；B.上臂头静脉标记点4可见狭窄（左下角为其放大图）；C、D.狭窄处球囊扩张；E、F.扩张后造影，显示狭窄开放

**Tips**

- 成熟通路内血栓形成提示通路内存在狭窄。
- 陈旧血栓无法通过外部机械挤压、溶栓等保守治疗去除，需开放手术取栓。
- 术中需利用影像学检查发现引起血流动力学改变的潜在病变，同期进行处理。造影需包括自手术部位至中心静脉全程。

# 28 PTA 治疗近吻合口狭窄

男性，65岁。既往高血压10年，糖尿病3年，CKD 5期。患者于3年前建立左前臂AVF规律透析。曾有短暂右侧CVC史。1年前开始内瘘流量下降，但仍可维持透析，近1周因透析流量下降明显入院。

**体格检查：**左肘部Brescia-Cimino内瘘，吻合口可及搏动及微弱震颤，听诊可闻及血管杂音。双上肢不肿。

**彩色多普勒超声：**左腕部头静脉-桡动脉内瘘，近吻合口狭窄，内膜增生（图28-1）。管腔最窄处直径约0.9mm，狭窄处PSV=221cm/s。狭窄近心端2cm处静脉内径约6.0mm。

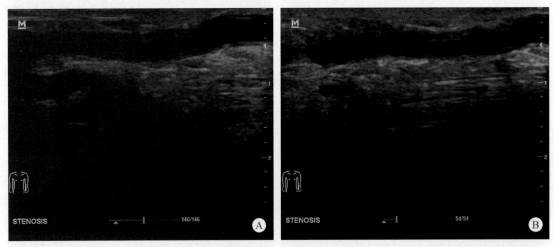

图28-1 超声检查提示近吻合口重度狭窄及内膜增生
A. 吻合口；B. 近吻合口

**治疗方案：**患者B超提示近吻合口狭窄，拟DSA下经肘部透析穿刺点拟行穿刺，PTA治疗近吻合口狭窄。

**手术经过：**肘横纹远端头静脉扩张处21G针向狭窄方向穿刺，置入4cm 5F血管鞘。80cm 0.035″亲水导丝逆行通过狭窄病变并进入远端桡动脉，沿导丝引入5mm×40mm高压球囊扩张导管（OHICHO II，Kaneka Medical）对狭窄部位进行扩张，压力至14atm可见狭窄部位完全扩张，维持该压力60s。回撤球囊后造影显示近心端仍有＞30%残余狭窄，交换6mm×40mm高压球囊（OHICHO II，Kaneka Medical）复扩，压力至20atm近心端狭窄完全解除，维持时间60s。造影显示残余狭窄基本消失，触诊吻合口震颤明显（图28-2）。患者次日恢复透析。

2

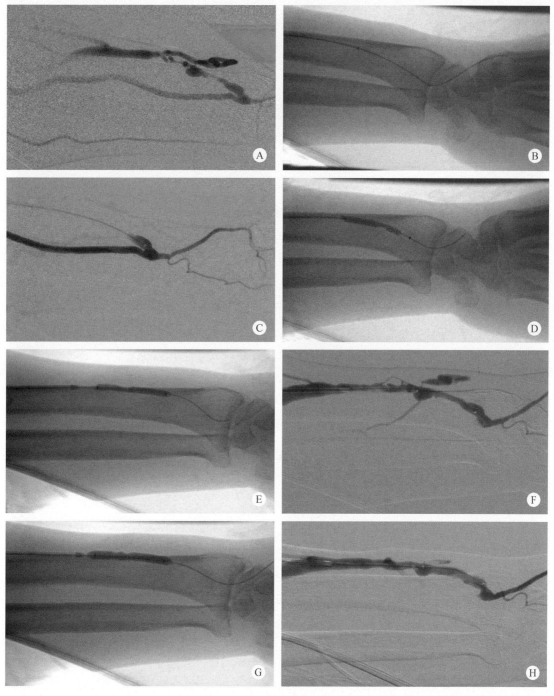

图28-2　手术经过：A. 经肱动脉细针穿刺造影显示近吻合口长段狭窄；B. 0.035″亲水导丝穿过狭窄部位进入远端桡动脉，沿导丝置入5mm×40mm 球囊扩张导管；C. 经球囊导管造影，确定狭窄部位，建立路径图；D. 球囊加压，可见狭窄凹陷；E. 球囊扩张第二处狭窄；F. 扩张后可见较明显残余狭窄；G. 6mm×40mm 高压球囊复扩；H. 造影显示残余狭窄基本消失

**Tips**

- 前臂近吻合口及吻合口狭窄可经通路近心端静脉逆行穿刺操作。穿刺点宜选择透析穿刺点，该处血管与皮下组织形成瘢痕粘连，便于局部缝合止血。
- 操作时注意导丝需进入吻合口远端动脉内。
- 操作结束时，使用5F以上血管鞘者，建议于穿刺点用5-0 Prolene缝线荷包或"8"字缝合1针，避免压迫止血引起通路内血栓形成。
- 残余狭窄大于30%时需使用更大球囊进行复扩，遇有顽固性狭窄需使用高压或超高压非顺应性球囊进行扩张。

# 29 切割球囊治疗近吻合口顽固性狭窄

女性，69岁。既往糖尿病肾病，CKD 5期，于1年前建立左前臂AVF规律透析。1个月前开始内瘘震颤减弱，流量由240ml/min下降至180ml/min，近天来因发现通路震颤明显减弱入院。

体格检查：左腕部头静脉-桡动脉内瘘，近吻合口可及搏动及微弱震颤。桡动脉、尺动脉搏动正常，Allen试验阴性。双上肢不肿。

治疗方案：桡、尺动脉搏动正常，近吻合口搏动增强，震颤减弱，考虑近吻合口狭窄，拟DSA证实并对病变部位进行PTA治疗。

手术经过：肘横纹远端头静脉扩张处21G针向吻合口方向穿刺，置入5F动脉短鞘（4cm）。0.035″亲水导丝通过狭窄病变，沿导丝引入6mm×40mm高压球囊扩张导管（OHICHO II，Kaneka Medical）对狭窄部位进行扩张，压力至24atm（球囊爆破压22atm），扩张3min时仍然无法对狭窄部位进行扩张。交换0.018″导丝（V18，Boston Scientific）后引入5mm×20mm外周切割球囊（PCB，Boston Scientific）复扩，压力至9atm时狭窄消失，造影见约30%残余狭窄，再次使用6mm×40mm高压球囊扩张导管扩张（20atm，60s），造影显示残余狭窄＜20%，触诊吻合口震颤明显，患者次日恢复透析（图29-1）。

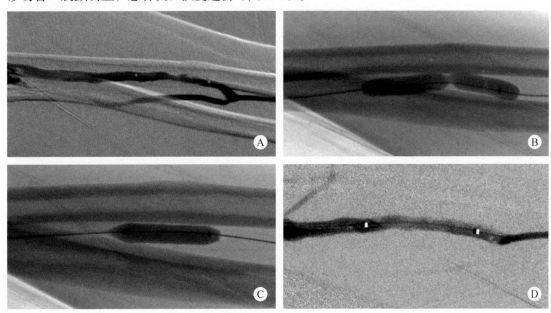

图29-1　手术经过：A. 造影显示近吻合口狭窄；B. 高压球囊加压至24atm仍无法对狭窄部位进行有效扩张；C. PCB球囊9atm扩张，狭窄消失；D. 造影显示残余狭窄＜20%

---

**Tips**

● 遇到顽固性狭窄时应更换切割球囊或超高压球囊，对狭窄部位进行充分扩张。

# 30　超声引导下近吻合口狭窄的 PTA 治疗

女性，67岁。既往药物性肾损伤，CKD 5期。15年前建立右前臂AVF规律透析。后因右上臂头静脉、贵要静脉、腋静脉闭塞，经间置人工血管、取栓、吻合口PTA等治疗后吻合口狭窄反复发作，右上肢严重肿胀，疼痛难忍于3年前关闭右上肢内瘘，改左前臂头静脉-肱动脉转位AVF继续透析。3天来因发现通路震颤明显减弱入院。

体格检查：双前臂多处手术瘢痕。左肘部头静脉转位内瘘，可及微弱震颤。双上肢不肿。

彩色多普勒超声：左肘部内瘘，吻合口位于肱动脉，吻合口狭窄，内膜增生，厚度3.8～4.1mm，管腔最窄处直径约1.3mm，该处PSV=456cm/s。狭窄远端静脉内径约8.0mm。肘上肱动脉内径约0.7cm，管腔未见狭窄。

治疗方案：患者B超提示吻合口狭窄，复习既往左上臂动脉造影，吻合口近端肱动脉及流出道静脉均无狭窄，拟超声引导下PTA治疗吻合口狭窄。

手术经过：肘横纹远端头静脉扩张处21G针向狭窄方向穿刺，置入4cm长5F动脉鞘。0.035″亲水导丝在B超引导下通过狭窄病变，沿导丝引入5mm×40mm高压球囊扩张导管（OHICHO II，Kaneka）对狭窄部位进行扩张，压力至6atm可见狭窄部位完全扩张，维持60s。回撤球囊后复查B超见狭窄处回弹＞35%，交换6mm×40mm高压球囊（Mustang，Boston Scientific）复扩，压力12atm，维持时间60s。复查B超狭窄消失，触诊吻合口震颤明显，患者次日恢复透析（图30-1）。

随访：手术后每间隔3个月电话随访，18个月后超声随访（图30-2），狭窄处与狭窄后PSV比值为2.08，患者能够维持处方透析流量（＞280ml/min），故未做干预。

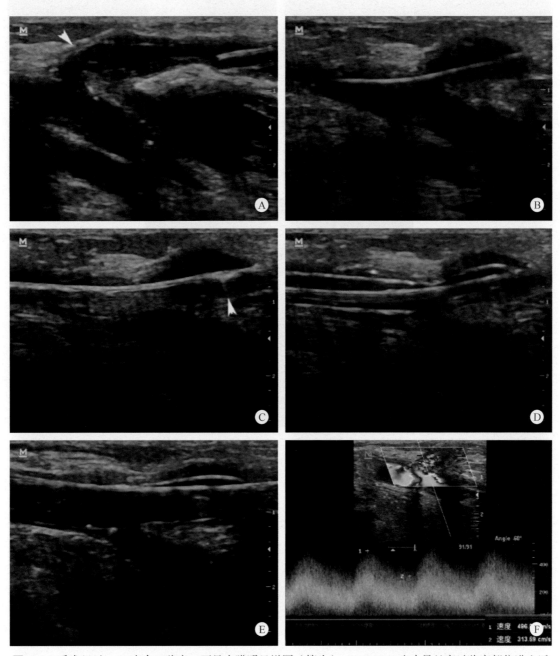

图30-1　手术经过：A.吻合口狭窄，可见内膜明显增厚（箭头）；B.0.035″亲水导丝穿过狭窄部位进入近端肱动脉；C.沿导丝置入PTA球囊导管，注意图中球囊尾端标记点（箭头）；D.球囊加压，可见狭窄凹陷；E.球囊完全扩张，狭窄部位消失；F.扩张后CDFI

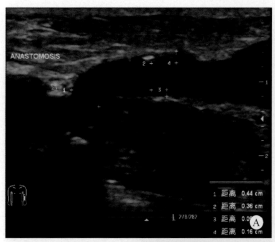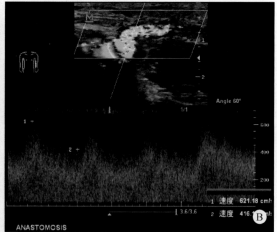

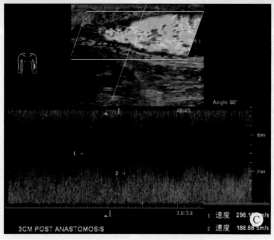

图30-2　A.超声引导PTA扩张后18个月复查，吻合口直径约0.44cm，近吻合口内膜轻度增生，厚度0.09~0.16cm；B.最狭窄处PSV=621cm/s；C.狭窄后2cm处PSV=298cm/s

**Tips**

- 首次经B超引导下PTA扩张前需通过临床检查及造影全程了解通路情况（流入道动脉-右心房）。
- 残余狭窄＞30%可增加球囊直径复扩，以1mm递增，不可跨度过大，以免血管破裂。

# *31* 自体静脉间置治疗 AVF 近吻合口狭窄

2

女性，50岁。既往高血压10年，CKD 5期。建立右鼻烟窝内瘘使用3年，2周前出现透析流量下降，无法维持透析。

**体格检查：**右侧鼻烟窝内瘘，吻合口可及震颤。前臂穿刺部位静脉扩张呈瘤样变，触诊实性，其近端静脉触诊呈条索状，未及震颤。头静脉背侧支扩张，通过手背静脉网经贵要静脉回流，可及震颤。右手指轻度肿胀，前臂贵要静脉扩张（图31-1）。

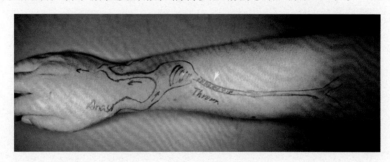

图31-1　箭头处为闭塞段血管

**彩色多普勒超声：**左鼻烟窝内瘘，吻合口通畅。前臂静脉穿刺扩张处管腔内中低回声，管腔不可压闭，考虑血栓形成，血栓周边有血流通过。血流经头静脉背侧支反流至手背静脉网，再经贵要静脉回流，前臂贵要静脉直径约3.5mm。前臂正中静脉于瘤样变扩张近端闭塞，近端静脉管腔通畅，至肘窝处延续至上臂头静脉并经由正中静脉汇入上臂贵要静脉，上臂头静脉及贵要静脉管腔通畅。

**治疗方案：**前臂正中静脉闭塞导致瘤样变处血栓形成，吻合口正常，血流经头静脉背侧支反流引起手指肿胀（远端静脉高压）。闭塞段较长，约6cm，PTA治疗远期效果不佳。头静脉背侧支长度不足，拟切除一段前臂贵要静脉间置，移植于病变段血管，既可恢复通路血流，又可切断通往手背反向血流，缓解手指静脉高压（图31-2）。

**手术经过：**切除前臂贵要静脉约7cm，肝素盐水液力扩张后备用。另切口切除瘤样变及闭塞段静脉直至两端通路血管正常处，经皮下隧道引入贵要静脉，两端分别与通路远、近端建立端-端吻合（图31-3）。

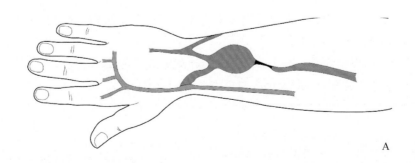

A

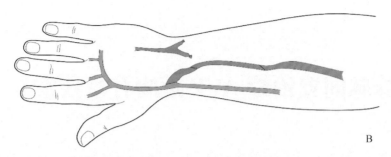

图31-2 治疗方案：A.瘤样变近心端头静脉闭塞，血流经头静脉背侧支流入贵要静脉；B.切断部分贵要静脉，间置移植于病变段头静脉

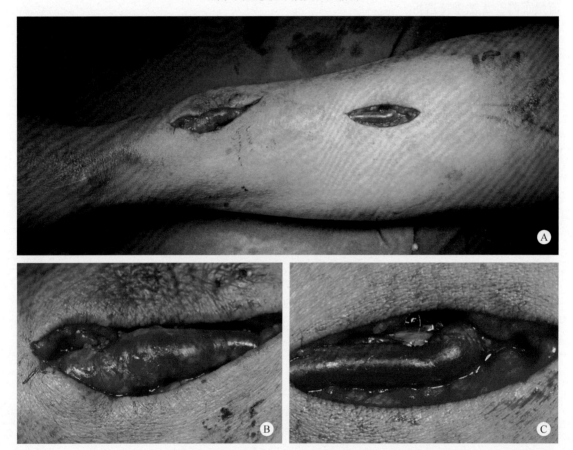

图31-3 手术经过：A.切除病变段静脉（包括瘤样变段及闭塞段血管，结扎头静脉背侧支），间置移植贵要静脉；B.远心端吻合口；C.近心端吻合口

**Tips**

- 长段血管病变伴狭窄或血栓形成单纯取栓效果差，可行血管间置移植术，自体血管远期效果优于人工血管。
- 注意移植血管应顺血流方向，避免反向导致静脉瓣膜阻挡血流。
- 端-端吻合注意修剪成斜面以扩大吻合口面积（图31-3 B、C）

# 32　人工血管间置治疗 AVF 近吻合口狭窄

男性，78岁。既往高血压病10年，CKD 5期，使用左前臂Brescia-Cimino内瘘透析10年。近1个月出现内瘘流量下降至150ml/min。

**体格检查：** 左前臂内瘘自腕部走行于前臂中央，近肘部分为正中头静脉及正中贵要静脉。前臂中部及近肘部动脉、静脉针穿刺点可见静脉呈瘤样扩张。该处未及明显震颤。上臂抬高试验阴性。腕部吻合口处另可及直径约2.5cm瘤样扩张，搏动感强，未触及震颤。该瘤样扩张与动脉穿刺点间静脉呈条索样，质硬。听诊可闻及高调收缩期血管杂音。抬高上臂后该瘤样变无缩小（图32-1）。

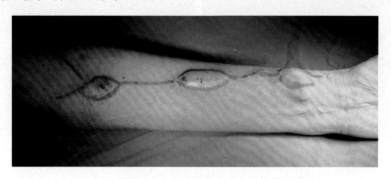

图32-1　前臂Brescia-Cimino内瘘，多节段瘤样变

**彩色多普勒超声：** 左前臂AVF吻合口直径约8mm。局部血管扩张，直径3.5cm。其内部血流呈五彩花斑。该血管膨大与左前臂中部动脉针穿刺点膨大间约4cm长静脉近于闭塞，伴管壁重度钙化，CDFI仅可见断续血流信号，余近端静脉通畅。

**治疗方案：** AVF近吻合口重度狭窄，狭窄段较长且伴钙化，介入治疗远期效果不佳，邻近无可利用自体静脉，拟切除狭窄段血管，人工血管间置治疗（图32-2）。

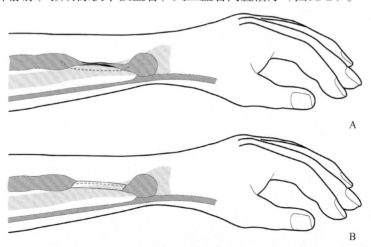

图32-2　手术示意图

A.显示狭窄段及皮肤切口（虚线）；B.人工血管间置

　　**手术经过：**沿狭窄段血管表面侧方纵行切开皮肤，游离狭窄段静脉，两端分别至正常静脉管壁处。完整切除狭窄段血管。截取直径6mm PTFE人工血管约5cm长，两端裁剪成斜面，分别与远、近端血管残端建立端-端吻合（图32-3）。

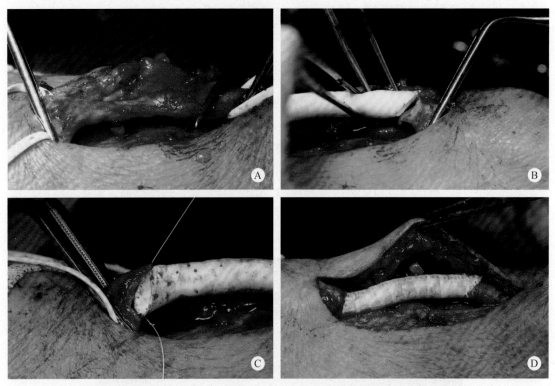

图32-3　手术经过：A.游离狭窄段血管并切除之；B.人工血管与远端血管（动脉侧）端-端吻合，注意吻合口修剪成斜面；C.人工血管与近端血管（静脉侧）吻合；D.完成吻合

---

**Tips**

- 端-端吻合应将吻合口修剪成斜面，如此可扩大吻合口面积，减少吻合口狭窄风险。
- 避免将人工血管直接置于切口下方，切口应呈长弧形，使之成为一皮瓣，覆盖在人工血管表面，便于日后穿刺；同时可避免人工血管直接暴露于缝线下方，减少人工血管感染风险。

# 33 AVF近吻合口瓣膜增生性狭窄直视下切除

女性，56岁。既往糖尿病，CKD 5期。3年前建立左腕部AVF进行血液透析，近1周出现流量下降。

**体格检查：**左前臂Brescia-Cimino内瘘，于头静脉背侧支汇入处远端通路可及较强搏动及较弱震颤，距离吻合口约3cm。

**彩色多普勒超声：**前臂自体动静脉内瘘，近吻合口处管腔内可见膜状中等强度回声，随血流漂浮，血流通畅，管腔内径0.6～1.0cm，PSV100cm/s（图33-1）。

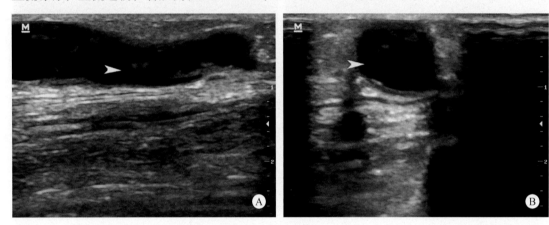

图33-1　A.血管纵切面，显示两处瓣膜；B.横切面显示瓣膜跨越管腔。箭头处为瓣膜形成狭小间隙，血流自此高速流出

**治疗方案：**近吻合口狭窄，局部搏动增强，震颤减弱，考虑瓣膜增生所致。拟手术切开，切除增生瓣膜，并根据术中情况决定是否进行翻修手术以增加管腔内径。

**手术经过：**沿超声标记部位纵行切开皮肤，游离该处头静脉及其背侧属支，纵行切开管壁，见头静脉属支处瓣膜两瓣叶相互粘连并与管壁粘连，仅存一直径约1mm小孔允许血液通过。显微剪刀沿管壁切除瓣膜，探查管腔直径可达6mm，故直接连续缝合管壁切口，未做补片成形（图33-2）。

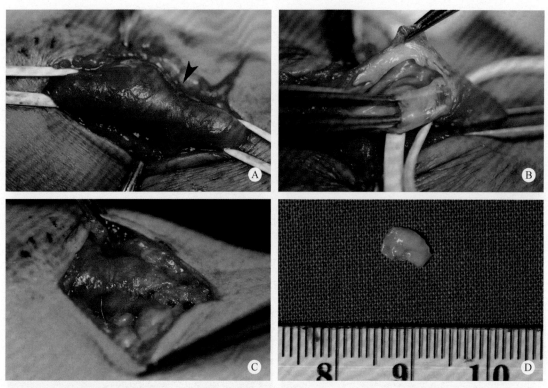

图33-2　手术经过：A.游离头静脉及其属支，箭头处为瓣膜狭窄处；B.粘连的静脉瓣膜；C.剪除瓣膜，直接缝合管壁，管腔无狭窄；D.切除的瓣膜，约7mm×5mm

**Tips**

- 由瓣膜粘连引起的早期狭窄组织增生肥厚造影检查较为困难，超声常能较好评估。
- 瓣膜切除后如管腔不狭窄可直接缝合，否则应进行成形术以扩大管腔。
- 此类狭窄PTA治疗仅能撕裂瓣膜粘连，不能去除瓣膜，因此远期治疗效果欠佳。

# 34 自体静脉补片成形术治疗 AVF 瓣膜增生性狭窄

2

男性，55岁。CKD 5期8年。既往高血压病35年。8年前建立左腕部内瘘透析，5年后该内瘘闭塞于右前臂建立AVF透析。20天前开始出现透析流量下降。

体格检查：双上肢无肿胀。双侧桡动脉、尺动脉搏动正常。右腕部内瘘，近吻合口可及搏动感，有微弱震颤及杂音。搏动消失处管壁僵硬呈条索状。

彩色多普勒超声：右前臂头静脉距吻合口约1cm管腔狭窄，长度约2.3cm，该处PSV 283cm/s。距该处狭窄近心端约6cm处管腔呈环形狭窄，可见膜状结构。

治疗方案：该患者头静脉多处狭窄，其中近吻合口狭窄是导致通路流量下降的主要原因。患者因经济原因拒绝PTA治疗。拟结扎远心端狭窄段，近端头静脉-桡动脉端-侧吻合。近心端瓣膜狭窄采用补片技术扩张管腔。如此可最大限度保留前臂穿刺长度（图34-1）。

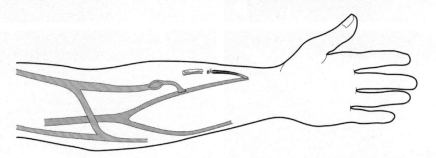

图34-1 手术示意图，虚线为裁剪的静脉，用于制作静脉补片

手术经过：自远端狭窄段近端正常管腔处切断头静脉，再向近端切除约1.0cm长静脉纵行切开并修剪成梭形静脉补片。肝素盐水充盈近心端静脉并确定瓣膜狭窄部位，于该部位纵行切开静脉，显微剪刀锐性切除增生瓣膜，取剪裁好的静脉补片修补于该处。最后完成头静脉-桡动脉端-侧吻合（图34-2）。

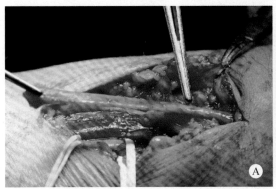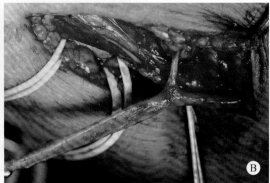

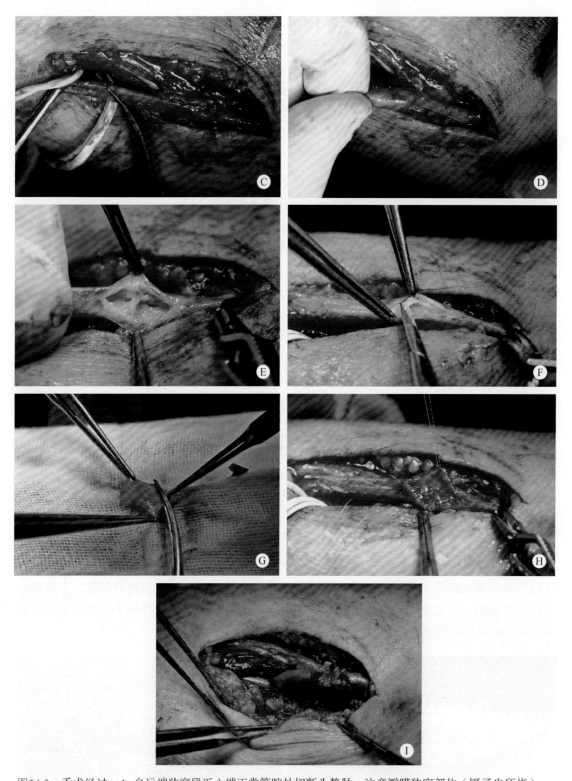

图34-2　手术经过：A. 自远端狭窄段近心端正常管腔处切断头静脉，注意瓣膜狭窄部位（镊子尖所指）；
B. 瓣膜狭窄处常伴随静脉属支；C. 切取约1.0cm静脉壁备用；D. 肝素盐水液力扩张并精确定位瓣膜狭窄；
E. 纵行切开静脉，显示增生瓣膜；F. 剪除增生瓣膜；G. 将取材静脉段修剪成静脉补片；H. 完成补片缝合；
I. 完成头静脉-桡动脉端-侧吻合

**Tips**

- 瓣膜增生引起的狭窄单纯切除缝合易发生再狭窄，应进行自体静脉补片成形，以扩大管腔或间置血管移植。
- 补片可选自邻近静脉，若取自待修复通路静脉，则取材应紧邻远端狭窄部位，尽可能保留近端静脉长度，方便患者日后穿刺。

2

# 35 利用头静脉背侧属支的自体静脉补片成形治疗瓣膜增生狭窄

男性，71岁。既往慢性肾病，CKD 5期。4年前建立右腕部AVF规律透析。1个月前通路流量下降无法维持透析，1周前开始出现右手肿胀。

体格检查：右腕部Brescia-Cimino内瘘，距吻合口约4cm处可见头静脉背侧属支汇入。该汇入支及近吻合口端头静脉均可及明显搏动，有较弱震颤，压迫背侧属支后近吻合口段头静脉搏动增强，震颤消失。头静脉穿刺点膨大处无搏动，无震颤。桡动脉搏动正常（图35-1）。

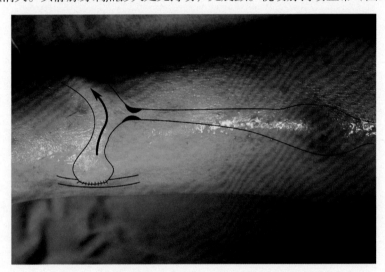

图35-1　右前臂腕部内瘘走行，显示狭窄部位及血流方向

治疗方案：患者右腕部内瘘近吻合口闭塞，血液自头静脉背侧支逆流入手部，再经尺侧贵要静脉回流，同时导致手部静脉高压肿胀。由于闭塞段短，其近端头静脉通畅，拟手术探查，利用头静脉背侧支修复狭窄段头静脉，同时解除手部静脉高压（图35-2）。

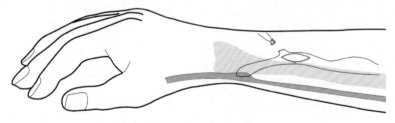

图35-2　图解手术方案

手术经过：于头静脉背侧支汇入点处切开皮肤，游离该处汇入点远、近端头静脉及背侧支。纵行切开静脉狭窄处，清除血栓，见该处瓣膜增生粘连，予以剪除。切除1.5cm长头静脉背侧支，残端连续缝合关闭。将切取静脉纵行剖开并修剪成菱形补片修补于狭窄端。开

放阻断钳后震颤明显，搏动消失。次日患者恢复该通路透析，手部肿胀缓解（图35-3）。

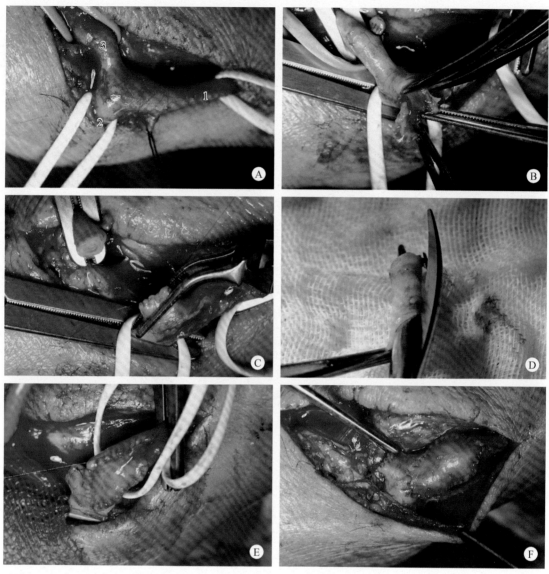

图35-3　手术经过：A.游离头静脉（1.近心端头静脉，2.狭窄近端头静脉，3.头静脉背侧支）；B.清除附壁血栓，剪除增生瓣膜；C.剪取头静脉背侧支一段，连续缝合关闭残端；D.剪裁补片；E.完成补片修补；F.开放阻断钳

**Tips**

- 瓣膜增生导致通路狭窄并非少见，静脉属支附近常有瓣膜存在。
- 利用属支作为补片，既可扩大狭窄段管径，又阻断了手部的静脉高压，且无需另做切口。
- 补片时注意分清内膜面和外膜面，切勿缝反。

# 36 利用邻近静脉属支补片治疗 Gracz 内瘘近吻合口狭窄

男性，44岁。既往高血压病，CKD 5期8年，曾建立双前臂AVF后失功。于6个月前建立左肘部头静脉-肱动脉Gracz内瘘，改由上臂穿刺透析。1日前发现通路震颤消失，伴肘部疼痛来院。

**体格检查：**左上臂头静脉走行正常，未充盈，未及震颤及血管杂音。肘部切口下方可及肱动脉搏动，该处轻压痛，未及震颤，表皮无红肿。

**彩色多普勒超声：**肘部头静脉近吻合口处可见局限性狭窄，管腔内可见低回声，不可压缩。吻合口通畅。狭窄处内膜增厚，CDFI未见血流信号。

**治疗方案：**考虑该患者为近吻合口狭窄继发血栓形成，拟手术切开取栓并纠正狭窄（图36-1）。

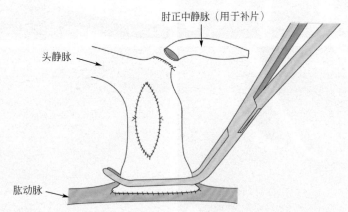

肘正中静脉（用于补片）

头静脉

肱动脉

图36-1 手术示意图，切取肘正中静脉作为补片修补穿静脉狭窄

**手术经过：**左肘窝经原切口切开皮肤，游离头静脉至吻合口。探查穿静脉距吻合口约1cm处狭窄。纵行切开该狭窄，清除血栓，修剪肘正中静脉一段作为补片修补狭窄段。开放阻断钳后可及明显震颤（图36-2）。

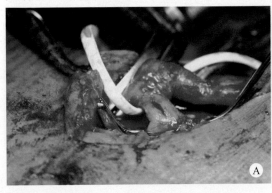
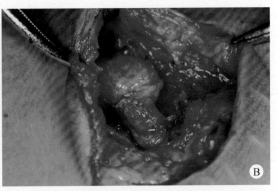

图36-2 手术经过：A.游离穿静脉、头静脉及肘正中静脉，纵行切开穿静脉狭窄部位并清除血栓；B.修剪肘正中静脉一段作为补片修补狭窄端穿静脉

**Tips**

- 由于狭窄部位距离肱动脉吻合口较近，为避免损伤肱动脉，穿静脉游离至吻合口时不必全周游离肱动脉，可用一小心耳钳阻断吻合口。

2

# 37 利用动脉瘤样变冗余瘤壁补片成形术治疗 AVF 流出道狭窄

男性，63岁。既往慢性肾炎，CKD 5期，高血压。8年前建立左腕部Brescia-Cimino内瘘并规律透析。3周前透析后穿刺部位出现红、肿、痛，无法透析，改用经右颈内静脉临时导管透析。

**体格检查**：左腕部内瘘，近吻合口、前臂中部及近肘部可见三处静脉扩张呈瘤样变。近吻合口静脉扩张处触诊搏动感，未及震颤及杂音。前臂中部静脉扩张处（穿刺部位）皮肤轻度红肿，触诊硬，未及搏动。近心端瘤样变空虚，可压缩（图37-1）。

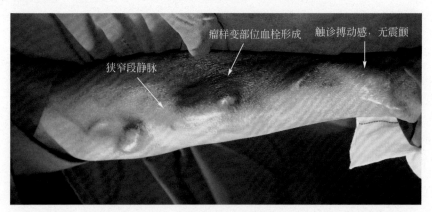

图37-1　左前臂Brescia-Cimino内瘘，多发瘤样变伴通路内血栓形成

**彩色多普勒超声**：左前臂近吻合口处头静脉通畅，于前臂膨大扩张处管腔内可见中-低回声充填，其内未见血流，管腔不可压缩，考虑血栓形成，血栓周边可见少量血流信号。该膨大处近端头静脉管腔狭窄，长度约1.6cm，最窄处直径约1.2mm，内未见血流。近心端静脉管腔通畅。

**治疗方案**：该患者头静脉穿刺部位血栓形成，考虑为其近心端狭窄所致。由于血栓形成时间已达3周，无法进行溶栓或介入治疗，拟手术切开取栓并同期处理狭窄端静脉。

**手术经过**：左前臂中部静脉瘤样变处侧方切开皮肤，避免在穿刺点正上方做切口，勿分离皮下粘连以利于术后短期内可在原位进行穿刺。纵行切开瘤样变扩张部位静脉，取出新鲜血栓，并用内膜剥离子去除机化血栓。向近端狭窄段静脉延长切口至正常段静脉。裁剪瘤样变处静脉作为静脉补片修补于狭窄段，最后缝合瘤样变处切口（图37-2）。手术后1周开始利用该通路透析。

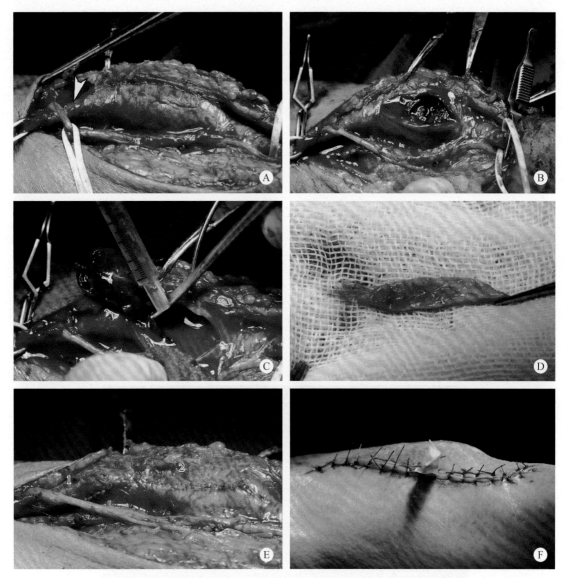

图37-2 手术经过: A.游离头静脉膨大处,注意其近端的狭窄段(白色箭头)及桡神经浅支(白色标记带); B、C.纵行切开静脉,挤出新鲜血栓,内膜剥离子彻底清除机化血栓; D.剪裁瘤样变处静脉壁约2cm×1cm一片; E.静脉补片修补于狭窄处(1),连续缝合管壁瘤样变切口(2); F.缝合切口,放置引流

**Tips**

- 利用瘤样变处冗余瘤壁修补狭窄段静脉既可以解除狭窄性病变,又可缩小瘤体,自体补片远期效果良好。
- 注意桡神经浅支在该部位伴随于头静脉外侧(80%)或内侧(本例),游离静脉时勿伤之。
- 血栓形成时间较长的患者常伴随附壁的机化血栓,手术时注意彻底清除。
- 陈旧血栓伴随近端流出道狭窄的患者单纯溶栓或体外按摩(机械碎栓)效果不佳。
- 如术中有可能游离并控制通路两端血管,则尽量保护穿刺点皮下组织与通路的粘连,无需分离以便于术后短期内能够由该处进行穿刺透析,缩短或避免中心静脉插管。
- 广泛游离皮下渗血较多,建议使用双极电凝止血,必要时伤口内放置引流。

# *38* 利用动脉瘤样变冗余瘤壁补片成形术治疗 AVF 多节段狭窄

　　女性，46岁。既往糖尿病、高血压、冠心病史，控制尚好。6年前建立左前臂Brescia-Cimino内瘘，并开始利用其规律透析，每周3次。近期前臂穿刺部位血管逐渐膨大，搏动感逐渐增强。2周前开始膨大处穿刺点皮肤变黑、破溃及出血，疼痛剧烈。自行压迫止血后来院就诊。

　　**体格检查**：左Brescia-Cimino内瘘，前臂头静脉穿刺部位呈瘤样变，9cm×5cm×4cm，远端穿刺点1.0cm×0.8cm皮肤缺损，表面覆盖黑色干痂（图38-1）。肿物搏动感强，未及明显震颤，听诊可闻及较弱血管杂音。前臂瘤样变近端通路至肘窝穿刺点间未及明显搏动感。

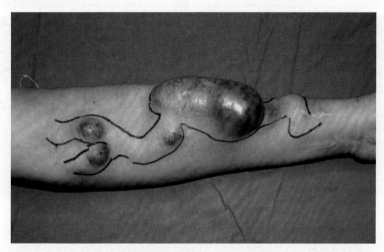

图38-1　左腕部头静脉-桡动脉内瘘，前臂头静脉瘤样变，穿刺点破溃，皮肤缺损；周围皮肤菲薄。正中头静脉及正中贵要静脉可见穿刺点

　　**彩色多普勒超声**：左前臂动静脉内瘘，动脉端吻合口通畅，直径约0.5cm。前臂头静脉局限性膨大，最大内径约3cm，长度约9cm，内可见中等回声，不伴有声影（附壁血栓）。管腔内有血流充盈，膨大末端移行处可见管腔内漂浮样物，考虑增生瓣膜（图38-2）。头静脉于肘部分为正中头静脉及正中贵要静脉，近分叉部位头静脉管腔内亦可见漂浮瓣膜样物及局限性狭窄，CDFI提示该狭窄处呈五彩血流，PSV流速630.49cm/s（图38-3）。双侧颈内静脉形态正常。

　　**治疗方案**：瘤样变短期内增大，皮肤坏死，已破裂，现压迫止血。患者疼痛剧烈，局部无法穿刺透析。拟急诊切除血管瘤样病变部位，根据术中情况决定通路是否重建及重建方式（图38-4）。

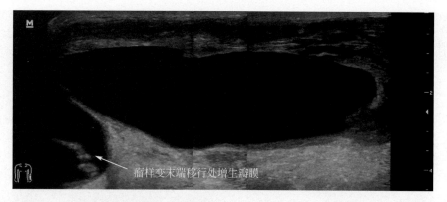

图38-2　前臂瘤样变处彩色多普勒超声，可见瘤样变与正常管腔移行处增生瓣膜

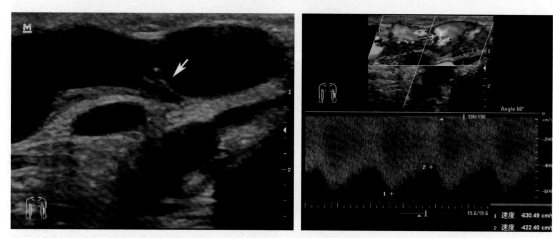

图38-3　头静脉近分叉部位彩色多普勒超声，可见增生瓣膜（箭头），该处管腔狭窄，
PSV流速630.49cm/s

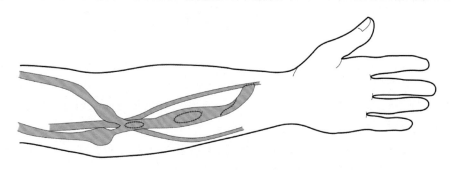

图38-4　手术示意图

**手术经过**：切除前臂头静脉瘤样变段瘤壁，游离远端、近端静脉，纠正其扭曲并进行端-端吻合。纵行切开近肘部管腔狭窄处（术前超声标记），切除增生瓣膜。切取瘤样变部分管壁并裁剪适当大小静脉补片后修补于该处。开放血管阻断钳后可及通路震颤，但发现通路新建立吻合口远端仍有较强搏动感，考虑为术前超声发现的移行处瓣膜增生未处理所致。自搏动感消失点纵行切开管腔，切除该处增生瓣膜并再次利用废弃瘤样变管壁进行补片修补。恢复血流后震颤明显，搏动感消失（图38-4、图38-5）。患者术后2周恢复正常透析。

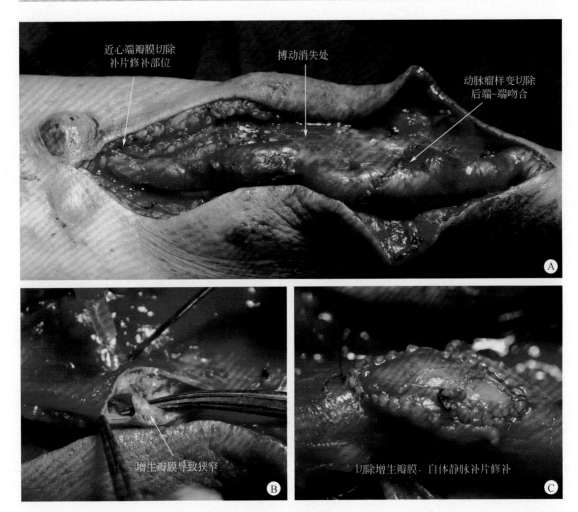

近心端瓣膜切除
补片修补部位

搏动消失处

动脉瘤样变切除
后端-端吻合

增生瓣膜导致狭窄

B

切除增生瓣膜·自体静脉补片修补

C

A

图38-5 手术步骤

**Tips**

- 血液透析通路动脉瘤样变（真性动脉瘤）往往于其近端流出道管腔内存在狭窄，应避免单纯处理瘤样变而忽略对狭窄的处理。
- 瓣膜增生引起的狭窄在切除瓣膜后需采用血管补片技术扩大局部管腔，不可直接缝合。
- 术中切除之动脉瘤壁勿丢弃，可用于狭窄处补片翻修。
- 端-端吻合时将吻合口修剪为斜面可扩大吻合口，减少其日后狭窄风险，也易于匹配口径不一致的远端、近端血管。
- 注意多部位狭窄病变。重建透析通路后，如搏动感仍较强，提示通路内仍有狭窄部位，位于搏动消失处，应在该处切开探查。

# 39　邻近静脉翻转成形治疗 AVF 瓣膜增生性狭窄

2

女性，68岁。既往糖尿病30年，CKD 5期3年。3年前建立左腕部Brescia-Cimino内瘘透析。2年前该内瘘失功，改用经右颈内静脉带隧道长期导管透析。2个月前因导管流量下降，入院建立左上臂贵要静脉转位手术，由于患者贵要静脉较细，手术分两期进行。本次入院为第二期手术，即将已成熟的贵要静脉表浅化。

**体格检查：** 左肘部切口处及左上臂内侧可及明显震颤，左上肢无肿胀，左手皮温正常，桡动脉可及。左上臂及肩部未见浅静脉曲张。

**彩色多普勒超声：** 左肘部AVF，吻合口直径约5mm。左上臂贵要静脉直径约6mm，通畅，CDFI显示其内血流信号呈动脉频谱。

**治疗方案：** 患者距首次手术8周，触诊通路震颤良好，超声检查贵要静脉直径已达6mm，可以进行贵要静脉二期表浅化手术。

**手术经过：** 沿上臂内侧贵要静脉全长切开皮肤及皮下，游离上臂全程贵要静脉，建立皮下潜行区后将贵要静脉埋入隧道内。在切断并结扎正中贵要静脉时发现在该静脉汇入点前震颤及搏动均较明显，且局部直视下存在局限性狭窄，狭窄后搏动消失，考虑为该处隐匿瓣膜引起狭窄。在切断正中贵要静脉时保留一段残端（图39-1）。探查狭窄处证实为瓣膜引起的狭窄，手术切除瓣膜后利用该残端进行翻转成形术（图39-2）。完成吻合后通路近吻合口一段搏动感明显减弱，震颤加强。

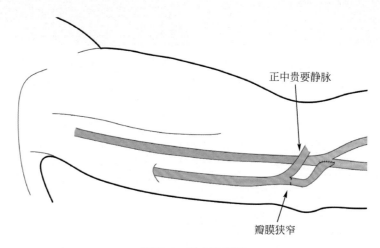

正中贵要静脉

瓣膜狭窄

图39-1　手术示意图

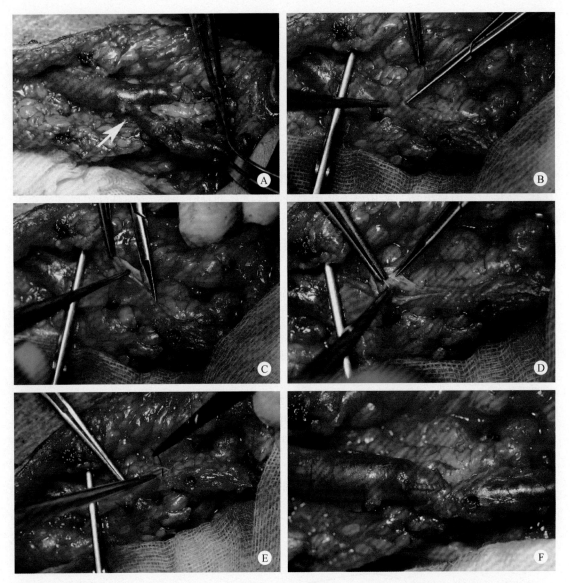

图39-2　手术经过：A.上臂贵要静脉-肱动脉自体内瘘二期转位，近吻合口有搏动，局部狭窄（箭头）；
B、C.自属支静脉残端纵行剪开静脉并延伸至主干静脉相对应长度；D.剪除局部瓣膜；E.连续缝合前壁；
F.连续缝合后壁，完成吻合

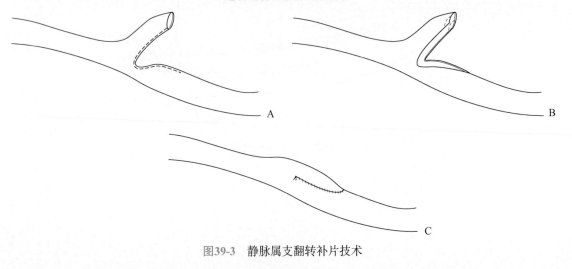

图39-3　静脉属支翻转补片技术

**Tips**

- 瓣膜引起的狭窄在早期瓣膜未增厚时超声难以察觉，术中发现问题时应及时解决。
- 术中发现某段通路搏动感异常增强时提示可能存在局部狭窄，应在搏动感消失部位进行探查。
- 通路狭窄部位有静脉属支时勿轻易自根部结扎。有时该属支可用于对狭窄部位进行扩大成形（图39-3）。
- 成形部位有瓣膜时应剪除，防止日后增生及纤维化引起管腔狭窄。

# *40* 头静脉翻转成形治疗 Gracz 内瘘近吻合口狭窄

男性，52岁。高血压病10年，糖尿病16年，进入CKD 5期。1年前建立左腕部Brescia-Cimino内瘘使用半年后失功，后于左肘部建立Konner内瘘（穿静脉-近端桡动脉）透析至今，流量260ml/min。1天前突发通路震颤消失。

体格检查：左肘部AVF吻合口未及震颤，未闻及血管杂音。

彩色多普勒超声：左肘部穿静脉与近端桡动脉为端-侧吻合，穿静脉狭窄，直径0.15～0.2cm，管腔内可见中等回声，探头不可压闭。上臂头静脉直径约0.6cm，管腔未见异常。肘正中静脉静脉纤细，直径0.2cm，前臂头静脉闭塞。

治疗方案：穿静脉血栓形成，考虑局部存在狭窄，拟手术取栓，并利用穿静脉远端肘正中静脉对狭窄部位补片成形以扩大管腔（手术示意图见图39-3）。

手术经过：原肘部切口入路，游离头静脉、肘正中静脉及穿静脉，切断远端肘正中静脉约2cm长，近吻合口纵向剖开狭窄部并延长至远端肘正中静脉，将远端肘正中静脉作为静脉补片转位至穿静脉纵行剖开处缝合成形。手术后次日恢复上臂头静脉透析（图40-1）。

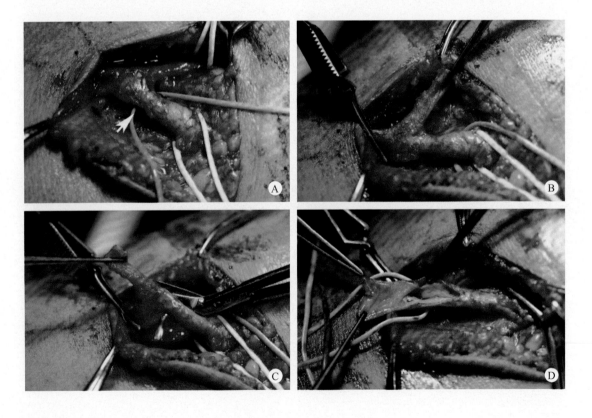

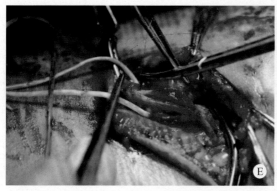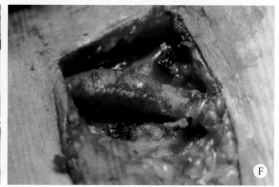

图40-1　手术经过：A.游离头静脉、穿静脉（箭头处为狭窄部位）及远端肘正中静脉；B.切断前臂头静脉；C.纵向剖开穿静脉并延长至远端肘正中静脉；D.修剪肘正中静脉补片；E.转位补片成形；F.成形术后狭窄消失

**Tips**

● 利用远端肘正中静脉与穿静脉延续性进行转位补片成形可在取栓同时纠正解剖学异常（狭窄）。

# *41* "纵切横缝"技术治疗瓣膜性狭窄合并血栓形成

女性，69岁。既往CKD 5期，8年前建立左腕部AVF，后因内瘘失功于3年前建立左肘部高位内瘘规律透析，3天前无明显诱因突发震颤消失。

**体格检查：** 左上肢可见多处手术瘢痕，左肘部AVF吻合口可及明显搏动，未及震颤，听诊未闻及血管杂音（图41-1）。

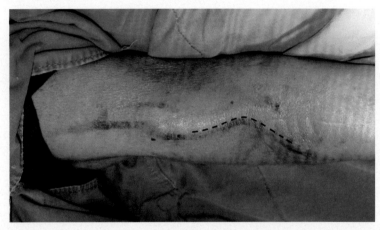

图41-1 左前臂高位AVF，近吻合口皮肤略红肿，皮肤标记处为头静脉走行，虚线为拟行手术切口

**彩色多普勒超声：** 左上肢头静脉-近端尺动脉内瘘，吻合口无狭窄，头静脉直径约10mm，内充满低回声，距吻合口约10cm处管腔狭窄80%，管腔内呈中-低回声，CDFI未探及血流信号。

**治疗方案：** 该患者高位头静脉内瘘血栓形成考虑为头静脉中段狭窄所致。因血栓已经形成，拟切开取栓并同期对狭窄部位进行治疗。

**手术经过：** 沿头静脉体表投影切开皮肤，游离头静脉后以狭窄部位为中点向两端纵行切开头静脉。近心端侧为新鲜血栓，远心端侧（吻合口侧）为陈旧血栓。二者间为瓣膜增生引起的狭窄部位。切除血栓，切除增生瓣膜，狭窄处头静脉横向缝合扩大管腔，最后关闭头静脉纵向切口。开放阻断钳后可及明显震颤（图41-2、图41-3）。

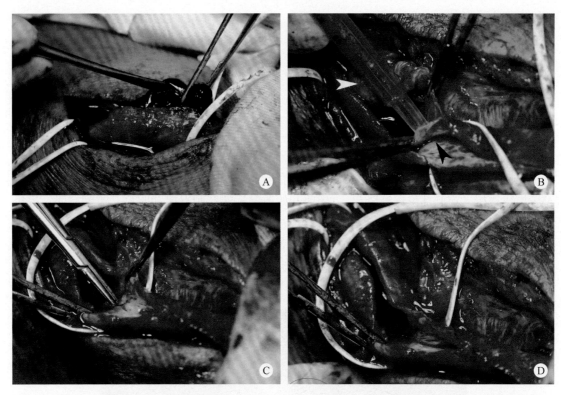

图41-2 A.游离头静脉，清除近心端血栓（较新鲜）；B.狭窄部位及远心端头静脉，可见增生瓣膜（黑色箭头）及其远端的陈旧血栓（白色箭头）；C.横向缝合管壁以扩大狭窄处管腔；D.缝合头静脉纵行切口

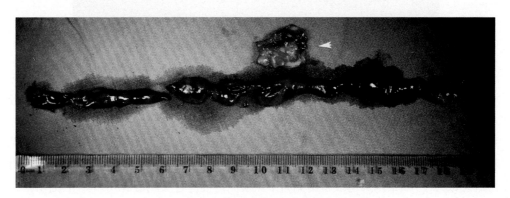

图41-3 切除之增生瓣膜（白色箭头）及血栓

**Tips**

- 此类长段混合性血栓与管壁黏附较重，加之中段狭窄，单纯用Fogarty导管取栓效果不佳，应切开取栓，同时解除狭窄。
- 狭窄部位直接缝合关闭可能造成狭窄，应进行血管成形术。
- "纵切横缝"技术借鉴普通外科幽门狭窄成形术的手术方式，适用于狭窄段不长且张力不高的病变，两端管腔直径需在5～6mm（详见作者述评5：外周血液透析通路翻修技巧）。

# *42* "纵切横缝"技术翻修瓣膜性狭窄

女性，49岁。既往高血压，CKD 5期。右股静脉临时导管透析史。7年前建立左前臂AVF规律透析，穿刺部位逐渐隆起。1周前开始前臂远端穿刺点搏动明显，震颤减弱，透析流量无明显影响。

体格检查：左前臂AVF，吻合口区可及震颤。前臂通路两处穿刺点均呈瘤样变，远心端瘤样变处搏动明显，近心端瘤样变充盈但搏动感不强。举臂实验可见近心端瘤样变塌陷，远心端瘤样变无变化（图42-1）。

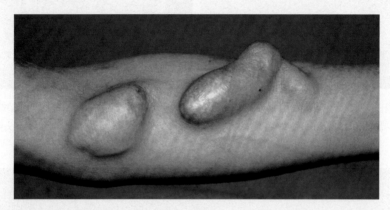

图42-1 左前臂AVF，可见穿刺点两处瘤样变，其中远心端瘤样变搏动强，考虑二者间存在狭窄

治疗方案：根据患者临床检查，考虑两瘤样变间静脉存在狭窄，拟手术探查并解除狭窄。

手术经过：游离两处瘤样变间静脉并纵行切开1cm长，见其内为瓣膜增生引起的狭窄，以超锋利剪刀彻底去除增生瓣膜，探查两端管腔正常，内径6～7mm，游离两端静脉后试行纵向拉合切口无张力，7-0聚丙烯缝线自两端向中点横向连续缝合关闭静脉切口。开放阻断钳后通路震颤明显，远心端瘤样变搏动减弱，患者次日恢复原通路透析（图42-2、图42-3）。

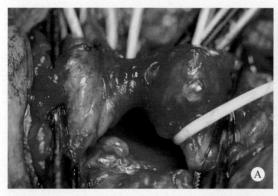

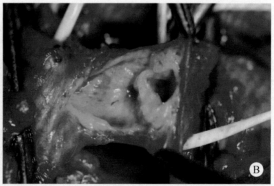

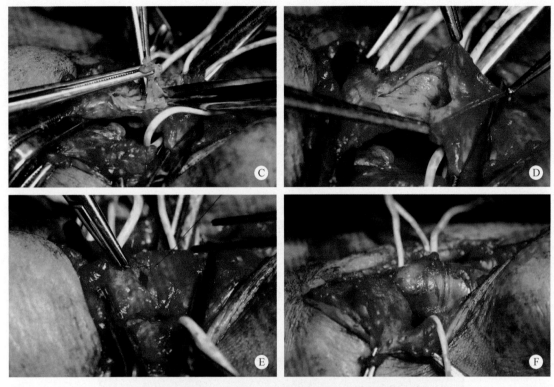

图42-2　手术经过：A.游离狭窄段静脉；B.纵行切开狭窄部位，见瓣膜呈唇样增生引起狭窄；C、D.超锋利剪刀去除增生瓣膜；E、F.横向连续缝合关闭静脉切口

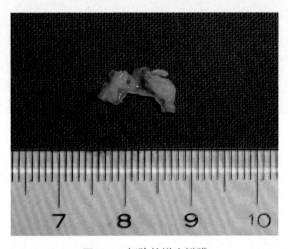

图42-3　切除的增生瓣膜

**Tips**

- "纵切横缝"需确保吻合口无张力，否则中心部位需另加补片修补。
- 使用超锋利剪刀或显微剪，确保彻底切除瓣膜，同时慎防切透血管壁。
- 该方法不适用于狭窄端过长的病变。

# *43* 自体静脉补片辅助"纵切横缝"技术翻修瓣膜性狭窄

男性，68岁。既往高血压病5年，2型糖尿病10年，CKD 5期。2年前建立左腕部内瘘透析。1天前突发内瘘震颤消失，现使用右颈内静脉临时导管透析。

**体格检查：**左腕部Brescia-Cimino内瘘，前臂穿刺部位及近吻合口头静脉呈瘤样扩张，二者间静脉（距吻合口约3cm）触诊呈条索状。瘤样变血管扩张处触诊硬，轻压痛，未及震颤和血管杂音。近吻合口瘤样扩张处血管可及搏动。

**血管造影：**吻合口及近吻合口段头静脉管腔可见充盈缺损（图43-1白色箭头），自前臂中部至肘部头静脉完全闭塞（图43-1黑色箭头），上臂头静脉通畅。

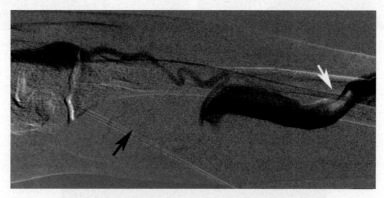

图43-1 经AVF近吻合口静脉造影，显示头静脉内血栓形成

**治疗方案：**DSA显示近吻合口头静脉瘤样变近端管腔内充盈缺损，考虑局部狭窄。前臂头静脉长段血栓形成。考虑血栓形成原因为近吻合口狭窄导致，拟开放手术取栓，同时处理狭窄病变（图43-2）。

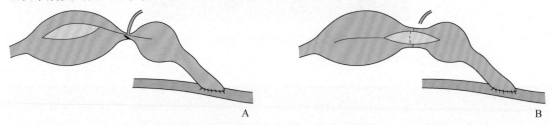

图43-2 手术示意图：深蓝色为静脉切口，梭形区为瘤样变裁剪线，用于制作静脉补片

**手术经过：**沿近吻合口瘤样变处纵行切开皮肤，显露狭窄部位及两端扩张之静脉，探查狭窄部位为瓣膜增生所致，切除增生瓣膜后，观察狭窄部位管壁剩余宽度并从近心端瘤样变瘤体上剪裁适当大小静脉壁作为补片。试行拉拢狭窄部两端静脉壁并进行横向缝合，使狭窄部分血管壁增宽，将裁剪下的静脉补片修补于最狭窄处，剩余管壁（位于近心端瘤样

扩张处）纵向连续缝合（图43-3）。

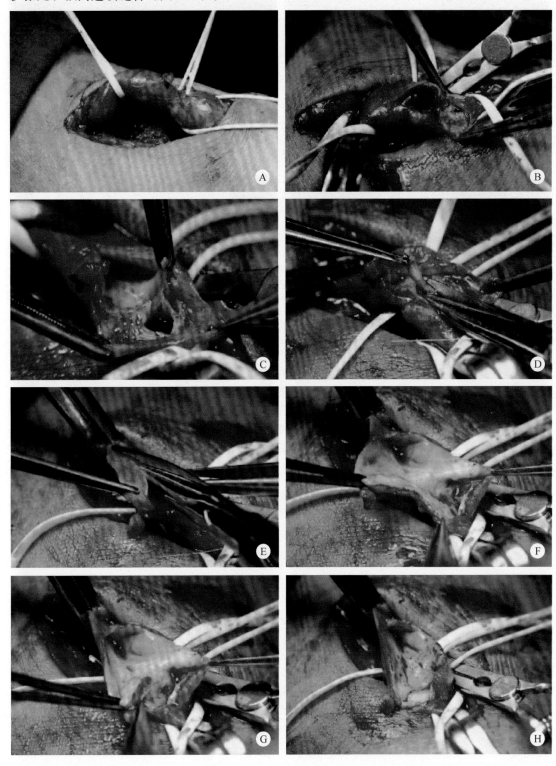

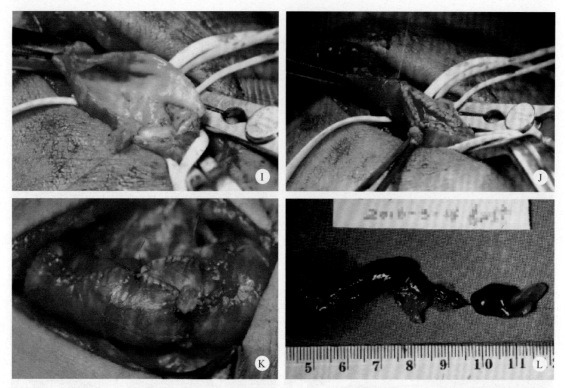

图43-3 手术经过：A.近吻合口狭窄，狭窄两端静脉扩张呈瘤样变，注意瓣膜狭窄位于静脉属支处（黄色血管标志带）；B.纵行切开静脉，狭窄端为静脉瓣膜增生所致；C.清除血栓，提起增生瓣膜；D.剪除增生瓣膜；E.自近端瘤样变管壁剪裁静脉补片；F、G.试行横向对拢狭窄部位两端血管壁，确定吻合宽度；H.完成一端横向吻合；I.完成对侧横向吻合；J.完成补片修补以及剩余管壁纵向缝合；K.开放阻断钳，狭窄消除；L.取出血栓，注意右侧带有凹面的白色血栓头

**Tips**

- "纵切横缝"的启发来自于普通外科治疗幽门狭窄时的"纵切横缝"技术，但血管游离度小，且残余后壁宽度较窄，无法完成圆周横向缝合，因此需要辅以补片修补技术。
- 补片可取自邻近静脉，也可取自动脉瘤样变的冗余静脉壁，同时可缩小瘤体，"一举两得"。
- 瓣膜增生引起的狭窄在通路未完全闭塞时超声常可探及，但一旦血栓形成，则应在术中明确狭窄病变性质，决定最佳手术翻修方式。
- 此类血栓性病变不适合单纯介入治疗。
- 由于存在狭窄性病变，单纯保守治疗（如局部溶栓+外力碎栓）效果不佳。

# *44* 自体静脉补片技术翻修瓣膜性及内膜增生狭窄

女性，60岁。既往高血压，CKD 5期。9年前建立右侧Brescia-Cimino内瘘规律透析至今。2天前出现流量下降。

体格检查：右腕部内瘘，近吻合口可见头静脉瘤样变，约3.0cm×2.5cm，搏动感强，瘤样变近心端可及震颤。余近端通路未见异常（图44-1）。

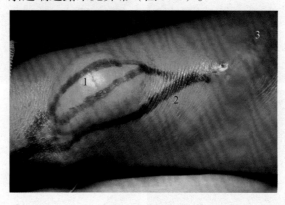

图44-1 右侧Brescia-Cimino内瘘。近吻合口瘤样扩张（1），近吻合口狭窄部位（2），以及穿刺点静脉扩张（3）

彩色多普勒超声：右腕部自体动静脉内瘘，头静脉近吻合口约1.2cm处静脉呈瘤样扩张，最大直径（长径）3.0cm。瘤样变远端管腔内可见静脉瓣膜样结构，伴邻近管腔狭窄，最窄处内径约1.0mm。瓣膜后管腔狭窄长度约1.5cm，狭窄段CDFI血流呈五彩花斑（图44-2）。

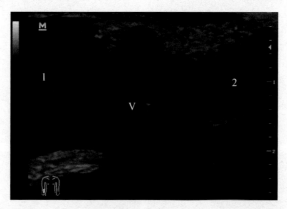

图44-2 1.瘤样扩张部位，V.增生瓣膜，2.瘤样扩张后狭窄段（数字与图44-1中数字对应）

治疗方案：原AVF近吻合口瘤样变，搏动感强，提示其近心端有狭窄。B超证实狭窄由增生瓣膜及管腔内膜增生引起。近端头静脉通畅，拟于瓣膜狭窄处切开，直视下切除瓣膜并进行血管成形术以扩大狭窄段血管。

手术经过：圆周游离腕部瘤样变及其近端狭窄段至正常管腔部位，纵行切开狭窄段，因局部瓣膜重度增生肥厚且其邻近狭窄段较长，无法切除瓣膜后对残余管腔后壁横缝+补片修补，切口附近亦无合适口径自体静脉可供利用。遂切除包括增生瓣膜在内的狭窄段静脉长约1.8cm，利用瘤样变冗余长度与近端头静脉后壁首先做端-端吻合约1cm宽。再纵行剪裁瘤样变前壁，使之呈长2cm、宽1cm梭形补片，进行吻合口前壁成形。瘤样变剩余部分直接连续缝合关闭。如此，最窄处管径周长可达2cm，成形后可建立6.67mm血管。患者于手术后2天开始恢复常规透析（图44-3）。

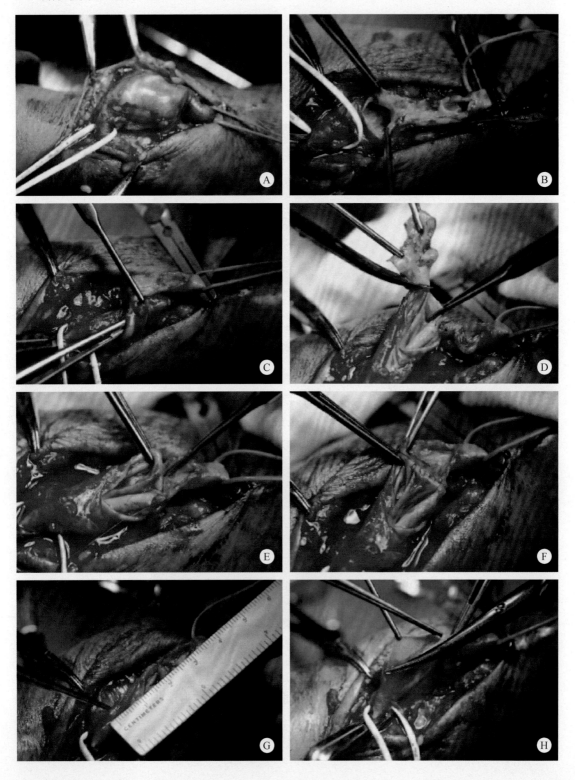

2

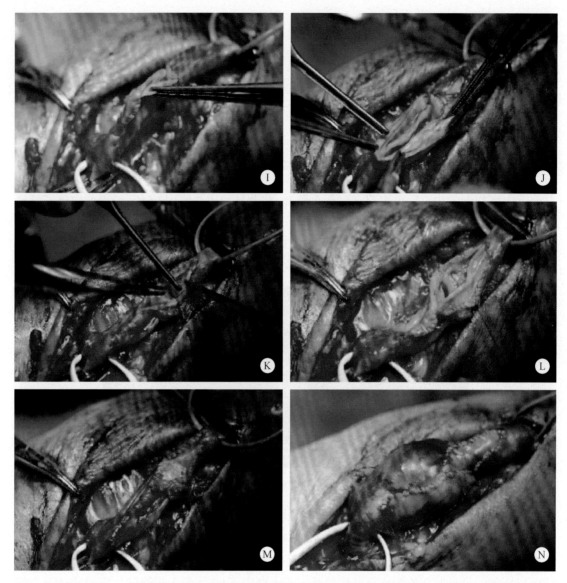

图44-3　手术经过：A.圆周游离腕部瘤样变及其近端狭窄段；B.纵行切开狭窄段，可见局部瓣膜重度增生肥厚；C.检查瘤样变后壁最大延展度；D.切除狭窄段静脉；E.准备后壁成形；F.完成后壁对端吻合并确保足够宽度（本例1cm）；G.测量补片修补长度；H.根据测量数值自瘤体纵行裁剪补片；I.自瘤样变远端开始连续缝合关闭部分瘤样变；J.准备补片成形；K.连续缝合补片一侧；L.缝合补片另一侧；M.完成补片修补；N.开放阻断钳

---

**Tips**

- 纵行切开后如后壁过窄，不足管腔2/3，或狭窄段较长时，不可强行直接补片缝合，应设计其他血管成形方法。
- 成形术中裁剪血管及缝合过程中需用尺测量，并根据测量数据确定后壁吻合宽度及前壁需剪裁补片大小，保证成形术后最窄处管腔内径大于6mm。
- 吻合口不得有径向张力，以免造成吻合口出血。
- 精密缝合，仔细止血是保证患者手术后立即恢复透析的关键。

# 45 副头静脉逆转治疗 AVF 流出道闭塞

女性，29岁。既往糖尿病20年，高血压3年，CKD 5期3年。3年前开始多次尝试建立左前臂内瘘均未成功，后再次建立肘部头静脉-肱动脉AVF并使用2.5年。3周前内瘘震颤消失，目前使用经右颈内静脉长期导管透析。

**体格检查**：左肘部肱动脉及吻合口可及搏动。左上臂头静脉触诊硬，呈条索状，未及震颤和搏动（图45-1）。

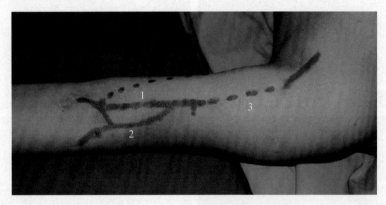

图45-1　左肘部头静脉-肱动脉AVF（1），可见副头静脉（2），虚线（3）为闭塞段头静脉

**彩色多普勒超声**：左肘部头静脉-肱动脉内瘘，吻合口通畅，未见狭窄。自吻合口至上臂中部静脉扩张，直径约7mm，内充满低回声，管腔不可压缩，未探及血流信号。上臂中部至近心端头静脉管腔闭塞，长度约8cm。至三角肌处头静脉管腔恢复，内径约3mm，该处管腔可压闭。另于肘部外侧探及副头静脉，于上臂中下1/3处汇入头静脉，直径约8mm，管腔内充满低回声且不可压闭。

**治疗方案**：头静脉血栓形成，上臂头静脉长段闭塞，该患者副头静脉长度与狭窄段静脉长度相似，且直径达8mm，拟利用其替代狭窄段头静脉（图45-2）。

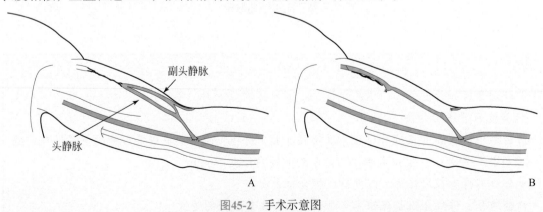

图45-2　手术示意图

**手术经过**：于上臂头静脉狭窄部位切断头静脉并结扎。自肘部游离副头静脉至上臂汇入

点，翻转180度后4F Fogarty导管取栓，见有活跃动脉血喷出，确认副头静脉内无瓣膜影响血流后，经上臂皮下隧道与近心端头静脉建立端-端吻合。吻合后即可触及明显震颤（图45-3）。手术后2周开始使用内瘘，随访1年效果良好（图45-4）。

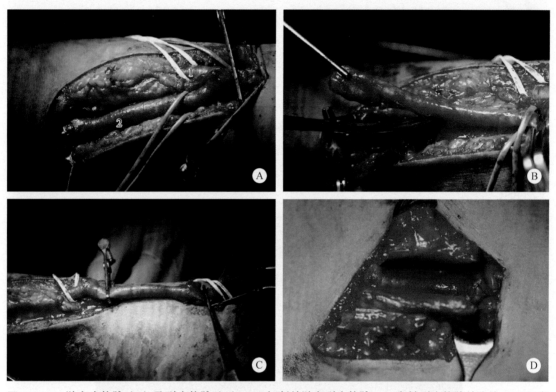

图45-3　A.游离头静脉（1）及副头静脉（2）；B.切断并游离副头静脉；C.翻转副头静脉并取栓；D.经皮下隧道与近心端头静脉吻合

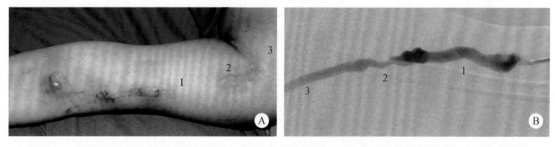

图45-4　术后1年随访，通路功能正常。1.翻转之副头静脉；2.吻合口可见轻度狭窄；3.近端头静脉

---

**Tips**

- 扩张的副头静脉可用于失功内瘘的翻修。
- 副头静脉内可能存在静脉瓣膜，直接翻转使用时需注意瓣膜是否影响血流。若存在瓣膜，应使用瓣膜刀破坏之或切取相应长度逆转后间置移植。

# *46* 副头静脉转位治疗 AVF 流出道闭塞

女性，77岁。高血压病30年，CKD 5期。5年前开始分别通过双侧颈内静脉、双侧股静脉、左前臂AVF、左上臂AVG透析，上述通路反复失功。2年建立右前臂AVF后规律透析，近期出现静脉高压，透析效率下降，改由右颈内长期导管透析并入院。

**体格检查：** 双上肢多处手术瘢痕。右前臂Brescia-Cimino内瘘，可及搏动，未及震颤（图46-1）。

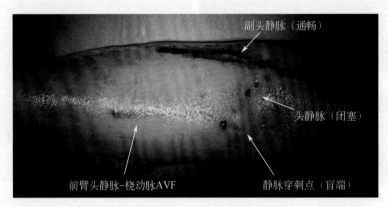

图46-1　前臂头静脉-桡动脉AVF。头静脉近肘部闭塞，副头静脉通畅

**彩色多普勒超声：** 前臂头静脉-桡动脉AVF，吻合口通畅，近肘部头静脉膨大，内径约0.8cm，约3cm长闭塞。上臂头静脉通畅，前臂副头静脉通畅，于肘横纹处汇入上臂头静脉，内径约0.28mm。肘正中静脉闭塞。

**治疗方案：** 可利用上臂通畅之副头静脉转位与肘部头静脉穿刺点膨大处吻合，重建AVF流出道。考虑副头静脉直径有限，拟采用T形吻合技术扩大吻合口（具体操作技术参见"作者述评1"），减少日后吻合口狭窄风险。

**手术经过：** 游离头静脉肘部静脉端穿刺点膨大处。另切口游离肘部副头静脉足够长度后切断，远端结扎。血管钳建立两切口间皮下隧道，将副头静脉自皮下隧道引入肘前切口，纵向剪开近端副头静脉残端，使之呈T形。修剪T形边缘多余静脉壁后与头静脉建立端-侧吻合（图46-2）。开放阻断钳后可触及通路明显震颤。

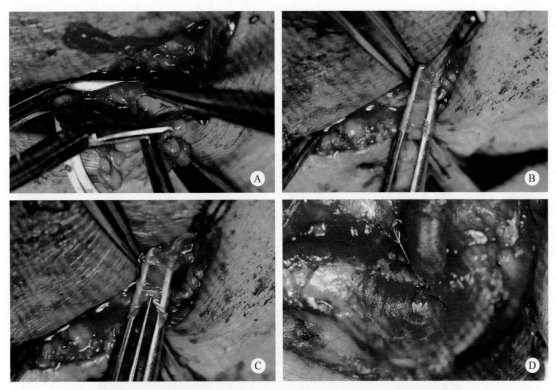

图46-2　A. 游离头静脉肘部静脉端穿刺点膨大处。另于肘外侧切口游离副头静脉足够长度后切断，远端结扎，近端经皮下隧道引入肘前切口；B、C. 纵向剪开待吻合之近心端副头静脉使之呈T形；D. 完成吻合

---

**Tips**

- 上臂头静脉流出道闭塞后可利用通畅之副头静脉重新建立AVF流出道。
- 静脉口径有限时，T形吻合成形可减少日后吻合口狭窄风险。
- 副头静脉游离应足够长（切口需要延伸至肘下），避免吻合口张力。

# 47 贵要静脉转位治疗 AVF 流出道闭塞

女性，67岁。既往糖尿病、高血压，CKD 5期。1年前开始建立右前臂Brescia-Cimino内瘘透析。1周前出现透析流量下降，伴震颤减弱入院。

**体格检查：**右前臂头静脉-桡动脉AVF，头静脉前臂中部穿刺区扩张，可及搏动，未及震颤及杂音。肘正中静脉呈条索状，质地硬。右上肢无肿胀，肩部未见浅表静脉曲张（图47-1）。

**彩色多普勒超声：**右前臂AVF，吻合口通畅。肘正中静脉近肘部约7cm管腔内充满低回声，管腔不可压闭。右上臂贵要静脉通畅，内径约3.2mm（扎止血带）。

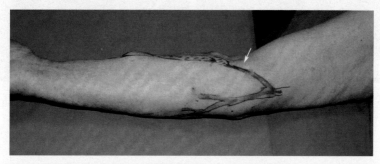

图47-1 右前臂AVF，经前臂正中静脉-正中贵要静脉汇入上臂贵要静脉。因正中贵要静脉闭塞（白色箭头）导致通路远心端血栓形成

**治疗方案：**原透析通路吻合口通畅，血流经肘正中静脉汇入贵要静脉。考虑血栓由肘正中静脉狭窄引发，拟利用肘部及上臂贵要静脉转位翻修（图47-2）。

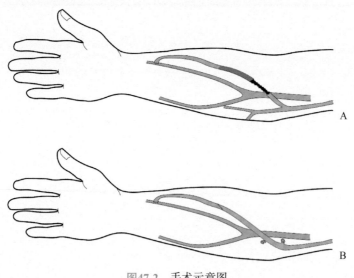

图47-2 手术示意图

**手术经过：**游离肘内侧贵要静脉4～5cm长，液力扩张并结扎属支。近肘部切口，探查肘正中静脉闭塞。切除狭窄段肘正中静脉，4F Fogarty取栓导管取出头静脉内血栓约7cm。

于两切口间皮下建立隧道，将贵要静脉经隧道引入前臂切口，与头静脉建立端-侧吻合（图47-3）。

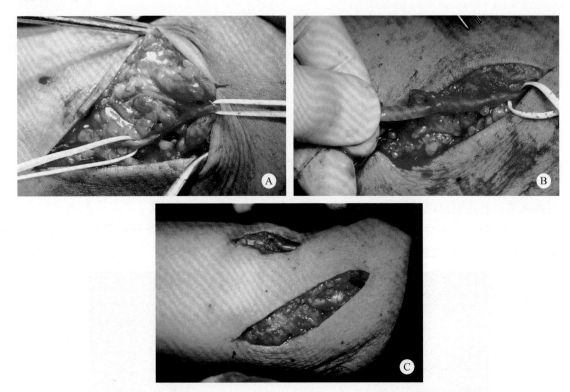

图47-3　A.游离肘部贵要静脉；B.液力扩张贵要静脉；C.贵要静脉经皮下隧道与前臂头静脉吻合

**Tips**

- 贵要静脉应游离足够长度，一般需延伸至肘下，保证吻合无张力。
- 注意贵要静脉转折部位（swing-site），勿呈锐角。该处为术后狭窄高发部位。

# *48* 贵要静脉转位治疗 AVF 流出道闭塞：T 形吻合技术

女性，61岁。慢性肾小球肾炎，CKD 5期。9年前开始建立前臂AVF透析，因通路反复失功曾于双前臂多次手术。2年前建立左前臂头静脉-桡动脉AVF后规律透析，5个月前通路震颤减弱，并逐渐出现左前臂肿胀。

**体格检查：** 左前臂及左手略肿胀，可见多处手术瘢痕。前臂头静脉可及搏动，未及震颤，近吻合口扩张呈瘤样变（动脉端穿刺点）（图48-1）。

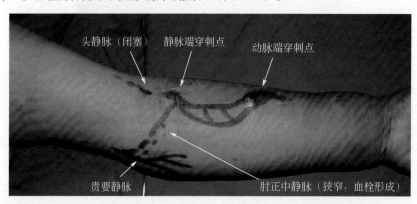

图48-1 前臂头静脉-桡动脉AVF。头静脉闭塞，贵要静脉通畅

**彩色多普勒超声：** 前臂头静脉-桡动脉AVF，吻合口通畅，距吻合口约1cm头静脉膨大，内径约1.3～1.5cm，此点近端头静脉分两支走行约10cm后于肘横纹下方再次汇合成一支头静脉，自汇合处开始近端头静脉长段闭塞，血流自肘正中静脉起始部经穿静脉回流入深静脉。肘正中静脉狭窄内可见低回声。肘部及上臂贵要静脉通畅，直径约3～4mm。

**治疗方案：** 可利用上臂通畅之贵要静脉转位与肘部头静脉穿刺点膨大处吻合，重建AVF流出道。考虑贵要静脉与肘部穿刺点直径相差较大，拟采用T形吻合技术匹配二者口径。

**手术经过：** 肘部切口，首先游离头静脉肘部静脉端穿刺点膨大处。另做切口游离肘关节远端贵要静脉足够长度后切断，远端结扎，近端纵向剪开使之呈T形。血管钳建立两切口间皮下隧道，将贵要静脉自皮下隧道引入肘前切口，修剪贵要静脉T形边缘多余静脉壁后与头静脉建立端-侧吻合（图48-2）。开放阻断钳后可触及通路明显震颤，患者次日恢复透析。术后7个月随访造影显示吻合口通畅（图48-3）。

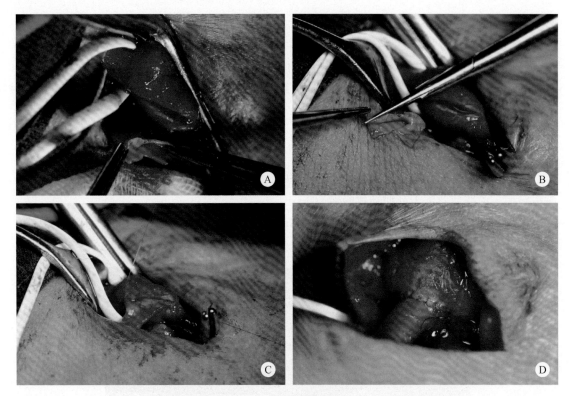

图48-2　A.游离头静脉肘部静脉端穿刺点膨大处。游离肘部贵要静脉足够长度后切断，远端结扎，近端纵向剪开使之呈T形；B.修剪待吻合贵要静脉T形边缘多余静脉壁；C.贵要静脉-头静脉端-侧吻合（后壁）；D.完成前壁吻合

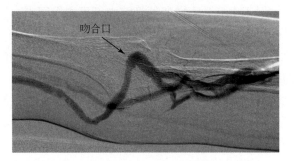

图48-3　手术后7个月造影，显示吻合口通畅

---

**Tips**

- 上臂头静脉流出道闭塞后可利用通畅之贵要静脉重新建立AVF流出道。
- T形吻合可扩大吻合口，匹配不同口径血管，并减少吻合口狭窄风险。
- 手术时自肘部头静脉穿刺点内侧做切口，无需圆周游离该处头静脉，显露足够吻合长度即可，保留局部穿刺点（图48-2 D）。手术后短期（24小时）即可自原穿刺点开始透析，避免CVC。
- 贵要静脉游离应足够长（切口需要延伸至肘下），避免吻合口张力。

# *49* 贵要静脉－肱静脉转位治疗 AVF 流出道闭塞

男性，52岁。糖尿病10年，CKD 5期。6年前建立左前臂AVF规律透析，2周前感觉内瘘震颤减弱，前臂通路膨大处搏动感增强。

**体格检查：** 左前臂AVF，前臂中部及肘部可见瘤样变，吻合口可及微弱震颤，前臂瘤样变搏动感明显，肘部穿刺点瘤样变处质硬，未及震颤。举臂试验阳性（图49-1）。

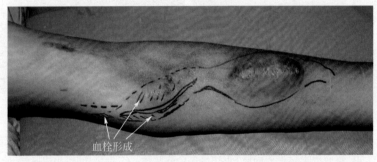

血栓形成

图49-1　左前臂自体动静脉内瘘，可见前臂头静脉及肘正中静脉瘤样变，虚线处为血栓部位

**彩色多普勒超声：** 左肘正中静脉瘤样变处管腔内可见中等回声，探头不可压闭，周边可见血流信号，考虑管腔内血栓形成。上臂贵要静脉近心端管腔狭窄伴中等程度回声，管腔不可压闭。上臂肱静脉通畅，直径约0.4cm，管腔未见异常。上臂头静脉近心端狭窄。

**治疗方案：** 通路前臂段通畅，近肘部血栓形成，上臂头静脉狭窄，贵要静脉近心端长段狭窄及血栓形成，无法建立上臂AVF，肘正中静脉管腔内血栓形成，但内径尚可，肱静脉通畅，拟自肘上切断贵要静脉取栓后转位与肱静脉吻合重建流出道（图49-2）。

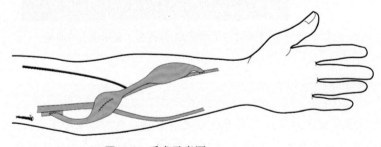

图49-2　手术示意图

**手术经过：** 肘关节内侧切口，游离肘正中静脉及贵要静脉，游离肘上肱静脉，切断贵要静脉，近心端结扎。因肘正中静脉内陈旧血栓，无法使用Fogarty导管取栓，故纵行切开肘正中静脉直视下取栓后连续缝合关闭，最后建立贵要静脉-肱静脉端-侧吻合（图49-3）。次日恢复透析，未使用CVC过渡。

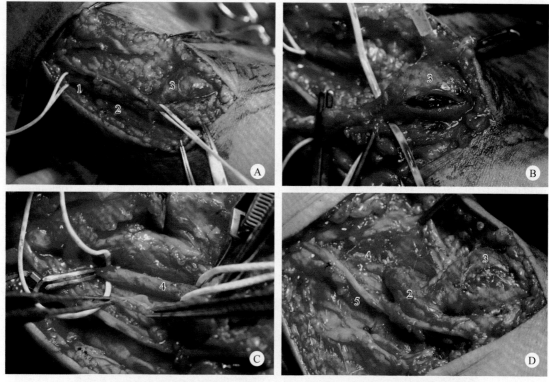

图49-3　手术经过：A.游离贵要静脉及肘正中静脉，可见上述静脉内血栓形成，注意保护前臂内侧皮神经；B.肘正中静脉切开直视下取栓；C.切断肘上贵要静脉，修剪吻合口，游离肱静脉；D.建立贵要静脉-肱静脉端-侧吻合。1.上臂贵要静脉闭塞段；2.上臂贵要静脉；3.肘正中静脉（血栓形成）；4.肱静脉；5.前臂内侧皮神经

**Tips**

• 上臂无有效浅静脉可供使用时可利用通畅的深静脉作为流出道。

• 陈旧血栓在血管瘤样变处无法利用Fogarty导管或挤压法彻底清除，应切开直视下取栓。

# *50* 利用远端贵要静脉间置重建前臂 AVF 流出道

男性，64岁。既往高血压病，CKD 5期，规律透析18年，双上肢多次自体内瘘手术史。右前臂内瘘失功后曾建立自体大隐静脉移位内瘘（具体时间不详），目前流量下降（100ml/min）1个月。

**体格检查：** 右前臂可见多处手术瘢痕，原桡动脉-头静脉内瘘近肘部膨大、质硬、无震颤及搏动。前臂可见自桡动脉至肘部贵要静脉自体内瘘（大隐静脉移位），可及明显搏动，但未及震颤。上臂无肿胀，未见浅静脉曲张（图50-1）。

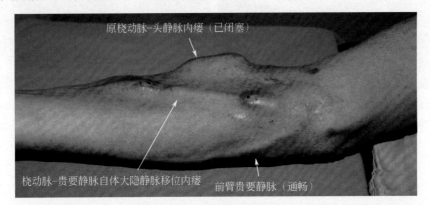

图50-1　右前臂桡动脉-贵要静脉自体大隐静脉移位内瘘，前臂及上臂贵要静脉通畅，
肘部贵要静脉闭塞

**DSA：** 右前臂桡动脉-头静脉内瘘未见显影，桡动脉-贵要静脉大隐静脉移位内瘘近吻合口重度狭窄，肘部贵要静脉闭塞，血液自前臂贵要静脉反流（图50-2）。

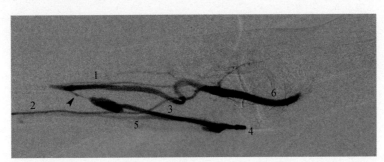

图50-2　右前臂经肱动脉造影：1. 桡动脉；2. 尺动脉；3. 移植大隐静脉；4. 肘部贵要静脉（闭塞）；
5. 前臂贵要静脉；6. 肱动脉；箭头处为近吻合口狭窄

**治疗方案：** 右肘部贵要静脉完全闭塞，前臂及上臂贵要静脉通畅。拟切除前臂贵要静脉一段间置移植于肘部贵要静脉闭塞段，术中介入开通近吻合口狭窄。

**手术经过：** 肘部贵要静脉闭塞段表面切口，游离该处闭塞段贵要静脉、上臂及前臂正常段贵要静脉以及前臂移植大隐静脉，切除闭塞段贵要静脉长约4cm，自移植大隐静脉近心端向桡动脉吻合口方向插入6F动脉鞘，导丝通过狭窄部位后沿导丝送入4mm×80mm球囊扩张导管（POWERFLEX P3，Codis）至狭窄部位，6atm扩张狭窄，持续120s。扩张后造影见狭窄基本消失。切除前臂贵要静脉约6cm，3mm血管扩张器扩张后再使用肝素盐水液力扩张，其直径可达4mm，两端修剪成斜面后间置吻合于移植大隐静脉残端及上臂贵要静脉间（图50-3）。

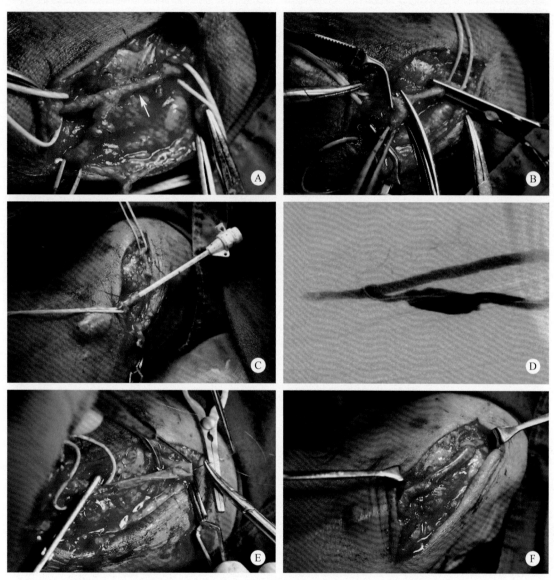

图50-3　手术经过：A.游离闭塞部位贵要静脉（箭头）、前臂贵要静脉及上臂贵要静脉；B.切断闭塞段贵要静脉；C.自移植大隐静脉向桡动脉吻合口插入动脉鞘；D.术中DSA引导下对狭窄部位进行球囊扩张成形；E.截取前臂贵要静脉，两端裁剪成斜面后间置于移植大隐静脉及上臂头静脉间；F.完成吻合

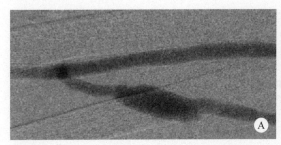
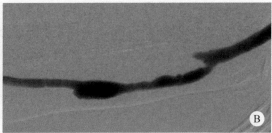

图50-4 术后1个月随访。A. 近吻合口狭窄处，扩张后管腔正常无狭窄；B. 间置前臂贵要静脉处，上臂贵要静脉端吻合口轻度狭窄

**Tips**

● 贵要静脉完全闭塞段介入治疗困难，远期效果不确定，可间置自体静脉或人工血管恢复通路流出道。

● 通路其他狭窄部位可在术中DSA或B超引导下同期完成（杂交手术）。

● 切取前臂贵要静脉时注意标记方向，吻合时勿倒置以避免静脉内瓣膜阻碍血流。

# 51　利用贵要静脉反向血流翻修前臂 AVF 狭窄

2

　　女性，44岁。既往高血压，CKD 5期。18个月前建立左前臂AVF透析，其间因通路狭窄伴血栓形成两次取栓翻修。1周前再次出现流量下降无法满足透析处方流量。

　　**体格检查：**左前臂中部AVF，可及微弱震颤。前臂头静脉僵硬，可见多处手术瘢痕。上臂未见浅静脉曲张，无肿胀。左Allen试验阳性（吻合口远端桡动脉闭塞），手部皮温较低（图51-1）。

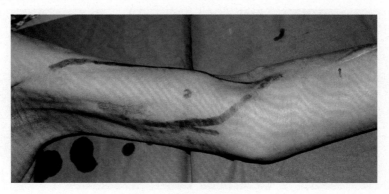

**图51-1　左前臂中段AVF**

　　**彩色多普勒超声：**左前臂头静脉-桡动脉端-端吻合。前臂头静脉管腔内可见内膜增厚及附壁血栓。管腔直径狭窄约80%，长度约6cm，CDFI可见血流信号。头静脉于肘部分出肘正中静脉并向上臂内侧延续为贵要静脉，后者于上臂内侧中份汇入肱静脉。上臂头静脉及贵要静脉管壁正常，管腔内径5～6mm，连续性正常。

　　**指端压力测定：**左侧BDP=53mmHg，DBI=0.63（53/85）。

　　**治疗方案：**患者左前臂AVF管腔长段狭窄且多次手术，再次手术翻修或血管腔内治疗效果均不佳，左前臂内瘘端-端吻合，Allen试验阳性，肘部头静脉-肱动脉高位内瘘易导致远端肢体缺血。拟利用上臂贵要静脉作为流入道与上臂肱动脉吻合，瓣膜刀破坏贵要静脉及肘正中静脉内瓣膜，血流自贵要静脉反向流入肘正中静脉后自头静脉回流（图51-2）。

　　**手术经过：**左前臂中部内侧切口，游离该处贵要静脉及肱动脉，于贵要静脉汇入肱静脉前切断贵要静脉，远心端修剪呈T形。肘部另切口游离肘正中静脉，结扎穿静脉，自肘正中静脉向贵要静脉管腔内插入瓣膜刀破坏瓣膜后，建立贵要静脉-肱动脉端-侧吻合（图51-3）。肘正中静脉远端有活动性喷血后结扎肘正中静脉残端，使血液流入上臂头静脉。开放阻断钳后通路可及明显震颤。术后患者左手未出现缺血症状。复查指端收缩压为78mmHg，DBI=0.85（82/96）（图51-4）。

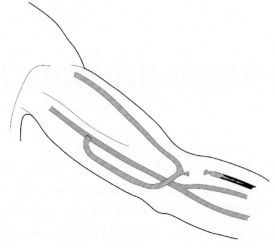

图51-2　手术示意图

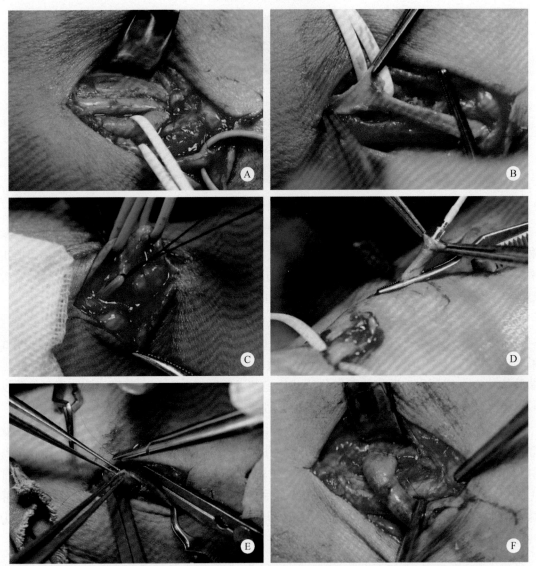

图51-3　手术经过：A.游离上臂贵要静脉及肱动脉；B.于贵要静脉汇入肱静脉前切断贵要静脉，远心端修剪成T形；C.游离肘正中静脉，结扎穿静脉；D.自肘正中静脉向贵要静脉管腔内插入瓣膜刀破坏瓣膜；E.建立贵要静脉-肱动脉端-侧吻合；F.完成上臂贵要静脉-肱动脉端-侧吻合

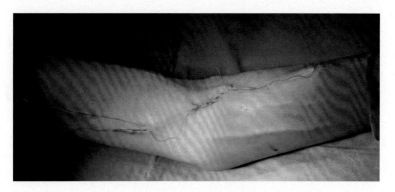

图51-4  缝合皮肤，可见贵要静脉、头静脉充盈

**Tips**

• 建立肘部高位AVF时，可利用条件良好的贵要静脉作为流入道，以增加穿刺区域面积，必要时还可将贵要静脉表浅化。

• 因血流在贵要静脉内逆向流动，需用静脉瓣膜刀破坏贵要静脉内瓣膜。

• 贵要静脉在走行过程中常有较粗大穿支与深静脉交通，手术时注意结扎。

• 注意保护前臂内侧皮神经。

# 52 利用肘正中静脉－穿静脉修复失功头静脉转位内瘘

女性，67岁。既往药物性肾损害，CKD 5期15年，双前臂多次自体内瘘术。1年前建立左前臂头静脉-肱动脉转位术，术后因转位静脉狭窄曾经接受3次PTA治疗，每次治疗后通路维持功能时间为1～4个月。2天前通路震颤再次消失。

**体格检查：** 左前臂头静脉转位内瘘U形顶点区域可及静脉呈条索状。近肱动脉吻合口转位头静脉扩张（该处为透析动脉针穿刺点），可及搏动，未及震颤。左上臂无肿胀，未见浅静脉曲张（图52-1）。

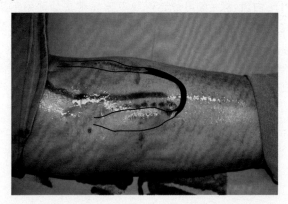

图52-1　前臂头静脉转位内瘘，U形襻顶点区域狭窄及闭塞

**彩色多普勒超声：** 左肘部头静脉与肱动脉吻合口通畅，近吻合口头静脉膨大11.2mm，至近U形襻顶点区域管腔闭塞，穿静脉及肘正中静脉通畅，内径为4.7mm，并于肘横纹处汇入头静脉，与邻近吻合口处头静脉最近距离7.9mm。上臂头静脉通畅，直径5.4mm（图52-2）。

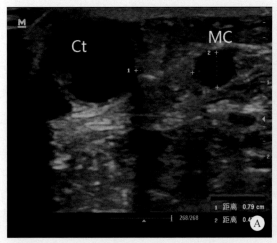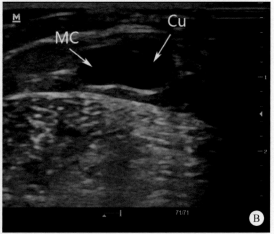

图52-2　A.肘正中静脉内径4.7mm，可以满足内瘘建立条件；B.肘正中静脉汇入上臂头静脉；Ct-近吻合口之转位头静脉；MC-肘正中静脉；Cu-上臂头静脉

治疗方案：头静脉转位内瘘，吻合口通畅，但通路中部狭窄及闭塞，且多次PTA治疗，功能维持时间越来越短，本次拟开放手术治疗。穿静脉及正中头静脉直径可满足手术要求，为保留目前动脉穿刺点，拟将穿静脉游离后与目前通路近吻合口静脉膨大处建立吻合（图52-3）。

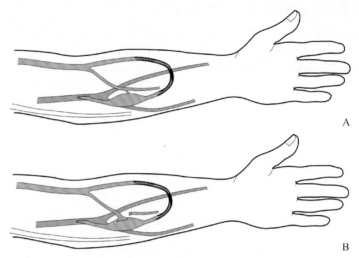

图52-3　利用肘正中静脉吻合于原转位内瘘近吻合口膨大处，保留动脉针穿刺部位

手术经过：左肘部切口，游离肘正中静脉及穿静脉，切断并结扎远端前臂正中静脉和穿静脉，保留二者汇合部位修剪成T形后与原头静脉转位内瘘近吻合口膨大处建立端-侧吻合（图52-4）。

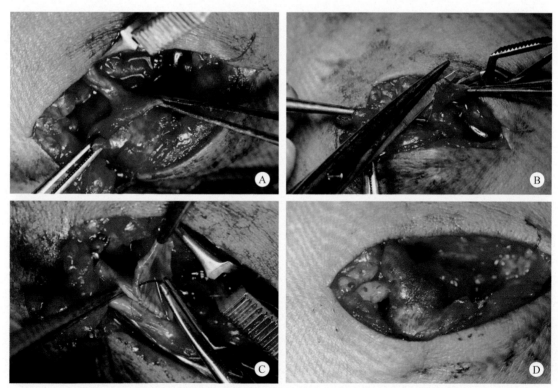

图52-4　手术经过：A. 切断肘正中静脉并保留其分叉部位；B. 裁剪分叉部位，使之呈T形以便于吻合；C、D. 于原通路动脉端膨大之头静脉侧方纵行切开，与肘正中静脉建立侧-端吻合，注意D图中保留了原动脉端穿刺点，术后患者无需等待即可开始穿刺透析

**Tips**

- 保留原通路动脉穿刺点，有利于充分利用患者现有静脉资源。手术时圆周游离动脉穿刺点两端血管以便于阻断，而穿刺部位仅游离血管桡侧面用于吻合，保留其正面与皮肤粘连部分，手术后24～48小时即可穿刺利用。
- 术前详细影像学检查，充分了解局部解剖及血管走行、内径、可扩张性以及近端静脉条件是保证此类手术成功的前提。

# 第三部分 | AVG 狭窄、血栓形成及翻修技术

# 53 经皮腔内血管成形术（PTA）治疗 AVG 静脉端吻合口狭窄

男性，61岁。既往慢性肾炎发展至CKD 5期，11年来双前臂多次建立AVF及AVG后均失功。1年前再次建立右前臂AVG进行透析，近1周出现静脉压升高，拔针时止血时间延长。

**体格检查：** 右前臂多处手术瘢痕，可见U形肱动脉-肘上贵要静脉AVG，静脉端吻合口可及弱震颤，听诊可闻及高调收缩期杂音。另前臂可见既往已失功AVG残留。右侧桡动脉搏动触不清，右前臂贵要静脉扩张。

**治疗方案：** 患者AVG出现静脉压升高及拔针止血时间延长，加之体检听诊静脉端吻合口高调收缩期杂音，怀疑静脉端吻合口狭窄，拟造影明确并同期PTA治疗。

**手术经过：** 自AVG静脉端穿刺部位向静脉端吻合口方向穿刺置入5F动脉鞘，造影明确静脉端近吻合口贵要静脉高度狭窄（＞95%），压迫静脉端反向造影显示动脉端穿刺部位亦有＞80%局限性狭窄（图53-1）。0.035″亲水导丝穿过静脉端病变部位，沿导丝引入6mm×40mm PTA球囊扩张导管（OHICHO Ⅱ，Kaneka），加压至12atm狭窄完全消失，考虑贵要静脉直径较大，继续加压至20atm维持60秒。掉转动脉鞘至动脉端方向（图53-2），使用相同球囊对动脉穿刺区域狭窄进行扩张，条件同前。扩张后造影显示两处狭窄均消失。

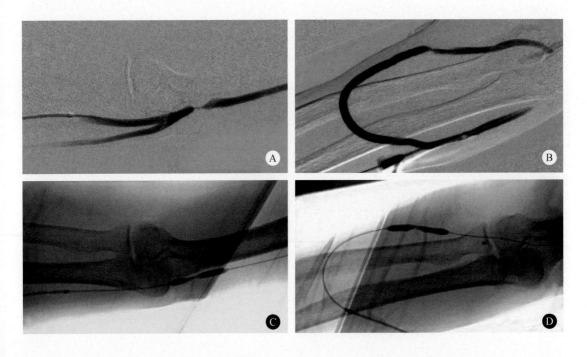

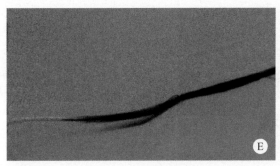
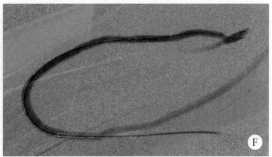

图53-1　手术经过：A. AVG静脉端近吻合口重度狭窄；B. 逆向造影显示动脉穿刺区域局限性狭窄；C. 扩张静脉端近吻合口狭窄；D. 扩张动脉端穿刺区域狭窄；E. 造影复查，静脉端扩张后无残余狭窄；F. 动脉穿刺区域无残余狭窄

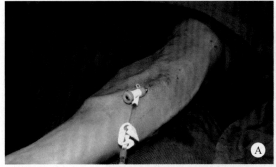
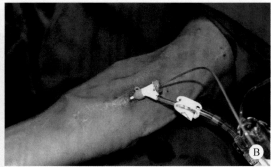

图53-2　使用同一动脉鞘分别向静脉端（A）及动脉端（B）进行治疗

---

**Tips**

- AVG出现静脉压升高，拔针止血时间延长，听诊呈单相收缩期杂音，应高度怀疑静脉端流出道狭窄。
- 使用单一动脉鞘分别对动脉端和静脉端进行治疗可减少穿刺点，节省医疗费用，转换方向时应避免动脉鞘脱出人工血管穿刺点外。

# 54 切开取栓及术中腔内血管成形术治疗 AVG 静脉端吻合口狭窄

男性，64岁。既往糖尿病20年，高血压10年，发展为CKD 5期。2年前建立右前臂AVG规律透析。2天前突发通路震颤消失，无法透析。

**体格检查：** 右前臂U形AVG，吻合口未及震颤。双侧桡动脉、尺动脉搏动正常。

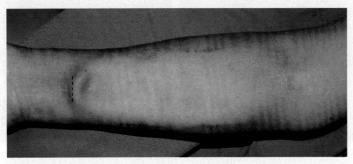

**图54-1** 右前臂U形AVG，虚线为拟定切口

**彩色多普勒超声：** 右前臂AVG，尺侧为动脉端（肱动脉），桡侧为静脉端（肘部头静脉）。人工血管及静脉端吻合口管腔内充满中、低回声，未探及血流信号。上臂头静脉通畅。

**治疗方案：** AVG血栓形成，无法造影检查，拟切开取栓，术中造影明确有无狭窄性病变。切口选则U形袢顶端，便于分别向动脉、静脉端操作（图54-1）。

**手术经过：** 游离AVG血管袢顶点，垂直人工血管长轴切开管壁约2/5周长，向静脉端插入4F双腔Fogarty导管至吻合口取栓后造影（图54-2A、B），见静脉穿刺区域及吻合口狭窄，头静脉近吻合口残余血栓（图54-3），沿静脉端插入0.018″导丝（V-18，Boston Scientific），通过狭窄并进入近端头静脉，沿导丝置入6mm×20mm外周切割球囊（PCB，Boston Scientific）分别对狭窄部位进行扩张，再沿导丝置入4F Fogarty导管取出头静脉内残余血栓。造影证实静脉端狭窄消失，无残余血栓（图54-4）。向动脉端插入V-18导丝及4F Fogarty导管并取栓（图54-2C），直至血栓头取出（图54-5A），切口呈喷射状出血，造影明确动脉端无狭窄后关闭AVG切口，缝合皮肤。

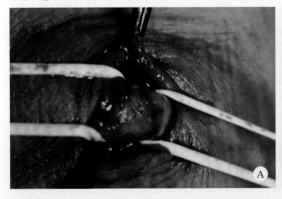
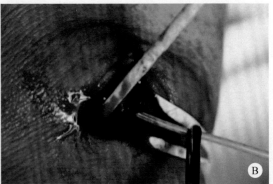

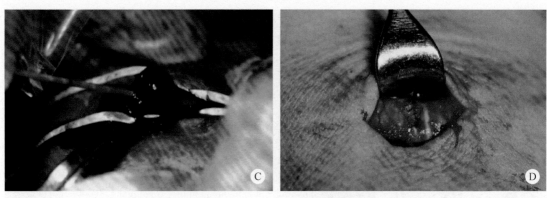

图54-2　A.游离AVG血管祥顶点；B.横行切开人工血管，向静脉端插入Fogarty导管并取栓；C.向动脉端插入Fogarty导管并取栓；D.取净通路内血栓，狭窄部位球囊扩张后关闭AVG切口，缝合皮肤

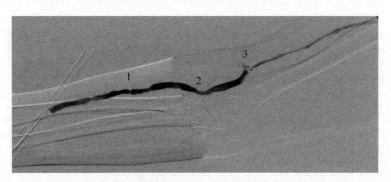

图54-3　静脉端取栓后造影，显示穿刺区域狭窄、吻合口狭窄及流出道静脉残余血栓。1.穿刺区域；2.静脉端吻合口；3.流出道静脉

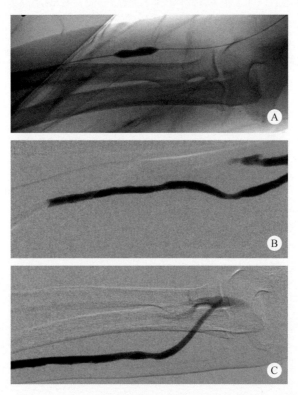

图54-4　A.6mm×20mm外周切割球囊扩张静脉穿刺区域狭窄；B.取栓及扩张后造影显示静脉端病变消失；C.动脉端造影未见明显狭窄

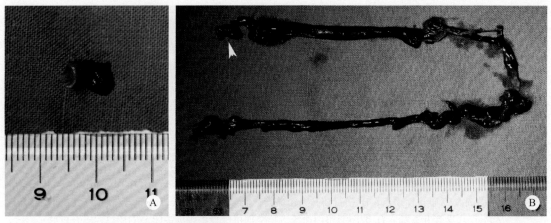

图54-5　A.动脉端血栓头；B.取出AVG内血栓，箭头处为动脉端血栓头

---

**Tips**

- 在无法断定U形AVG静脉侧或动脉侧病变时，自中点切开便于双向取栓及治疗。

- 当AVG吻合口与自体血管呈钝角或狭窄较重时，Fogarty导管有时难以通过狭窄部位，从而导致取栓不完全或不能取出血栓头，此时应先将导丝通过狭窄病变或吻合口，再沿导丝通过取栓导管或球囊扩张导管，切忌粗暴操作以免损伤管壁或吻合口。

- Fogarty取栓导管通过吻合口时，如阻力较大，应稍放松扩张球囊的注射器，使球囊在保持一定张力的情况下通过狭窄，不可在球囊最大容量下强行牵拉，以免导致球囊破裂和管腔内异物残留。

- 动脉端取栓成功标志：（1）取出特征性血栓头；（2）动脉端喷射状血流；（3）造影显示无狭窄及残余血栓。

- AVG切口应垂直于人工血管长轴，纵切口缝合后可能引起管腔狭窄。

# 55　吻合口成形术治疗 AVG 静脉端吻合口狭窄

男性，78岁。既往糖尿病、高血压，CKD 5期。2年前左前臂AVF内瘘，该通路失功后建立左前臂肱动脉-肘正中静脉AVG使用6个月。2周前AVG震颤消失，经右静内静脉临时导管维持透析。

**体格检查：**左前臂U形AVG，吻合口未及震颤。

**治疗方案：**该患者术前未进行彩色多普勒超声检查，手术切口选择AVG远端U形袢顶点，取栓后根据情况决定进一步处理方法。

**手术过程：**左AVG远端U形袢顶点切开人工血管，4F Fogarty导管分别向动脉、静脉端取栓。动脉端取栓后可见搏动性喷血，静脉端取栓后回血缓慢，考虑梗阻发生在静脉端，遂于肘部AVG静脉端切开皮肤，游离静脉端吻合口，见流出道静脉端近吻合口处狭窄，长约0.5cm，远端贵要静脉及头静脉通畅。切除原吻合口及狭窄段静脉，利用贵要静脉及头静脉汇合处成形后与人工血管静脉端吻合（图55-1，图55-2）。

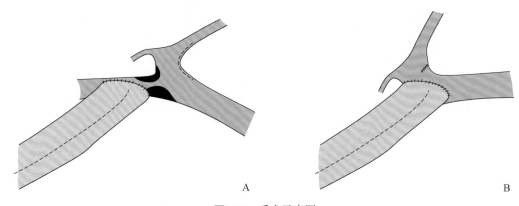

图55-1　手术示意图

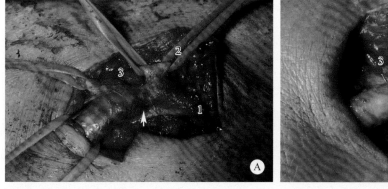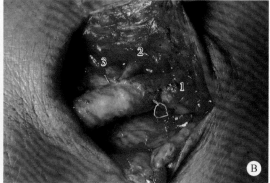

图55-2　A.人工血管静脉端流出道静脉近吻合口狭窄（箭头）；1.贵要静脉；2.正中头静脉；3.穿静脉；
B.吻合口成形后重建

**Tips**

- 有多条流出道时可利用成形术扩大吻合口。
- 狭窄段短时可切除直接吻合，但应确保吻合口无张力。

# 56　人工补片成形术治疗 AVG 静脉端吻合口狭窄

　　女性，72岁。既往高血压病30年，糖尿病10年，CKD 5期5年，5年内先后多次建立双上肢自体内瘘及人工血管内瘘、左无名静脉闭塞PTA治疗等。1年前建立右前臂AVG，使用正常，1天前无诱因震颤消失。

　　**体格检查：**双上肢多处手术瘢痕。双前臂U形人工血管内瘘，均未及震颤。双桡动脉可及。

　　**彩色多普勒超声：**右前臂AVG内充满低回声，未见血流信号。肱动脉通畅，静脉端吻合口处静脉管腔狭窄，其近端肘部及上臂头静脉管腔正常。

　　**治疗方案：**超声提示静脉端吻合口狭窄，拟手术切开取栓并处理静脉吻合口狭窄。

　　**手术经过：**沿肘部原切口切开皮肤并游离静脉端人工血管、肘正中静脉及其近端头静脉。见狭窄位于吻合口并延续至肘正中静脉约1cm。于吻合口纵行切开，两端分别至人工血管和自体静脉管腔正常处，4F Fogarty取栓导管取出人工血管内血栓后，裁剪涤纶补片（8mm×75mm，Vascutek）修补于该处（图56-1）。术后3个月复查DSA显示吻合口通畅（图56-2）。

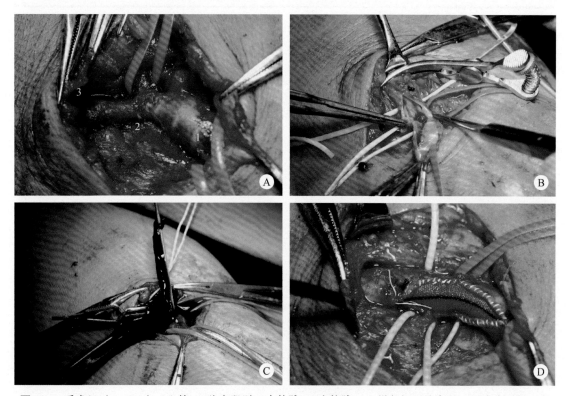

**图56-1**　手术经过：A. 1人工血管，2狭窄段肘正中静脉，3头静脉；B. 纵行切开狭窄段，两端分别至正常管腔；C. 向动脉端取栓；D. 狭窄段补片成形

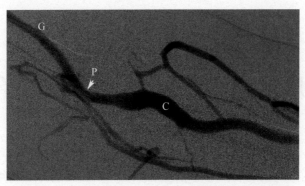

**图56-2** 术后3个月复查DSA显示AVG静脉端吻合口（箭头）通畅。G.人工血管，P.人工血管-头静脉吻合口补片处，C上臂头静脉

**Tips**

- 目前PTA为治疗AVG静脉端狭窄的首选方法。但当无条件实施PTA或PTA手术失败以及短期内复发时，外科手术翻修仍然为有效的治疗方法。
- 已知静脉端流出道狭窄，且需要开放手术治疗者，切口应选择静脉端吻合口处，以便于取栓后同期处理狭窄性病变。
- 血管切口应沿狭窄部位纵行切开至两端正常管腔。
- 取栓时注意将动脉端特征性血栓头取出。
- 补片可采用自体静脉或涤纶、PTFE、聚氨酯等人工材料。

# 57　覆膜支架治疗 AVG 静脉端吻合口狭窄

　　男性，69岁。既往糖尿病、高血压，CKD 5期。10个月前左前臂内瘘失功后建立左前臂肱动脉-肱静脉AVG。2天前出现透析流量下降约180～200ml/min，伴静脉压升高。

　　**体格检查：**左前臂AVG，吻合口可及震颤，较弱。

　　**彩色多普勒超声：**左前臂AVG，人工血管管腔正常无狭窄。动脉端未见异常。静脉端近吻合口肱静脉狭窄。

　　**治疗方案：**单一静脉端近吻合口狭窄，拟行PTA治疗。

　　**手术经过：**前臂人工血管U形袢顶点穿刺，向静脉端置入4cm 6F血管鞘（Merit Medical Systems，Inc.）。造影检查见近吻合口肱静脉管腔狭窄约90%，长度3cm。上臂肱静脉、锁骨下静脉及近心端中心静脉无狭窄。压迫静脉端后经动脉鞘逆行造影显示AVG动脉端正常。0.035″亲水导丝（Merit Medical Systems，Inc.）通过狭窄病变，6mm×40mm高压球囊（OHICHO Ⅱ，Kaneka Medical）沿导丝至病变处，压力泵（Merit Medical Systems，Inc.）加压至14atm后狭窄完全消失，持续1分钟。3分钟后再次造影发现狭窄处回弹60%，再次用同一球囊扩张至22atm，持续3分钟，仍有明显残余狭窄并出现少量造影剂外溢，考虑狭窄处管壁有撕裂。保留导丝，更换7F动脉鞘，沿导丝置入6mm×5cm覆膜支架（Viabahn，W.L.Gore），于病变处释放（图57-1），支架远心端与静脉端人工血管重叠1cm。再次造影见狭窄消失，支架形态良好（图57-2）。撤出导丝及动脉鞘，穿刺点5-0聚丙烯缝线"8"字缝合关闭。

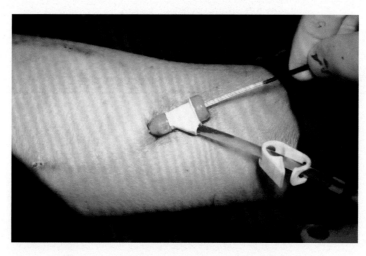

**图57-1**　沿导丝经7F动脉鞘置入Viabahn覆膜支架

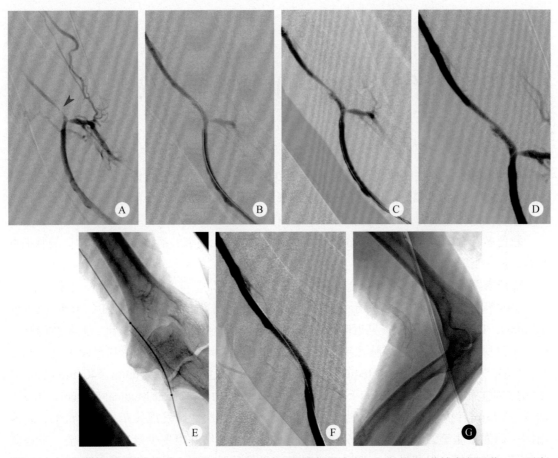

图57-2　A.造影显示肱静脉近吻合口狭窄；B.6mm高压球囊扩张病变；C.扩张后3分钟病变回弹；D.再次
　　扩张后显示明显残余狭窄及造影剂外溢；E.放置Viabahn覆膜支架；F.造影显示支架形态良好；G.屈肘90
　　度显示支架状态

**Tips**

• 狭窄性病变扩张后不一定即刻发生回弹，延迟造影可发现并及时处理迟发型回弹。

• 回弹或残余狭窄＞30%应放置支架。

• AVG静脉端吻合口覆膜支架远期效果优于单纯球囊扩张及裸支架。

# 58 经皮腔内血管成形术（PTA）治疗 AVG 穿刺部位狭窄

男性，65岁。既往高血压病30年，CKD 5期7年并开始建立前臂AVF进行血液透析。其间曾多次建立双前臂AVF，多次经右颈内静脉及股静脉插管。最终因前臂AVF失功于7月前建立左前臂肱动脉-肘上贵要静脉AVG。3天前因AVG震颤消失行人工血管切开取栓（前臂U形AVG顶点切口）及静脉端吻合口狭窄（60%）PTA术。术后24小时因再次发生AVG血栓形成于原手术切口切开，Fogarty球囊取栓术后造影未发现人工血管及流出道静脉狭窄。左锁骨下静脉静脉狭窄约30%未处理，逆行动脉端造影未见狭窄。第二次手术后使用AVG正常透析1次后再次发生震颤消失。

**体格检查：** 左前臂AVG，前臂可见取栓手术切口未拆线。未及震颤及杂音。前臂及上臂无水肿，未见浅静脉曲张。

**治疗方案：** 三天内反复发生AVG内血栓形成共3次，应明确原因。由于AVG前臂U形袢顶点48小时内已连续两次切开，为减少术后AVG感染风险，本次拟自静脉端吻合口入路，如该处存在狭窄性病变则一并处理。术中造影明确并纠正影响血流动力学改变之解剖因素。

**手术经过：** 左肘上原AVG静脉端吻合口入路，游离人工血管及贵要静脉，纵行切开吻合口，两端分别至人工血管及贵要静脉管腔正常处。探查静脉端吻合口内膜增生，管腔狭窄约30%。自切口向动脉端插入4F双腔Fogarty导管取栓后造影，见动脉壁穿刺点附近局限性狭窄，长度约0.8cm（图58-1A）。使用6mm×40mm球囊扩张狭窄段（20atm，1min）后造影见管腔恢复（图58-1B、图51-4）。取1cm×7cm聚氨酯血管补片（Asculap AG）修剪后于静脉端切口做补片缝合（图58-2）。开放阻断钳后触及吻合口震颤较弱，待关闭皮肤后震颤再次消失。重新打开补片处切口，人工血管动脉端取出新鲜血栓后造影，见穿刺点处狭窄再次出现，其内膜呈片状掀起，在血流冲击下形成活瓣阻挡血流（图58-1C）。常规4F取栓导管反复取栓难以奏效，更换4F黏附血栓取栓导管取出增生片状内膜（图58-3），再次造影狭窄消失（图58-1D），静脉端切口重新补片成形，开放阻断钳后触及震颤明显。

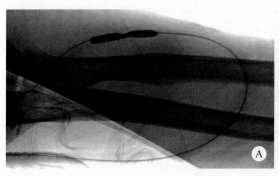

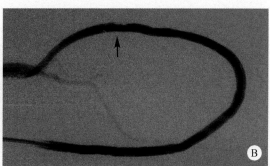

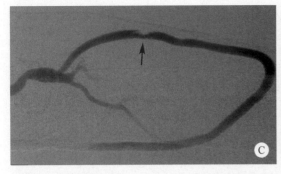
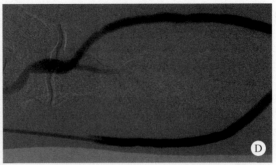

图58-1　A.穿刺点狭窄，球囊扩张；B.扩张后管腔恢复，似有内膜翻起（箭头处）；C.30分钟后，翻起内膜在动脉端血流冲击下，逐渐导致管腔狭窄，阻挡血流并继发血栓；D.取出翻起的内膜片后再次造影

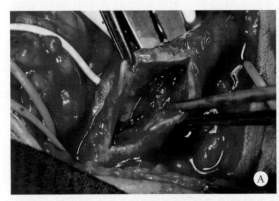
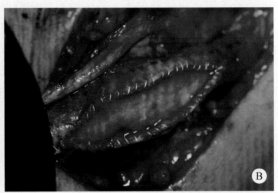

图58-2　A.纵行切开静脉端吻合口，显示该处内膜增生并继发血栓；B.聚氨酯补片修补

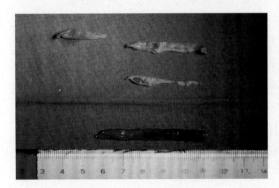
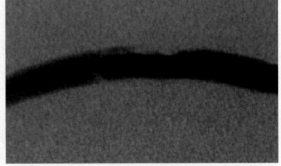

图58-3　取出的片状增生内膜　　　　　图58-4　图58-1B中疑似内膜掀起处（放大图）

**Tips**

- AVG短期反复血栓形成绝大部分原因为通路解剖学异常引起的狭窄，应积极查找原因。
- 考虑本例首次取栓后即有内膜片掀起（图58-4）。由于取栓后动脉端为自AVG中点切口加压逆行造影，无法即刻发现内膜翻起导致的活瓣。待血管吻合后开放阻断钳，内膜在动脉端血流不断冲击下逐渐翻起，最终阻塞血管。
- 黏附血栓取栓导管（也有称为"陈旧血栓取栓导管"）适用于此类病变。

# 59　人工血管间置治疗 AVG 穿刺部位狭窄

3

男性，61岁。糖尿病肾病，CKD 5期，1年前建立左前臂U形AVG规律透析，近1个月来透析时静脉压升高。

**体格检查：** 左前臂U形AVG，于肘部吻合口可及震颤，静脉端穿刺点处可闻及高调血管杂音。

**彩色多普勒超声：** 左前臂AVG动脉、静脉端吻合口通畅，未见明显狭窄。静脉端穿刺点可见管腔狭窄，该处PSV＞540ml/s（图59-1）。

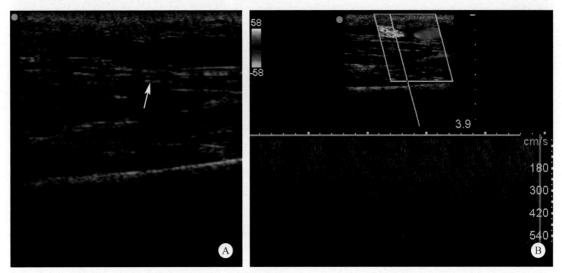

**图59-1**　A. AVG静脉端穿刺点处可见管腔狭窄（箭头）；B. 狭窄前PSV＞540ml/s

**治疗方案：** 根据体检及超声检查明确狭窄部位。患者无条件进行PTA治疗，拟开放手术，置换局部狭窄部位人工血管。

**手术经过：** 沿静脉端皮肤纵行切开，仔细游离皮肤与人工血管粘连，两端至人工血管管壁正常处，切除狭窄段人工血管，并置换一段同口径新人工血管（图59-2、图59-3）。

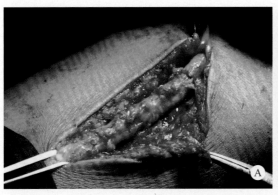
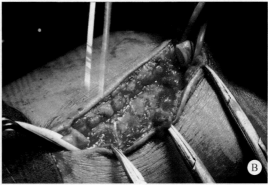

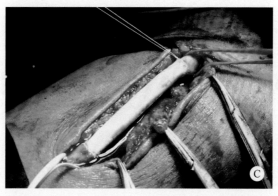

图59-2 手术经过：A.游离狭窄段人工血管；B.切除狭窄端人工血管；C.间置置换新人工血管

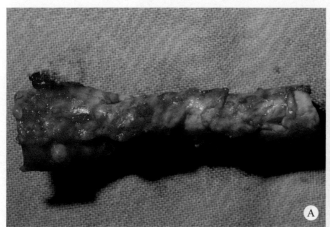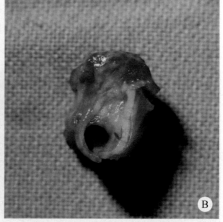

图59-3 A.纤维结缔组织增生并自穿刺点长入人工血管，导致管腔挛缩；B.横断面显示增生纤维组织占据人工血管管腔大部

**Tips**

• AVG局限性狭窄病变首选PTA治疗，在无腔内治疗条件或PTA治疗后短期内复发者可考虑开放手术治疗。

• 手术中应置换整个穿刺部位的血管，而非仅置换狭窄处血管。

• 自切除段人工血管侧方做切口，勿使新移植段人工血管直接暴露于切口正下方以减少感染风险。分离人工血管表面皮肤时因皮下组织较薄且多瘢痕及粘连，应采用锐性分离，避免伤及皮肤或令皮瓣过薄，影响术后伤口愈合。

# 作者述评 5  外周血液透析通路翻修技巧

## AVF建立后转归及失功主要原因

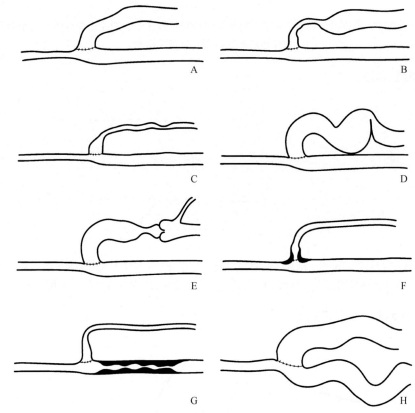

图C5-1  A.静脉均匀扩张（最佳状态）；B.近吻合口内膜增生狭窄，通路流量下降；C.流出道静脉内膜增生导致长段狭窄，流量下降，穿刺困难；D.静脉弯曲成角，动脉瘤形成；E.瓣膜型狭窄，常位于静脉属支附近；F.吻合口狭窄，瘘成熟不良；G.流入道动脉狭窄，瘘成熟不良；H.动脉极度扩张，高流量内瘘

## 手术翻修技术

近端重建

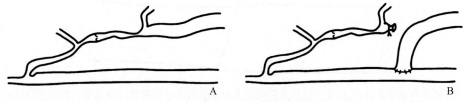

图C5-2  切除狭窄段，动脉近心端重建，适用于近吻合口长段狭窄，或吻合口动脉流入道狭窄，远期效果优于PTA

## 狭窄段切除，原位吻合

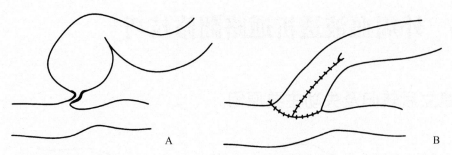

**图C5-3** 狭窄段切除，原位直接吻合。本术式适用于吻合口短段狭窄，通路血管迂曲，有足够冗余长度。如存在瘤样变可同期进行成形术

## 补片成形/血管间置

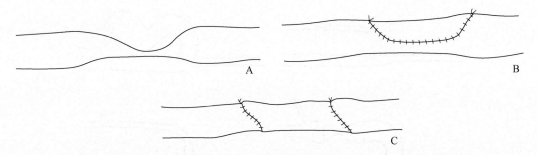

**图C5-4** A、B.单纯补片成形术，适用于近吻合口或流出道短段狭窄且无冗余静脉长度，补片可使用邻近自体静脉材料或人工补片；C.自体或人工血管间置，适用于流出道静脉狭窄

## 迂曲成角段静脉，端-端吻合

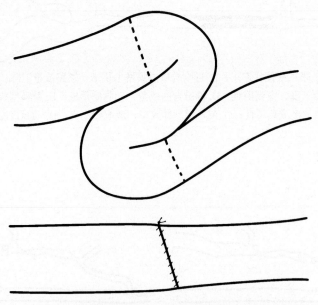

**图C5-5** 切除冗余静脉后端-端吻合，适用于影响血流动力学的流出道静脉迂曲成角，如血管口径较小，吻合口应剪裁成斜面

### 吻合口狭窄补片成形

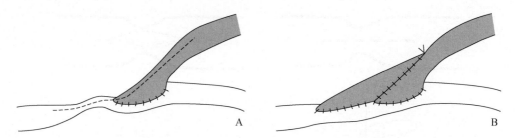

**图C5-6**　适用于流出道吻合口及近吻合口流出道静脉狭窄患者。A.流出道静脉狭窄；B.自体/人工材料补
片成形，注意沿吻合口长轴切口两端需切至正常管腔处

### 利用邻近静脉的翻转补片成形

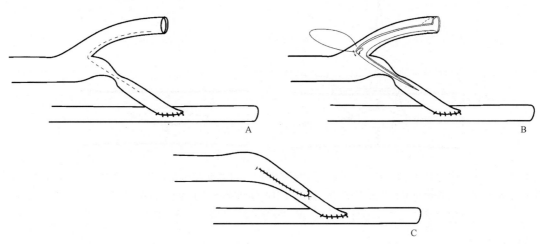

**图C5-7**　利用邻近静脉属支翻转补片修补，适用于短段狭窄且附近有无功能静脉属支可利用者。A.沿狭窄部
位纵行切开静脉并向拟用于转位补片的静脉延伸至相同长度；B.自顶点开始连续缝合两邻边；C.完成吻合

### "纵切横缝"成形

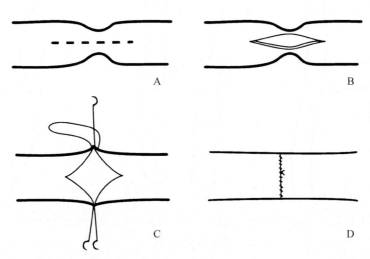

**图C5-8**　"纵切横缝"成形术思路源自普通外科治疗幽门狭窄的类似术式。A、B.沿血管长轴切开狭窄部位管壁
至正常管腔处；C.自两对边中点开始横向缝合；D.缝至中点打结，完成缝合。注意如缝合中吻合口出现张力，
不可强行继续缝合，应考虑中央补片缓解张力。适用于短段狭窄（<0.5cm），且两端管腔有足够直径和长度

"纵切横缝"辅助补片成形

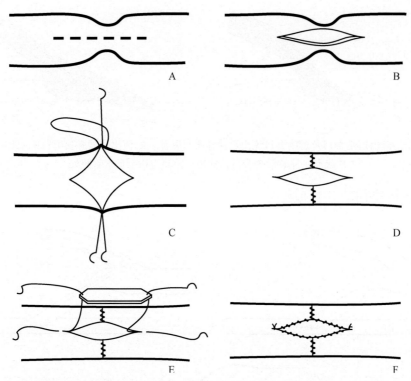

图C5-9　当狭窄段两端血管冗余度不足或管腔内径有限时，可辅助补片成形术。A.沿狭窄部位纵行切开血管；B.牵开切口，清除增生内膜或瓣膜；C.自切口中点分别缝牵引线并适当向中央缝合，但应避免血管纵向出现张力；D.完成侧边缝合；E.补片修补中央菱形缺损；F.完成补片成形

## 重建流出道

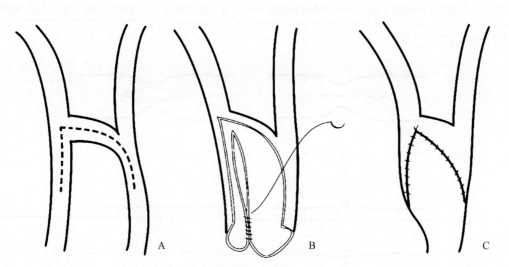

图C5-10　利用多条较细流出道血管拼合成较粗口径。A.沿待合并血管相对侧纵行切开；B.连续缝合两邻边；C.完成吻合

## 动脉瘤样变切除，直接吻合

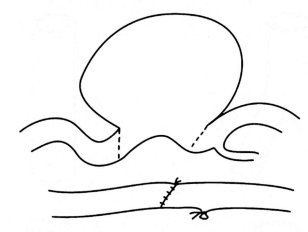

图C5-11　动脉瘤样变切除，原位端-端吻合，适用于孤立动脉瘤样变，两端血管有冗余长度

## 动脉瘤样变瘤壁切除成形

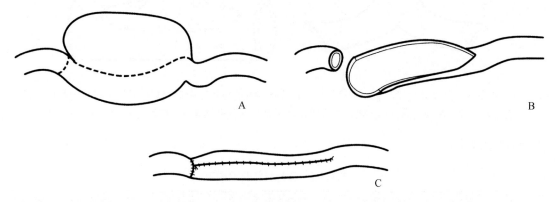

图C5-12　A、B. 切除部分动脉瘤壁；C.恢复管腔连续性和完整性，重建通路。适用于瘤体较大，两端血管
无法直接吻合者。动脉瘤表面多余皮肤可一并切除

## 吻合口动脉瘤成形及限流

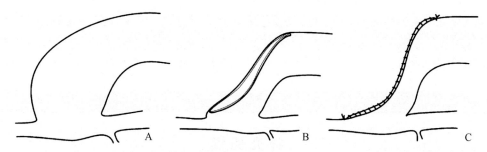

图C5-13　A.吻合口动脉瘤；B.裁剪部分瘤壁；C.连续缝合关闭血管切口，同时达到限流作用。适用于吻
合口动脉瘤样变伴高流量内瘘患者

## T形吻合技术

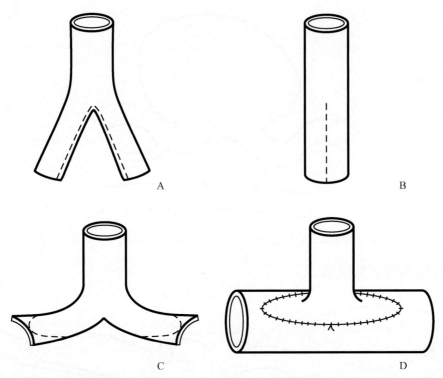

图C5-14 T形吻合技术适用于吻合血管口径小，直接吻合可能导致吻合口狭窄或日后吻合口内膜增生影响血流的情况。A.利用静脉属支纵向切开；B.利用血管本身纵向劈开；C.修剪两端；D.完成吻合

## 补片材料的获取

表C5-1 补片材料获取来源

| 取材部位 | 相应条件 | 取材后处理 |
| --- | --- | --- |
| 邻近静脉属支 | 不影响主干通路，同一切口获取最佳 | 纵行剖开，两端剪裁 |
| 邻近已闭塞静脉 | 管腔内血栓形成但尚未纤维化 | 去除血栓或剥离机化血栓 |
| 动脉瘤样变瘤壁 | 瘤壁无钙化，对于仍然通畅的瘤样变，取材后缝合时管腔无狭窄 | 适当剪裁 |
| 远离部位自体静脉（对侧肢体、下肢） | 管腔通畅，尽量选用属支静脉，避免影响主干血流 | 纵行剖开，两端剪裁 |
| 已闭塞自体动脉（少用） | 手术创伤不大、动脉已不准备再重建 | 沿长轴剖开，先内膜切除，再剪裁 |
| 人工材料 | 无 | 适当剪裁 |

# 补 充 阅 读

Jiménez-Almonacid P，Gruss-Vergara E，Jiménez-Toscano M，et al，2012. Surgical treatment of juxta-anasto-motic stenosis in radiocephalic fistula. A new proximal radiocephalic anastomosis. Nefrologia，32（4）：517-22（描述了近吻合口狭窄开放手术治疗的远期效果）

Vano E1，Kleiman NJ，Duran A，et al，2013. Radiation-associated lens opacities in catheterization personnel：

results of a survey and direct assessments. Vasc Interv Radiol, 24（2）: 197-204（描述了近吻合口狭窄PTA治疗的远期效果）

Quinn B, Cull DL, Carsten CG, 2009. Hemodialysis access: placement and management of complications//Hallett JW, Mills JL, Earnshaw JJ, et al. Comprehensive Vascular and Endovascular Surgery 2nd. Mosby Elsevier, Philadelphia: 435-436（介绍T形吻合技术）

Jennings WC, Kindred MG, Broughan TA, 2009. Creating Radiocephalic Arteriovenous Fistulas: Technical and Functional Success. Am Coll Surg, 208: 419-425（T形吻合技术在腕部内瘘手术中的应用）

**3**

# 第四部分 | 头静脉弓狭窄

# 60 经皮腔内血管成形术治疗头静脉弓狭窄

男性，42岁。3年前诊断CKD 5期，具体病因不详。建立右前臂AVF透析，1年前右前臂AVF失功，于左前臂建立肱动脉-头静脉AVG。1天前突发通路震颤消失。

**体格检查：** 左前臂U形AVG。前臂无肿胀，吻合口未触及震颤，听诊收缩期短暂血管杂音。上臂头静脉搏动感强。

**治疗方案：** 左上臂头静脉搏动感强，未及震颤，考虑近端头静脉闭塞，拟造影检查，同期PTA治疗狭窄。

**手术经过：** 左前臂人工血管内瘘静脉侧穿刺人工血管，置入6F动脉鞘。造影显示左上肢人工血管-头静脉端-端吻合，吻合口通畅。头静脉弓汇入左锁骨下静脉处重度狭窄

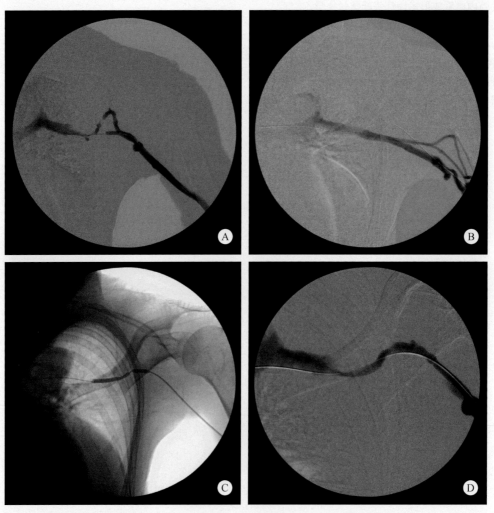

**图60-1** A.造影显示头静脉弓重度狭窄及解剖变异（双头静脉弓）；B.导丝通过狭窄部位；C.6mm×80mm PTA球囊扩张；D.扩张后造影显示血流通畅，残余部分狭窄

（＞95%），无名静脉、上腔静脉通畅。0.035″超滑导丝引导5F椎动脉造影导管通过头静脉狭窄段至左锁骨下静脉，沿导丝导入6.0mm×60mmPTA球囊扩张（Mustang，Boston Scientific），扩张狭窄段，压力18atm时狭窄完全开放，扩张后造影示：头静脉弓血流通畅，残余狭窄20%，前臂AVG吻合口可及明显震颤（图60-1）。

---

**Tips**

- 头静脉弓狭窄多见于肘部高位内瘘，该患者前臂AVG直接与肘上头静脉端-端吻合，无贵要静脉分流，等同于肘部高位内瘘。
- 头静脉弓狭窄多较坚韧，PTA治疗常需要高压球囊扩张，且该部位血管扩张时易发生破裂，球囊扩张时加压宜缓慢，球囊直径宜从小口径开始并以1mm直径递增。

---

**4**

# 61 杂交手术治疗头静脉弓狭窄及通路血栓形成

男性，53岁。慢性肾病，CKD 5期，于9年前建立右肘部AVF规律透析。右上臂内瘘主体逐渐增粗，搏动增强。近月来透析时出现静脉压升高，拔针后止血时间较过去延长，透析不充分，平卧时易出现胸闷等症状。1天前突发右上臂疼痛，通路杂音及搏动、震颤均消失转入院。

**体格检查：**右上臂头静脉明显增粗呈瘤样变，迂曲严重。沿通路触诊质硬，有触痛，未及搏动（图61-1A）。

**彩色多普勒超声：**右肘部头静脉-肱动脉内瘘，头静脉迂曲、扩张，全程充满低-中等回声，管腔不可压缩，CDFI未见血流信号。肱动脉通畅。

**治疗方案：**根据患者临床表现，诊断右头静脉-肱动脉内瘘血栓形成。既往内瘘主体逐渐增粗、搏动感增强、拔针后止血时间延长提示静脉高压，由于该患者为头静脉单一流出道，考虑头静脉弓狭窄引起通路失功可能性大。上臂全程动脉瘤样变，血栓负荷量大，无法进行血管腔内溶栓及其他相应治疗。拟手术切开取栓，术中造影明确通路狭窄部位并同期治疗。通路多处迂曲，导丝通过有一定难度且容易引起血栓残留，采用全麻下多点切开取栓。考虑患者近期透析不充分，无法耐受长时间手术，本次手术不对动脉瘤进行处理。

**手术经过：**全麻后，于上臂近三角肌处切口皮肤及头静脉，向近心端插入7F Fogarty导管取栓后造影显示头静脉弓闭塞（图61-1B、C，图61-2A）。0.035″导丝配合5F椎动脉导管通过狭窄部位进入锁骨下静脉，造影提示右锁骨下静脉及上腔静脉通畅（图61-2B），分别交换7mm×40mm高压球囊导管（OHICHO Ⅱ，Kaneka Medical）及10mm×40mm高压球囊导管（Mustang，Boston Scientific）对头静脉弓狭窄部位进行扩张（图61-2C），压力至8atm时狭窄消失。再次造影显示头静脉弓内残余血栓（图61-2D）。沿导丝插入7F Fogarty双腔取栓导管反复尝试后取出头静脉弓内陈旧机化血栓3块（图61-3A）。造影见部分血栓脱落入锁骨下静脉内（图61-2E）。10mm×40mm球囊封堵近心端锁骨下静脉防止取栓过程中血栓脱落入中心静脉，再次尝试取出锁骨下静脉内残余机化血栓（图61-3B），造影显示头静脉弓无残留血栓，但管腔不光滑。于上臂头静脉迂曲处切开，取出通路内残余血栓，肝素盐水冲洗管腔后5-0聚丙烯缝线关闭血管切口，开放阻断钳即刻可触及通路震颤。患者次日恢复正常透析，未经CVC过渡。

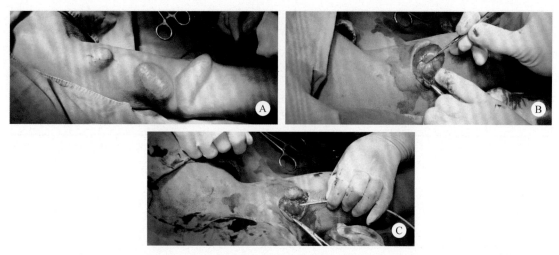

图61-1　A.头静脉-肱动脉上臂内瘘瘤样变及血栓形成；B.上臂瘤样变处切开；C. Fogarty导管取栓

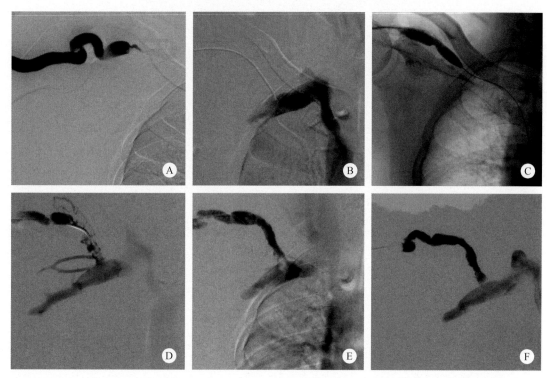

图61-2　A.取栓后造影显示头静脉弓闭塞；B.导丝导管通过狭窄部位显示锁骨下静脉-上腔静脉通畅；C.球囊扩张；D.扩张后造影可见管腔内残余血栓；E.反复取栓后可见较大血栓进入锁骨下静脉；F.取出残余血栓

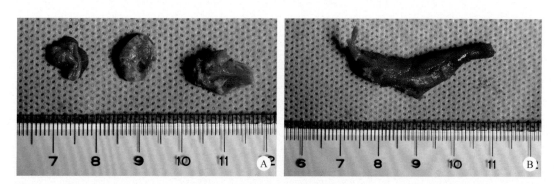

图61-3　自头静脉弓内取出陈旧血栓

**Tips**

• 本例患者血栓容量大，不可采用纯介入方法经导管溶栓吸栓，以免引起肺动脉栓塞。

• 血栓脱落入锁骨下静脉远端时，为防止取栓过程中血栓进入近心端中心静脉，可经头静脉弓向近心端锁骨下静脉内放置球囊并充盈，再尝试取栓。

• 手术应考虑患者身体状况，恢复通路血流即可，无需追求完美。

# 62　狭窄段局部切除治疗头静脉弓狭窄

　　男性，60岁。既往肾小球肾炎，CKD 5期，7年前建立右腕部AVF进行血液透析。1年前该通路失功，于左肘部新建AVF，手术后正常透析，流速240ml/min。建立肘部内瘘后，上臂静脉逐渐扩张迂曲，透析时静脉压力约180mmHg。因担心左上臂静脉迂曲扩张进一步加重入院。

　　**体格检查：** 双上肢均可见瘤样扩张静脉。右上肢周径增粗，前臂通路可见动脉瘤样变，通路未及震颤，但可闻及较弱血管杂音。举臂试验阳性，近腋部可见浅静脉曲张团。左上肢无肿胀，肘部头静脉-肱动脉内瘘，上臂头静脉迂曲扩张，可及明显震颤及较弱搏动。搏动感至左锁骨下处最强（图62-1，白色箭头处），该处与左颈外静脉相联通，左颈外静脉可触及震颤但无搏动。肩、胸部未见浅静脉曲张。面部无肿胀。

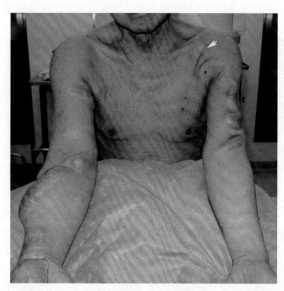

　　**图62-1**　左上臂头静脉-肱动脉AVF，头静脉增宽迂曲，头静脉搏动于头静脉弓起始部（白色箭头）消失

　　**DSA：** 左上臂头静脉管腔扩张，走行迂曲，于头静脉弓起始部狭窄，其近心端头静脉及汇入腋静脉处未见狭窄。狭窄处可见侧支循环与左颈外静脉相通，部分头静脉血液经侧支循环流入颈外静脉，再汇入左锁骨下静脉。左锁骨下静脉及近心端中心静脉均通畅。右侧锁骨下静脉重度狭窄（图62-2）。

　　**治疗方案：** 造影显示头静脉弓起始部短段狭窄，头静脉迂曲，长度冗余，可自狭窄近端切断头静脉弓并原位移植于狭窄远心端头静脉增粗部位。

　　**手术经过：** 1%利多卡因局部浸润麻醉。左锁骨下外侧横切口，显露胸大肌、三角肌间沟，切开三角肌筋膜。显露其深面的头静脉弓，找到狭窄部位后于其近心端管腔正常处切断头静脉弓，与狭窄远心端头静脉建立端-侧吻合，同时保留已经建立的头静脉-颈外静脉侧支循环（图62-3）。患者次日恢复透析。手术后4个月复查见吻合部位通畅，侧支循环消失（图62-4）。

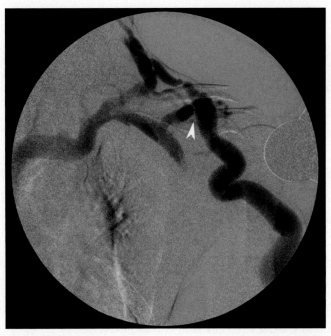

**图62-2** 左头静脉弓起始部短段狭窄（白色箭头），狭窄远端头静脉与左颈外静脉建立侧支循环

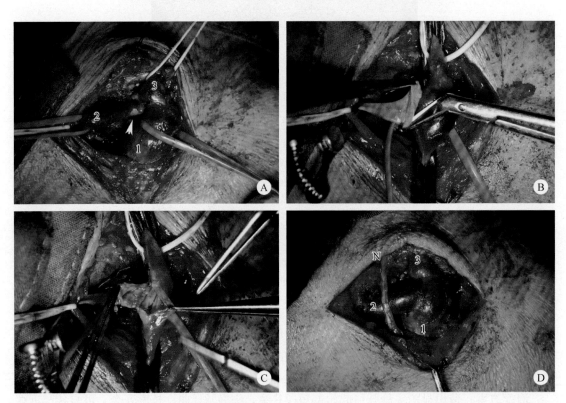

**图62-3** 手术经过：A. 游离头静脉弓，显露狭窄部位（白色箭头处）；B、C. 切断头静脉弓，近心端适当剪裁后与头静脉管腔膨大处建立端-侧吻合；D. 完成吻合 1. 头静脉；2. 近心端头静脉弓；3. 代偿之颈外静脉侧支循环；N. 锁骨上神经（颈丛浅支）

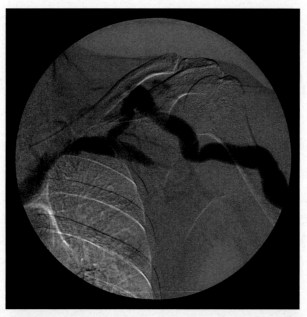

图62-4 手术后4个月复查，见吻合口通畅，侧支循环消失，血管迂曲减轻

**Tips**

- 利用头静脉弓冗余长度原位重建，日后该部位狭窄复发时仍可利用腋静脉建立新通路。
- 由于狭窄段较短，且头静脉弓存在扭曲，后前位投照可能遗漏狭窄部位，应适当改变投照角度（本例左前斜11°），结合物理检查（通路搏动消失点）以明确病变部位。
- 勿随意破坏或结扎已经建立的侧支循环。
- 该区域浅层有锁骨上神经跨越，深部有胸肩峰动静脉及神经，手术中注意辨认并加以保护。

# *63* 头静脉弓转位治疗头静脉弓狭窄

男性，68岁。糖尿病肾病，CKD 5期。8年前建立左前臂AVG规律透析，使用1年后因穿刺部位破损，假性动脉瘤形成切除AVG，改肘部头静脉-肱动脉AVF继续进行透析。既往有右颈内静脉置管史。近7年来左上臂通路逐渐扩张，搏动感逐渐增强。2天前通路出现疼痛，1天前通路震颤突然消失。因右颈内静脉已闭塞改用经左颈内静脉临时导管透析。

**体格检查：** 左上臂AVF，吻合口处可见两处动脉瘤样膨大，近心端瘤样变质地硬，张力高，无搏动，有压痛。远心端瘤样变（肘横纹处）搏动感强，未及震颤（图63-1）。

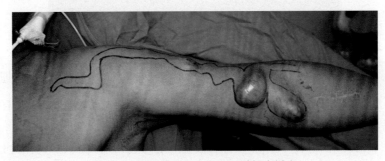

图63-1 左上臂AVF，可见近肘部瘤样变

**彩色多普勒超声：** 左肘部头静脉-肱动脉内瘘。吻合口通畅，直径约4.5mm。肘部头静脉迂曲及局限性膨大，内可见中等回声。上臂头静脉内径8～12mm，未见明显狭窄，管腔内全程充满低回声，不可压闭，CDFI未探及血流信号，考虑血栓形成。头静脉弓汇入锁骨下静脉处管腔似有狭窄。左腋静脉通畅，内径约8mm。

**治疗方案：** 患者左上臂头静脉-肱动脉内瘘已7年，逐渐出现搏动感。目前通路震颤消失，血栓形成，通路上臂段扩张伴肘部动脉瘤，考虑为头静脉弓狭窄或闭塞所致。鉴于腋静脉通畅，拟切开取栓，头静脉近心端移位至腋静脉，同时修复肘部瘤样变（图63-2）。

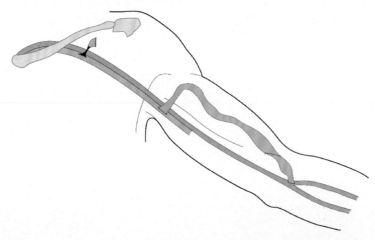

图63-2 切断近心端头静脉，远心端转位至腋静脉并与之建立端-侧吻合

　　**手术经过**：左锁骨上沿头静脉跨越肩关节切口，于汇入锁骨下静脉处切断头静脉，近心端连续缝合关闭，远心端因迂曲扩张严重和血栓部分机化，无法使用Fogarty导管取栓，尝试挤压法挤出血栓效果不佳，改用分段切开法取出血栓。肘部近心端瘤样变内血栓已完全机化，该处血管迂曲，故直接切除瘤样变段血管，两断端直接端-端吻合。另于左腋下切口显露腋静脉，将近心端头静脉经皮下隧道引入腋窝与腋静脉建立端-侧吻合（图63-3～图63-6）。

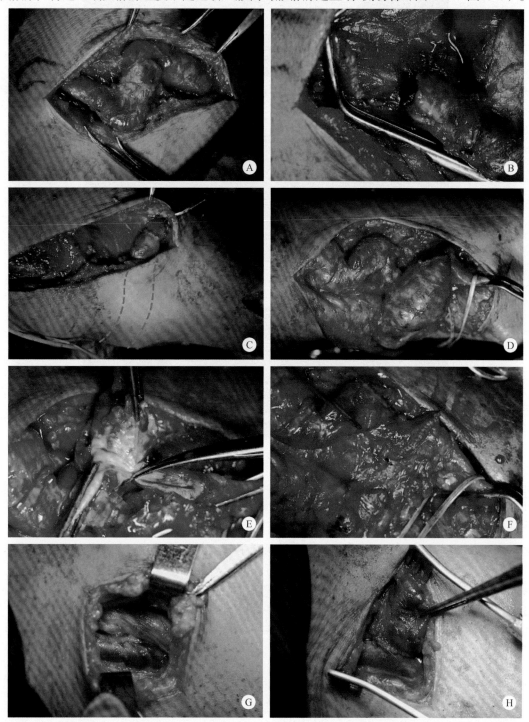

　　**图63-3**　A. 游离锁骨下头静脉近心端，可见其迂曲扩张；B. 于汇入锁骨下静脉前切断头静脉，关闭近心端；C. 分段取出上臂头静脉内机化或半机化血栓，注意图中头静脉切开取栓后重新端-端吻合，另于腋下做切口，将头静脉近心端经皮下隧道引入腋下切口（图中虚线）；D. 切开肘部瘤样变处；E. 切除肘部近心端瘤样变；F. 肘部头静脉重新建立端-端吻合；G. 游离腋静脉；H. 头静脉近心端与腋静脉建立端-侧吻合

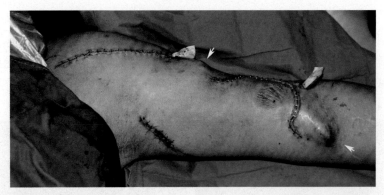

图63-4　手术创面较大，关闭切口前放置引流。手术过程中注意保留动脉及静脉穿刺点（白色箭头）。穿刺点处静脉与皮肤间粘连无需游离，以便于术后短期内恢复透析。肘部近心端动脉瘤已切除

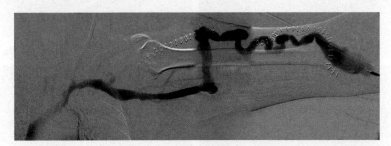

图63-5　手术后造影，头静脉血流自腋静脉回流入上腔静脉

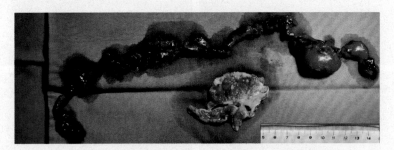

图63-6　切除头静脉内机化或半机化血栓，切除肘部动脉瘤

**Tips**

- 单一头静脉流出道内瘘易发生头静脉弓狭窄。
- 机化血栓难以通过Fogarty导管取栓，单纯挤压取栓、暴力挤压可引起血管破裂，可采用静脉分段切开方法取栓。
- 避免游离穿刺点静脉，便于术后短期内恢复通路透析。
- 利用腋静脉作为流出道的头静脉转位手术相对简单易行。

# 64　头静脉-锁骨下静脉原位重建治疗头静脉弓狭窄

男性，37岁。既往肾小球肾炎，CKD 5期。16年间双前臂、双上臂多次建立AVF进行血液透析透析。3年前左肘部AVF因流量下降接受修复手术（具体不详），2个月前该内瘘出现静脉高压，造影提示"头静脉狭窄"，未处理。5天前发现通路震颤消失，同时感上臂沿通路血管走行红肿、疼痛。

**体格检查：** 双前臂及双侧肘部多处手术瘢痕。左腕部头静脉-肱动脉AVF，上臂头静脉扩张，直径2.0～3.0cm，全程无搏动，未触及震颤，压痛明显，周围组织水肿，部分区域表皮红肿（图64-1）。

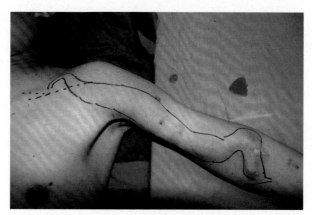

**图64-1**　左上臂头静脉-肱动脉AVF，头静脉管腔增宽，全程血栓形成，头静脉弓重度狭窄。锁骨下虚线处为拟行切口部位

**彩色多普勒超声：** 左前臂左腕部头静脉-肱动脉AVF，全程充满中-低回声，管腔内径1.0～3.0cm，未探及血流信号。肘部吻合口处头静脉管腔内可见强回声伴声影。上臂头静脉至汇入腋静脉前缩窄，管腔内径<1mm，内无血流信号。腋静脉及锁骨下静脉通畅。

**DSA（2个月前）：** 左头静脉弓迂曲伴重度狭窄，锁骨下静脉通畅（图64-2）。

**治疗方案：** 患者2个月前发现头静脉弓重度狭窄，未及时治疗引发目前透析通路全程血栓形成。但血栓容量大，应手术取栓，同期解决头静脉弓狭窄。复习DSA，头静脉汇入点位于锁骨下静脉与腋静脉交界处，可利用汇入前的迂曲段冗余长度与锁骨下静脉吻合（图64-3）。

**手术经过：** 左锁骨下外侧横切口，显露胸大肌。沿肌纤维方向切开胸大肌锁骨头，并向下方牵开胸大肌，显露其深面的胸锁筋膜，后者位于锁骨下肌及胸小肌间。细心打开该筋膜，显露锁骨下静脉及头静脉汇入点，于头静脉汇入点分别向两端游离锁骨下静脉2.5～3.0cm，提起锁骨下静脉，心耳钳侧壁阻断后，切除狭窄段头静脉，挤出近心端头静脉内血栓。修剪头静脉后与锁骨下静脉建立端-侧吻合，吻合口约1.5cm。另于肘部近吻合口处做切口，彻底清除远端头静脉内血栓，清除近吻合口内钙化斑块后关闭血管切口，开放阻断钳后内瘘震颤立即恢复（图64-4）。手术后1个月复查造影显示吻合口通畅（图64-5）。

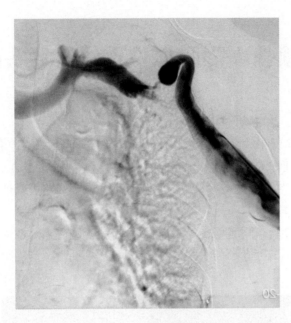

**图64-2** 头静脉弓重度狭窄，锁骨下静脉通畅（入院前2个月）

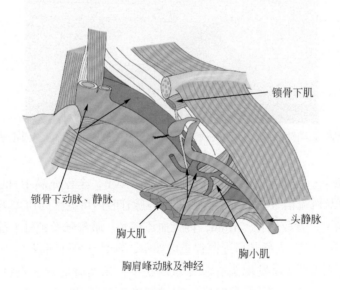

**图64-3** 锁骨下静脉、头静脉弓局部解剖

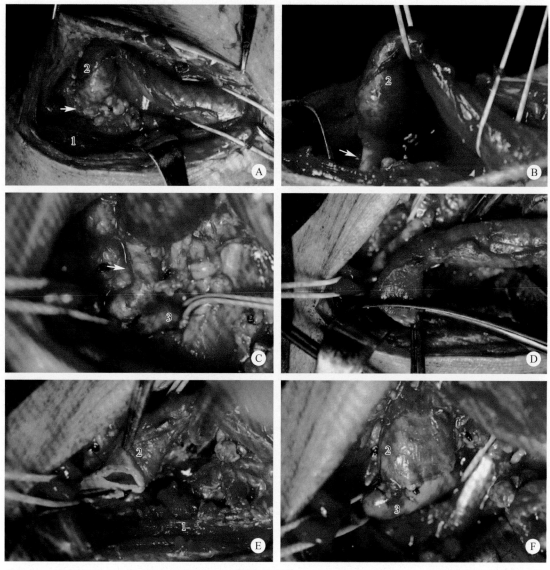

**图64-4**　手术经过：A、B.游离头静脉弓，显露狭窄部位；C.游离锁骨下静脉；D.切除狭窄段头静脉，修剪头静脉残端；E.建立头静脉-锁骨下静脉端-侧吻合；F.完成吻合 1.胸大肌；2.头静脉弓；3.锁骨下静脉；箭头：头静脉弓狭窄处

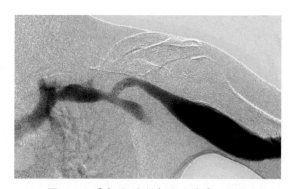

**图64-5**　手术后1个月复查，吻合口通畅

**Tips**

- 锁骨下静脉菲薄，游离时切勿损伤，特别是后壁，一旦出血难以控制。
- 以第一肋外缘为界，其外侧为腋静脉、内侧延续为锁骨下静脉，其后方为锁骨下动脉。头静脉汇入处可位于腋静脉、锁骨下静脉或二者交界处。近胸小肌处锁骨下动脉发出胸肩峰动脉，临近有胸肩峰神经伴行，游离组织时勿伤之。
- 围绕锁骨下静脉及腋静脉有众多淋巴管，切断后注意结扎，避免术后淋巴漏。
- 吻合口应足够大，避免远期狭窄。

# 作者述评6　头静脉弓狭窄

## 头静脉弓解剖

头静脉弓为走行于三角肌胸大肌间沟并汇入腋静脉前的头静脉段，其表面有三角肌胸大肌筋膜（图C6-1）覆盖，随后头静脉穿越胸锁筋膜及胸大肌，汇入腋静脉或锁骨下静脉。80%的头静脉弓较浅表，20%的头静脉弓位置较深。

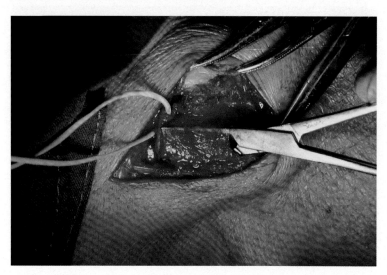

图C6-1　覆盖于头静脉弓表面的三角肌胸大肌筋膜，黄色标记带为锁骨上神经（颈丛浅支）

## 发病率

头静脉弓狭窄（cephalic arch stenosis，CAS）更多见于以头静脉作为单一流出道的头静脉-肱动脉内瘘（39%～77%），其发生率明显高于头静脉-桡动脉内瘘（2%～20%）。该部位狭窄特点：①常较坚韧，多需要使用15atm以上的高压PTA球囊进行扩张（76%）；②PTA扩张时较其他部位狭窄更易破裂（6%～14.9%）。

## CAS的病因

CAS确切病因尚不十分明确，推测与以下因素有关：
- 头静脉内血流的改变，静脉内压力增高，剪切应力之间平衡被破坏以及静脉内脉动性血流引起内膜增生。
- 筋膜（三角肌胸大肌筋膜及胸锁筋膜）的外部压迫：筋膜的压迫限制了头静脉弓的扩张，增加血管内压力并产生湍流，从而导致内皮损伤及内膜增生。
- 头静脉弓的形态学及其汇入腋静脉的角度：头静脉弓可能引起湍流，损伤内皮细胞，导致内膜增生。

• 头静脉弓流出道瓣膜：该处瓣膜数量为其他部位的两倍，亦可引起湍流并引起剪切应力变化，导致内膜损伤和继发狭窄。

## CAS病变部位的分布

Bennett S等提出了头静脉弓狭窄分区方法（图C6-2）。首先垂直于头静脉弓顶点画一条线a，然后确定头静脉弓顶点与汇入腋静脉或锁骨下静脉间的距离，并于二者中点再画出一条垂直于头静脉弓的连线b，再以该点至头静脉弓顶点距离为基准于弓顶点远心端垂直于头静脉长轴画出第三条线c，由此将头静脉分为Ⅰ、Ⅱ、Ⅲ、Ⅳ段。出现狭窄最多的区域为第Ⅳ段（72.5%），其次为第Ⅲ段（56.5%）、第Ⅱ段（40.6%）及第Ⅰ段（17.4%）。

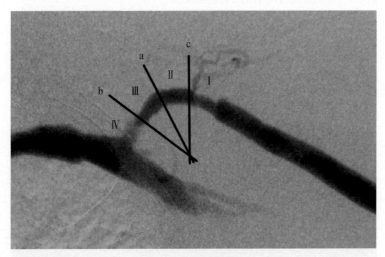

**图C6-2　头静脉弓分区**

## CAS的治疗

针对CAS治疗尚未有明确共识，主要包括血管腔内治疗及外科手术治疗。血管腔内治疗目前为CAS的首选治疗方法。外科手术治疗指征为：①头静脉弓完全闭塞；②狭窄短期内复发（PTA治疗间隔＜3个月）；③PTA后回弹明显（＞50%）；④支架内再狭窄；⑤其他不适合血管腔内介入治疗的病变。

• 经皮腔内血管成形术：治疗CAS的首选方法，6个月和12个月一期通畅率分别约为42%和23%，一期辅助通畅率分别为83%和75%；金属裸支架并不能提高一期通畅率，覆膜支架治疗CAS手术后6个月和12个月的效果分别为82%和32%。放置支架需注意勿进入并遮挡腋静脉或锁骨下静脉管腔，以免妨碍后继利用上述静脉作为流出道的治疗。有报道切割球囊可将一期通畅率提高至81%和38%，一期辅助通畅率提高至94%和77%，接近覆膜支架的效果。该处病变PTA球囊扩张破裂发生率较高，因此球囊直径选择需慎重，如需要逐级扩张，球囊直径以1mm递增为宜。

• 外科手术：如头静脉长度足够（头静脉弓狭窄后管腔内静脉压升高，头静脉往往迂曲延长），可根据病变部位选择手术方式：位于头静脉弓第Ⅳ段者切除病变部位后可将头静脉原位重新移植于锁骨下静脉（图C6-3A，病例64），位于第Ⅰ～Ⅲ段的短段狭窄者可切除病变段静脉后直接吻合重建（病例62），长段狭窄时可用人工血管间置（图C6-3B）或将其转位至腋静脉（图C6-3C，病例73），但后者可能妨碍利用贵要静脉建立新通路。回顾性研究结果显示手术治疗通畅率高于血管腔内介入治疗，但缺少随机对照研究结果。

- 限流手术：对吻合口或近吻合口进行束缚限流（腔内或开放手术），减少头静脉弓内的压力。

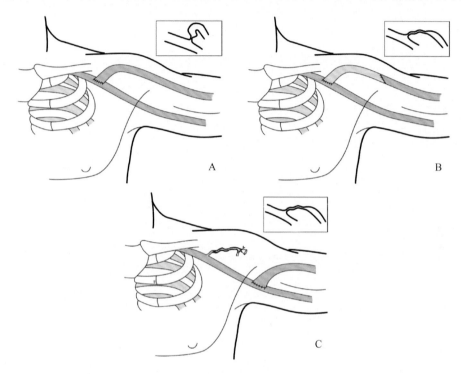

图C6-3　A. 头静脉弓原位重建；B. 头静脉弓人工或自体血管间置重建；C. 头静脉-腋静脉重建

## 补 充 阅 读

Sivananthan G，Menashe L，Halin NJ，2014. Cephalic arch stenosis in dialysis patients：review of clinical relevance，anatomy，current theories on etiology and management. Vasc Access，15（3）：157-162（对CAS的发病率、病因学以及治疗方法进行了综述）

Vasanthamohan L，Gopee-Ramanan P，Athreya S，2015. The management of cephalic arch stenosis in arteriovenous fistulas for hemodialysis：a systematic review. Cardiovasc Intervent Radiol，38：1179-1185（针对CAS的系统回顾，指出目前研究存在的缺陷）

Davies MG，Hicks TD，Haidar GM，et al，2017. Outcomes of intervention for cephalic arch stenosis in brachiocephalic arteriovenous fistulas. Vasc Surg，66（5）：1504-1510（回顾性研究，比较了血管腔内介入和手术治疗CAS，共纳入219例病人）

Bennett S，Hammes MS，Blicharski T，et al，2015. Characterization of the cephalic arch and location of stenosis. Vasc Access，16（1）：13-18（探讨了头静脉弓的分区及其狭窄分布）

# 第五部分 | 中心静脉狭窄及闭塞

# 65 关闭通路治疗中心静脉闭塞继发 AVF 破裂

女性，42岁。因尿毒症（具体病因不清）9年前建立左腕部内瘘并规律透析。7年前开始出现左上肢肿胀，逐渐加重，一直未明确诊断及治疗。曾接受"甲状旁腺切除术"。8个月前左上肢肿胀加剧，虽可利用通路透析但透析不充分，曾经两次发生胸闷、憋气、无法平卧等心衰表现。1个月前穿刺部位皮肤开始溃烂，穿刺后不易止血。造影提示左锁骨下静脉闭塞，曾经尝试介入治疗未成功。30分钟前突发穿刺部位破裂，瞬间出血量约500ml，即刻加压包扎止血。

**体格检查：** 患者端坐位，难以平卧。心率116次/分，血压150/80mmHg。左腕部头静脉-桡动脉AVF。左上肢高度肿胀，张力高。左腕部及手部肿胀，皮肤色素沉着。AVF破裂口弹力绷带加压包扎，腕部吻合口可见直径约1.5cm动脉瘤，搏动感强，未及明显震颤（图65-1）。左肩胸部、腋下可见曲张静脉。右上肢周径正常，张力不高。

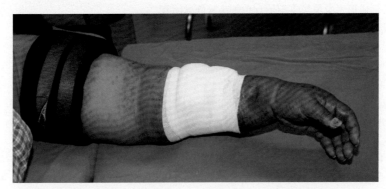

图65-1 左上肢高度肿胀，左手部肿胀，皮肤色素沉着

**治疗方案：** 根据患者目前症状及体征，穿刺点破裂，考虑为左侧中心静脉闭塞导致左上肢静脉高压引起静脉性溃疡所致。因出血量大，加之患者近期透析不充分，无法平卧，可能合并急性左心衰，无法耐受长时间手术，拟关闭左前臂内瘘并建立中心静脉导管（central venous catheter，CVC）透析通路。

**手术经过：** 全身麻醉下，左上臂气压止血带压迫止血，首先游离腕部AVF瘤样变及吻合口，心耳钳夹闭吻合口后切断吻合口，5-0聚丙烯缝线连续缝合修复桡动脉破损，关闭腕部切口。拆除加压弹力绷带，创面重新消毒后探查，可见前臂两处皮肤溃疡，其深面静脉破裂，与创面周围组织粘连紧密，为尽快缩短手术时间，未对静脉进行进一步分离，切除局部坏死组织，修剪至健康静脉壁后5-0聚丙烯缝线连续缝合关闭两处静脉破口，创面敞开不予缝合（图65-2）。经右股静脉静脉置入临时透析导管，患者转入ICU进行血液滤过治疗。次日患者超声心动提示左心室射血分数仅24%。

**后续治疗：** 1周后患者病情平稳，遂建立右前臂高位头静脉-桡动脉AVF，3个月后开始透析并拔除CVC。前臂创面湿性换药，短延展弹力绷带加压包扎，1个月后创面愈合（图65-3）。

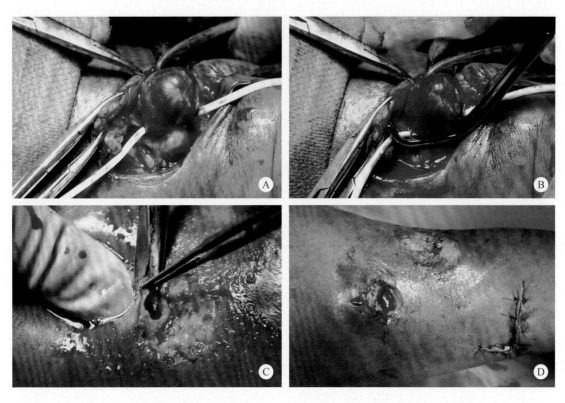

图65-2　手术经过：A.游离头静脉-桡动脉吻合口；B.使用心耳钳侧壁阻断吻合口，切断头静脉及瘤样变，修补桡动脉；C.清除坏死静脉壁；D.5-0聚丙烯缝线关闭静脉残端，创面敞开换药

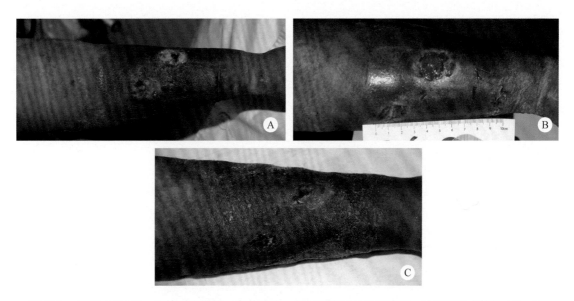

图65-3　A.手术后1周，肢体肿胀缓解，皮肤溃疡，创面基底可见坏死组织，采用交互式敷料（Tender Wet，Paul Hartmann）换药；B.手术后2周，创面肉芽健康，无坏死组织，渗出少，为促进创面上皮爬行并减少疼痛使用片状水凝胶覆盖创面；C.手术后6周，创面愈合

**Tips**

- 患者动静脉通路破裂发生大出血且全身条件差，无法耐受长时间手术时，应立即采用最简单的方法迅速关闭内瘘，控制出血，保证生命安全。
- 破溃处组织感染脆弱，直接缝合常无法控制出血，勉强缝合后再次发生破溃，应于血管健康部位结扎通路；手术中应尽可能保护动脉完整性（本例采用心耳钳侧壁阻断吻合口，保留桡动脉完整性）。
- 由于静脉压高，即便使用气压止血带控制动脉血流，破裂口仍会有大量血液涌出，关闭静脉时应由助手协助控制出血，良好显露视野。
- 感染创面内血管闭合需采用单丝不可吸收缝线（如聚丙烯缝线），不可使用丝线。
- 短延展绷带压力治疗控制静脉高压可加速静脉溃疡愈合。

# 66　经皮血管腔内血管成形术及覆膜支架治疗锁骨下动脉狭窄

女性，67岁。既往慢性肾炎，肾移植术后，右颈内静脉临时导管植入史。14年前建立右前臂AVF规律透析。1年前因右锁骨下静脉狭窄接受PTA治疗，3个月前狭窄复发再次进行PTA治疗，1周前右上肢肿胀再次复发。

**体格检查：** 右前臂AVF，吻合口可及震颤。右上肢肿胀，上臂及肩部可见轻度浅静脉曲张。面部无水肿。

**治疗方案：** 右上肢水肿伴肩部浅静脉扩张，考虑右侧中心静脉狭窄。面部无水肿，锁骨下静脉病变可能性大。拟经股静脉入路血管腔内介入治疗。

**手术经过：** 右股静脉穿刺置7F动脉鞘。0.035″超滑导丝引导5F椎动脉导管经上腔静脉并超至右无名静脉，造影提示右锁骨下静脉近心端狭窄，右颈内静脉通畅。导丝通过右锁骨下静脉狭窄段，沿导丝导入PTA球囊10mm×40mm（Mustang，Boston Scientific），扩张右锁骨下静脉狭窄，压力20atm时狭窄完全开放，持续30秒。扩张后造影示右锁骨下静脉闭塞开通，残余狭窄约40%，再次扩张后仍有明显弹性回缩。右腹股沟穿刺点交换11F动脉鞘及0.035″加硬导丝并引入覆膜支架10.0mm×50mm（VIABANHN，Gore），抵达病变段准确定位后释放支架。10mm×40mm PTA球囊（同前）支架内后扩张，压力12atm，时间1分钟。扩张后造影示右锁骨下静脉内狭窄消失，血流速度快，无残余狭窄，支架突入右无名静脉0.5cm，未覆盖右颈内静脉（图66-1）。

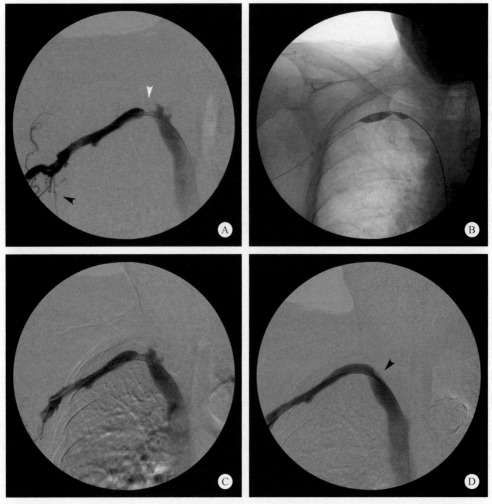

图66-1 手术经过：A. 导管通过右锁骨下静脉闭塞段，造影显示锁骨下静脉重度狭窄（白色箭头），腋静脉周围侧支循环形成（黑色箭头）；B. 10mm×40mm PTA球囊扩张狭窄段；C. 扩张后造影显示残余狭窄（注意该处造影剂变淡，提示环周狭窄）；D. 置入覆膜支架后造影狭窄消失，腋静脉侧支循环消失，注意黑色箭头处为右颈内静脉回流，非狭窄

**Tips**

- 同侧肢体肿胀不伴随面部肿胀应考虑锁骨下静脉狭窄。
- PTA扩张后残余狭窄＞30%应考虑放置支架。
- 放置支架时注意尽量避免遮挡重要属支（如本例中右颈内静脉）。
- 侧支循环消失是治疗成功的有效标志。

# *67* 经皮血管腔内血管成形术及覆膜支架治疗单侧头臂静脉闭塞

5

　　女性，63岁。因药物性肾损伤，CKD 5期于7年前开始经右颈内静脉Cuff导管规律血液透析。5年前尝试建立右前臂自体内瘘失败后经由颈部Cuff导管透析。2年半前建立右肘部高位内瘘后拔除颈内静脉导管，使用右上臂内瘘透析，1年后出现右上肢肿胀，伴右面部、右侧颈部及右乳房肿胀，曾经3次接受介入治疗，每次间隔时间逐渐缩短（分别约1年、6个月、2个月）。现因症状复发再次就诊。

　　**体格检查：** 右肘部高位内瘘，吻合口可及震颤。右前臂及右颈部可见手术瘢痕。右侧上肢、右面部、右侧颈部及右乳房明显肿胀（图67-1A）。乳晕周围皮肤呈"橘皮样变"（图67-1B）。上述部位皮肤可见浅静脉曲张。

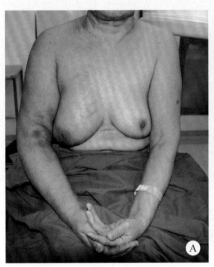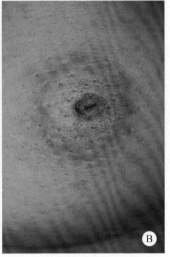

图67-1　A.右侧上肢、颈部及乳房肿胀，浅静脉曲张；B.右乳晕周围皮肤呈"橘皮样变"

　　**治疗方案：** 患者右侧上肢、面颈部及右乳房肿胀，考虑右侧头臂静脉狭窄或闭塞，拟造影检查并同期进行腔内介入治疗。因患者PTA后仅2个月上述症状复发，术前准备覆膜支架（直径10～13mm，长度5cm及10cm）。

　　**手术经过：** 经右股静脉穿刺置6F血管鞘。0.035″亲水导丝配合5F椎动脉导管通过右头臂静脉闭塞段，造影确定病变部位后，使用10mm×40mm及12mm×40mm PTA球囊导管（Mustang，Boston Scientific）分别对右头臂静脉闭塞段进行扩张，持续时间60～120s。重复造影见狭窄处管腔回弹超过80%，遂交换0.035″加硬导丝及12F长鞘（50cm，Cook）引入10mm×5cm覆膜支架（Viabahn，Gore），准确定位后释放。重复造影见血流通畅，支架未覆盖对侧头臂静脉（图67-2）。术后次日患侧肢体及乳房肿胀缓解。

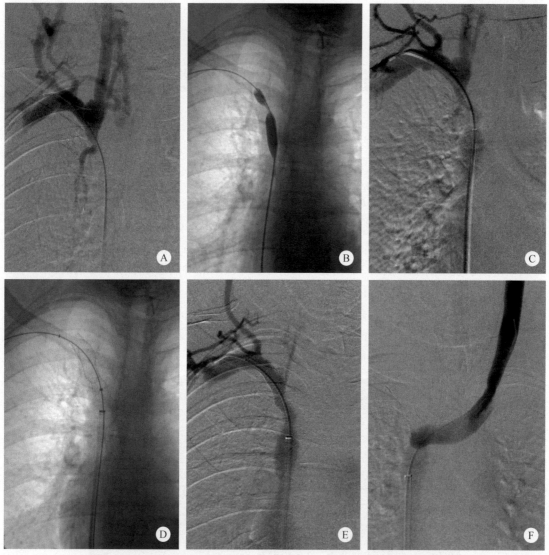

图67-2　手术经过：A. 导丝配合5F椎动脉导管通过病变；B. 球囊扩张闭塞性病变；C. PTA后病变部位明显回弹；D. 头臂静脉置入覆膜支架；E. 重复造影，显示血流通畅，注意侧支循环并未完全消失，提示病变处仍有狭窄；F. 造影确定支架未覆盖左头臂静脉

**Tips**

- 单侧头臂静脉狭窄表现为同侧肢体及面部肿胀，女性患者可伴有同侧乳房肿胀，因淋巴回流障碍乳腺皮肤可出现"橘皮样变"。
- 中心静脉狭窄或闭塞短期内复发（3个月内）及术中明显回弹应考虑放置支架。覆膜支架远期效果优于裸支架。
- Viabahn支架需在长鞘保护下通过病变段准确定位后释放，强行通过迂曲或狭窄部位以及暴力操作可能损坏释放机构，导致支架报废。
- 扩张后或支架释放后如仍有明显侧支循环存在，提示狭窄的存在，可对支架进行后扩张。
- 支架尽量避免覆盖对侧头臂静脉。

# 68 经皮腔内血管成形术及覆膜支架治疗双侧头臂静脉闭塞

男性，52岁。高血压14年，发展为CKD 5期。1年前建立左腕部AVF，并经右颈内静脉置入Cuff导管透析。左腕部内瘘仅使用1个月，失功后仍利用右颈内静脉导管透析，6个月前因导管感染更换左颈内静脉临时导管透析，同时重建左前臂近端内瘘。3个月前逐渐开始出现左上肢肿胀，外院DSA提示"左锁骨下静脉闭塞"，尝试介入治疗未成功（图68-1）。

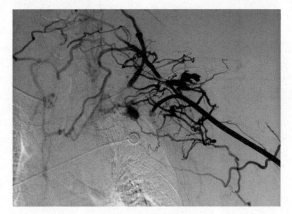

图68-1　患者DSA提示左锁骨下静脉闭塞（导管造影）

**体格检查：**左前臂自体内瘘，吻合口震颤明显，左上肢肿胀。双侧颈部可见手术瘢痕。双侧面部、颈部肿胀，双侧胸壁可见广泛浅静脉曲张，腹壁未见浅静脉曲张（图68-2）。

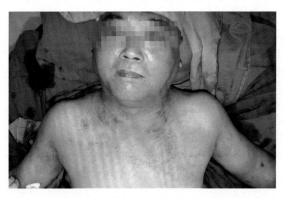

图68-2　双侧面、颈部肿胀，胸壁可见浅静脉曲张。

**治疗方案：**患者双侧面部、颈部肿胀伴头部胀满，胸壁静脉曲张，双侧颈内静脉插管病史，考虑双侧头臂静脉闭塞或上腔静脉闭塞。

**手术经过：**右股静脉穿刺置动脉鞘，导丝配合5F椎动脉导管分别通过右头臂静脉闭塞段及左头臂静脉闭塞段，造影显示右头臂静脉近心端短段闭塞，左头臂静脉胸骨后段闭塞。

上腔静脉通畅，左锁骨下静脉、左腋静脉通畅。分别使用10m×40mm、12m×40mm PTA球囊（Mustang，Boston Scientific）对闭塞部位进行扩张。造影复查显示右头臂静脉开放，病变处轻度回弹，左头臂静脉胸骨后段完全回弹，遂决定放置支架。自右股静脉交换长鞘后，引入13mm×10cm覆膜支架（Viabahn，Gore），路径图下精确定位后释放。造影显示左头臂静脉完全开放，支架未遮挡右侧头臂静脉（图68-3）。

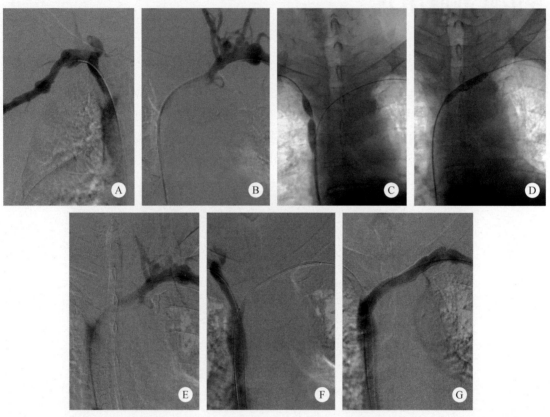

图68-3　手术经过：A. 右头臂静脉近心端短段闭塞；B. 左头臂静脉胸骨后段闭塞；C. 扩张右头臂静脉；D. 扩张左头臂静脉；E. 造影复查显示左头臂静脉胸骨后段完全回弹；F. 交换长鞘，引入13mm×10cm覆膜支架，路径图下精确定位；G. 支架释放，造影显示左头臂静脉完全开放，支架未遮挡右侧头臂静脉

**Tips**

- 双侧面部肿胀，双侧胸部侧支循环及透析通路侧肢体肿胀提示双侧头臂静脉或上腔静脉闭塞，但上腔静脉闭塞多同时合并腹壁静脉曲张。
- 患者初次PTA治疗未能显示左锁骨下静脉主干，导管进入侧支血管是导致介入治疗失败的主要原因（图68-1）。

# *69* 覆膜支架治疗中心静脉金属裸支架闭塞

男性，80岁。既往肾性高血压20年，9年前因尿毒症建立左上肢AVF规律透析。1年前因左上肢肿胀，左头臂静脉狭窄行PTA治疗，6个月后因狭窄复发再次PTA治疗并因弹性回缩同期放置金属裸支架。手术后上肢肿胀缓解。3天前左上肢肿胀复发并出现透析流量异常。

**体格检查**：左前臂Brescia-Cimino内瘘，吻合口可及震颤，左上肢及左肩部肿胀，可见浅静脉曲张。右胸壁皮下可见植入起搏器（图69-1）。

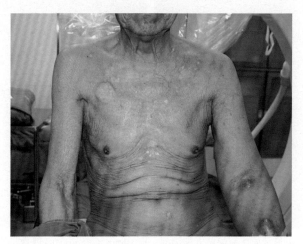

图69-1　左上肢及左肩部肿胀，左上臂、左肩及左侧胸壁可见浅静脉曲张，右胸壁皮下植入起搏器

**治疗方案**：左上肢水肿复发，考虑左侧中心静脉再狭窄。既往左头臂静脉狭窄，金属裸支架植入术及多次PTA史，目前PTA治疗间期逐渐缩短，拟经股静脉穿刺造影，如为支架内再狭窄，则放置覆膜支架。

**手术经过**：Seldinger技术穿刺右股静脉，置入6F动脉鞘。0.035″亲水导丝引导5F椎动脉造影导管通过左头臂静脉支架至左锁骨下静脉，造影显示左锁骨下静脉开口至上腔静脉覆盖支架2枚，支架内完全闭塞。交换0.035″加硬导丝后，沿导丝分别导入8.0mm×40mm PTA球囊及10mm×40mm PTA球囊（POWERFLEX P3，Codis），扩张左头臂静脉支架内再狭窄，压力10～12atm，时间3分钟。扩张后造影示左头臂静脉支架内残余狭窄＞30%。交换12F动脉鞘后导入覆膜支架10mm×100mm（VIABANHN，Gore），覆盖原支架并释放。10mm×40mm球囊支架内后扩张。扩张后造影示：左头臂静脉内狭窄消失，血流速度快，无残余狭窄（图69-2）。

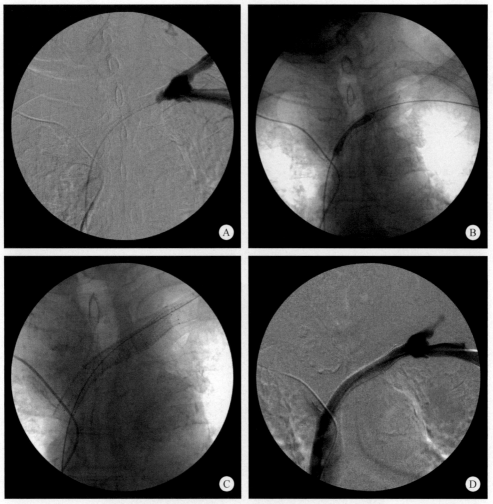

图69-2 手术经过：A.造影显示原头臂静脉支架闭塞；B. 10mm×40mm PTA球囊扩张支架内再狭窄段；C.原裸支架内置入10mm×100mm覆膜支架；D.支架释放后造影显示狭窄消失，血流通畅

**Tips**

- 反复发生的金属裸支架内再狭窄应考虑覆膜支架治疗。
- 随机对照试验（randomized controlled trial，RCT）研究结果显示覆膜支架治疗支架内再狭窄远期效果优于单纯PTA。

# 70　覆膜支架治疗中心静脉支架内再狭窄

男性，67岁。既往高血压病、肾癌肾切除术、鼻咽癌手术史。7年前建立左前臂自体内瘘透析，4年前因左上肢肿胀，左头臂静脉狭窄接受PTA及支架植入术（金属裸支架），手术后8个月、12个月及15个月因支架内再狭窄分别接受PTA治疗。2年前因支架内再狭窄反复发作，使用11mm×50mm覆膜支架（Viabahn，Gore）覆盖原头臂静脉金属裸支架。2个月前再次出现左上肢肿胀，造影显示原覆膜支架远心端与锁骨下静脉交界处狭窄，另锁骨下静脉远端狭窄约70%，经PTA治疗后缓解，2周前左上肢肿胀复发。

**体格检查：** 左上肢高度肿胀，左面部轻度水肿，左颈、肩、胸部可见浅静脉曲张。左前臂AVF，头静脉近肘部瘤样变，吻合口震颤明显。

**治疗方案：** 左上肢水肿复发，考虑左侧中心静脉狭窄复发。拟经股静脉穿刺造影明确狭窄部位，一期介入治疗。

**手术经过：** 右股静脉穿刺置动脉鞘。0.035″导丝造影引导5F椎动脉导管造影，提示覆膜支架远心端狭窄70%，左锁骨下静脉胸廓出口处狭窄85%，分别使用10mm×40mm PTA球囊（Mustang，Boston Scientific）对上述狭窄进行扩张，重复造影显示锁骨下静脉狭窄回弹约60%。遂交换12F长鞘及加硬导丝后，引入11mm×100mm覆膜支架（Viabahn，Gore），支架近心端与原头臂静脉覆膜支架重叠1.5cm，远心端覆盖锁骨下静脉狭窄部位，释放支架后造影显示狭窄消失，血流通畅（图70-1）。

5

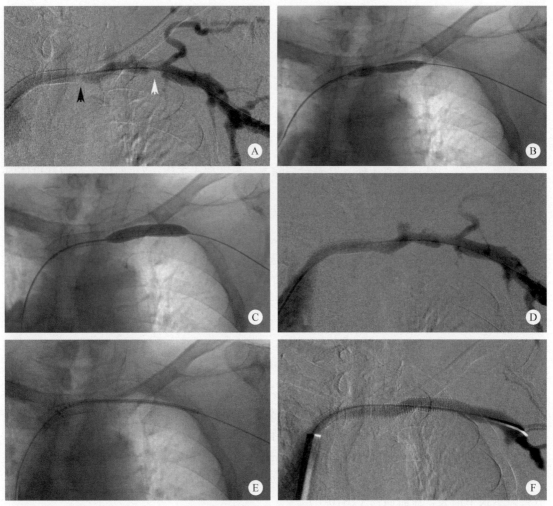

图70-1　手术经过：A.造影显示原头臂静脉覆膜支架远心端（黑色箭头）及锁骨下静脉（白色箭头）狭窄，周围侧支循环形成；B、C：10mm×40mm PTA球囊分别对狭窄段扩张；D.造影显示锁骨下静脉约60%残余狭窄；E.置入10mm×100mm覆膜支架，与原覆膜支架重叠约1.5cm；F.支架释放后造影显示狭窄消失，血流通畅

| Tips |
| --- |
| • 覆膜支架再狭窄多位于支架边缘与自体静脉交界处。 |

# *71* "Through and Through" 技术开通中心静脉闭塞

男性，61岁。既往糖尿病，高血压。6年前因CKD 5期建立左前臂AVF规律透析5年，内瘘成熟前曾经右颈内静脉置入临时导管，透析1月余后拔除。20天前因左前臂内瘘失功改右前臂AVF，手术次日出现右上肢肿胀。

**体格检查：**右侧颈部及双前臂可见手术瘢痕，左前臂AVF可及微弱震颤，右前臂可及内瘘震颤，右上肢肿胀，右肩部可见轻度浅静脉扩张。

**治疗方案：**根据患者症状及体征、既往CVC史，考虑右侧中心静脉狭窄或闭塞。拟造影证实并尝试介入治疗。

**手术经过：**右前臂头静脉穿刺置入5F动脉鞘造影显示右上肢头静脉、锁骨下静脉通畅，右头臂静脉未显影，右颈内静脉未显影，可见大量侧支血管形成。0.035″超滑导丝配合5F椎动脉造影导管尝试通过头臂静脉未成功。右股静脉穿刺置入7F动脉鞘，0.035″超滑导丝5F椎动脉试行通过闭塞段未成功，更换260cm加硬导丝由股静脉自下而上通过无名静脉，但PTA球囊导管无法通过闭塞段无名静脉。遂将股静脉入路导丝通过闭塞段病变进入右锁骨下静脉，穿入，经右前臂入路放置在该处的椎动脉造影导管，并自右头静脉穿刺点拉出。在同时牵拉导丝两端保持张力的情况下，首先使用4.0mm×40mm PTA球囊扩张闭塞段（15atm），后序贯使用8.0mm×40mm PTA球囊（Mustang，Boston Scientific）及12.0mm×40mm PTA球囊（POWERFLEX PRO，Cordis）扩张闭塞狭窄段。扩张后造影显示右无名静脉开放，血流速度快，残余狭窄约30%（图71-1）。

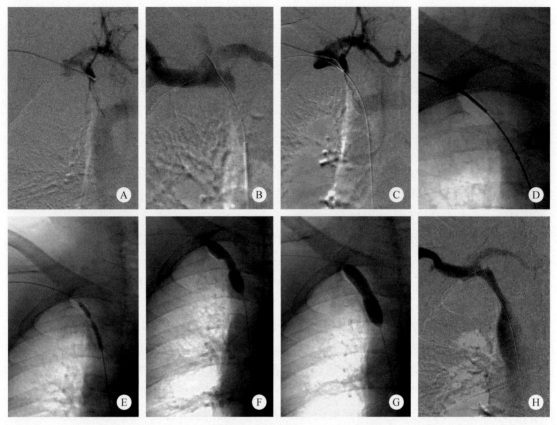

图71-1 手术经过：A. 经头静脉置管造影显示右头臂静脉闭塞，右颈内静脉闭塞，周围侧支循环形成；B. 加硬导丝通过闭塞段头臂静脉；C. PTA球囊无法通过闭塞段病变；D. 导丝经PTA导管通过闭塞段头臂静脉进入放置在右锁骨下静脉内的椎动脉导管并自右前臂穿刺点引出；E. 4mm×40mm球囊预扩张，F、G. 12mm×40mm球囊扩张；H. 扩张后无名静脉开放，约30%残余狭窄，但血流速度明显加快

**Tips**

• 重度纤维性狭窄或闭塞性病变在缺少足够支撑力的情况下难以通过PTA球囊。

• "Through and Through" 技术可保持导丝的足够张力，便于球囊通过闭塞段病变。

• 可使用鹅颈抓捕器，通过长鞘或指引导管加强支撑力以协助通过此类病变。

# 72　经皮腔内血管成形术治疗上腔静脉阻塞综合征

女性，76岁。既往高血压，冠心病。30个月前诊断肾功能不全，尿毒症，经右颈内静脉置入CVC 2年，24个月后因导管失功改由经左股静脉CVC透析，同期建立右前臂AVF。手术后2个月开始使用右前臂AVF透析，逐渐出现双侧面部肿胀，1周前感面部肿胀加重，伴胸闷、鼻塞。

**体格检查：**右前臂AVF，吻合口可及震颤。右上肢肿胀，双侧面部肿胀、眼睑水肿、唇纹变浅、胸部广泛静脉曲张，腹壁静脉曲张（图72-1）。

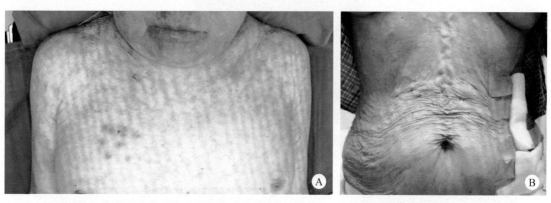

图72-1　A.面部、右上肢肿胀，胸壁静脉广泛扩张，可见既往CVC瘢痕；B.腹壁静脉曲张，血流方向自上而下

**治疗方案：**根据患者既往CVC史、症状及体征，考虑上腔静脉闭塞。拟造影证实并尝试介入治疗。

**手术经过：**右肘部头静脉穿刺置7F动脉鞘。造影提示右上肢头静脉、腋静脉，右锁骨下静脉及右头臂静脉通畅，上腔静脉入心房处闭塞，奇静脉代偿性增粗，血流反向，经奇静脉及半奇静脉流入下腔静脉（图72-2）。0.035″亲水导丝通过闭塞段上腔静脉进入下腔静脉，沿导丝引入PTA球囊10mm×40mm（POWERFLEX P3，Codis），扩张狭窄，压力12atm时狭窄开放，持续120s。扩张后造影示上腔静脉开放，残余狭窄约70%。沿导丝引入12mm×40mm PTA球囊（POWERFLEX P3，Codis）再次扩张狭窄端，压力12atm，时间120s。扩张后造影示上腔静脉开放，残余狭窄约60%，血流速度快（图72-3）。手术后8分钟患者感觉鼻塞缓解，18小时后面部肿胀消退，唇纹恢复。

**随访：**患者10个月后面部肿胀症状复发，再次经右股静脉穿刺，使用18mm×40mm高压球囊（ATLAS，Bard）对狭窄段扩张，扩张后造影显示仍有50%回弹，但患者症状缓解（图72-4）。

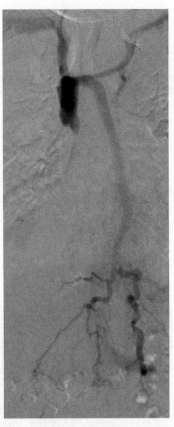

图72-2　上腔静脉闭塞，奇静脉代偿增粗，血流反向流入下腔静脉

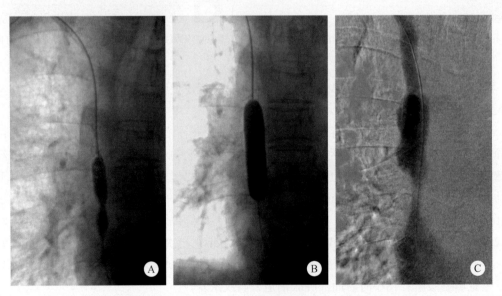

图72-3　A. 10mm×40mm PTA球囊扩张狭窄段；B. 12mm×40mm PTA球囊扩张狭窄段；C. 扩张后造影显
　　　　示残余狭窄，但血流速度明显加快

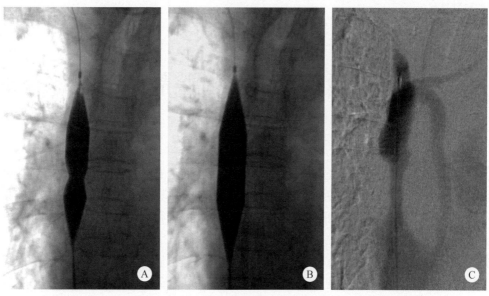

图72-4　18mm×40mm球囊扩张上腔静脉狭窄，回弹明显，奇静脉代偿未消失

**Tips**

- 上腔静脉综合征表现为双侧面部、颈部水肿，胸壁广泛浅静脉曲张及腹壁静脉曲张。腹壁静脉曲张血流方向自上而下。
- 因颈内静脉回流障碍，鼻咽腔充血，患者可有鼻塞、咳嗽等症状。
- 奇静脉常开放，血液逆流。
- 狭窄有效开通后患者头面部症状迅速缓解。
- 大部分患者扩张后即刻回弹，即使大直径PTA球囊也无法避免，但患者症状可得到有效缓解。

**5**

# 73 平行球囊技术治疗上腔静脉阻塞综合征

男性，52岁。因肾小球肾炎发展为CKD 5期，5年前经右颈内静脉置入Cuff导管规律透析。1年前建立左前臂AVF进行透析并拔除右颈内静脉导管。6个月前逐渐出现右上肢肿胀伴胸壁静脉曲张，未治疗。1个月前因上述症状加重于外院进行"血管介入扩张"手术，术后症状加重，头颈部胀满，鼻塞。

**体格检查：**右前臂Brescia-Cimino内瘘，吻合口震颤明显，左上肢轻度肿胀。面部、颈部肿胀，右侧颈部及锁骨下可见既往CVC手术瘢痕。双上臂、肩部、双侧胸壁及腹壁可见广泛浅静脉曲张（图73-1）。

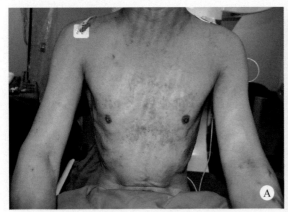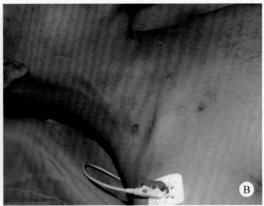

图73-1　A. 双上臂、肩部、双侧胸壁及腹壁可见广泛浅静脉曲张；B. 颈部可见既往CVC手术瘢痕

**治疗方案：**患者双侧面部、颈部肿胀伴头部胀满、鼻塞，胸腹壁广泛静脉曲张，加之右颈内静脉插管病史，考虑上腔静脉闭塞，拟腔内介入治疗。

**手术经过：**右股静脉穿刺置动脉鞘，导丝配合5F椎动脉导管无法通过上腔静脉近心端，造影显示上腔静脉闭塞。另自左肘部正中静脉穿刺，0.035″亲水导丝配合4F椎动脉导管通过闭塞病变端至下腔静脉。分别使用8mm×40mm、10m×40mm、12m×40mm PTA球囊（Mustang，Boston Scientific）对狭窄部位进行扩张。但造影复查发现上腔静脉管腔完全回弹，遂经股静脉向头侧再引入一根导丝并通过狭窄段，分别自股静脉及左肘正中静脉引入球囊，平行并列于上腔静脉病变部位。选择直径组合为8mm+10mm、8mm+12mm、10mm+12mm双球囊同时充盈，开通上腔静脉闭塞段，回撤球囊造影见弹性回缩＞50%。考虑血流速度较快，患者头面部胀满感及闭塞好转，未放置支架。次日患者面、颈部肿胀，上肢水肿及腹壁静脉曲张消失，但胸壁浅静脉曲张仍然存在（图73-2）。

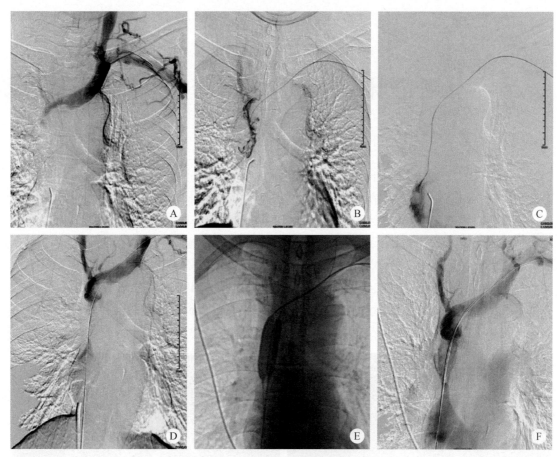

**图73-2**　手术经过：A. 左肘部正中静脉穿刺造影显示上腔静脉闭塞；B、C. 尝试经肘部入路通过闭塞段；D.PTA球囊对闭塞部位进行扩张后造影复查发现上腔静脉管腔完全回弹；E. 双球囊并列同时充盈对狭窄端进行扩张；F. 造影见上腔静脉闭塞段开放，但弹性回缩＞50%

---

**Tips**

- 上腔静脉闭塞，单向开通失败时可尝试从另一方向通过病变段。
- 当无法获得大直径高压PTA球囊导管时，可试行双球囊平行并列扩张方式。
- 双球囊扩张时，两个压力泵需同步缓慢扩张，防止球囊由于压力不均衡而相互移位。

# *74* 上腔静脉心包补片成形治疗上腔静脉阻塞综合征

女性，41岁。既往高血压10年，最高260/140mmHg。6年前发现已进入CKD 5期，开始经右颈内静脉长期导管进行规律血液透析。导管使用4年余后因流量下降建立左前臂Brescia-Cimino内瘘。术后1个月出现头颈部水肿，拔除中心静脉导管后症状无好转并逐渐出现胸腹部静脉曲张。入院前7个月开始出现左上肢肿胀伴活动后胸闷、憋气。胸部平片提示双侧胸腔积液。通过增加透析次数、加强超滤脱水及减轻干体重后症状稍有好转。但上述症状反复发作并进行性加重，至入院前1个月，安静时亦出现喘憋，夜间不能平卧，伴鼻塞。无咳嗽，无头痛、头晕等神经系统症状。经CT检查提示上腔静脉及右颈内静脉闭塞（图74-1），曾多次尝试介入治疗开通未成功。

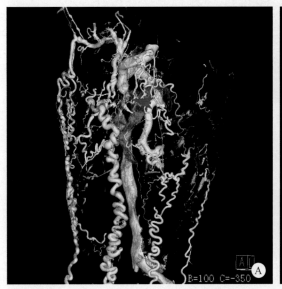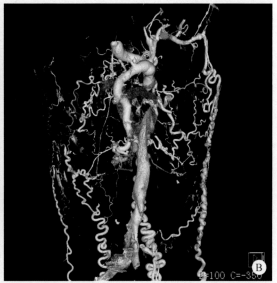

图74-1 上腔静脉造影（CT venography，CTV）：A.左前斜位，显示上腔静脉梗阻（红色箭头）及侧支循环；B.后前位，显示奇静脉代偿增粗

**体格检查：** 颜面、眼睑、颈部肿胀，口唇微绀，左颈静脉充盈。胸壁及腹壁可见多发静脉曲张，血流方向自上而下。双下肺呼吸音低，未闻及啰音。左上肢明显肿胀，左腕部内瘘处可及震颤（图74-2）。

**血管造影：** 经左上肢内瘘及右股静脉穿刺上腔静脉造影显示左上肢内瘘正常，血液经左上臂头静脉及贵要静脉回流。上腔静脉近右心房处闭塞，奇静脉开放代偿，血流向远心端逆向流动。胸腹壁、胸腔及椎旁可见多条侧支循环开放，血液经侧支血管经下腔静脉回流（图74-3）。上腔静脉、下腔静脉造影显示闭塞段长约2cm，尝试双向开通未成功，终因导丝穿通管壁外而放弃介入治疗。

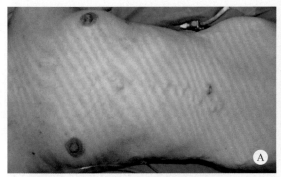
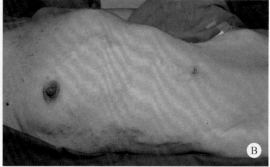

图74-2　胸腹壁广泛浅静脉曲张

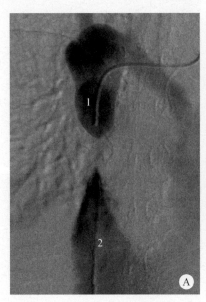
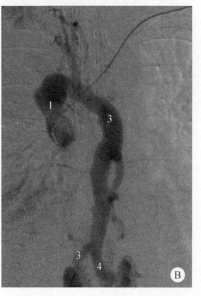

图74-3　血管造影：A.上腔静脉、下腔静脉造影；B.上腔静脉造影，显示奇静脉代偿增粗，血流反向。
1.上腔静脉；2.右心房；3.奇静脉；4.半奇静脉

**治疗方案：** 患者属于Ⅲ型上腔静脉阻塞综合征，已经伴有颜面部肿胀、呼吸困难、顽固性胸水，严重影响生活质量。多次尝试介入开通失败，考虑闭塞端较长，介入治疗困难，决定开放手术治疗。

**手术经过：** 正中劈开胸骨，剪开心包，探查上腔静脉于入右心房处缩窄闭塞。纵行剖开上腔静脉至右心耳，见该段上腔静脉约3cm完全闭塞，自正中锐性切开闭塞段上腔静脉至两端正常管腔处，剪除增生内膜及纤维粘连带。另取心包一块，剪裁后补片修补于上腔静脉狭窄段（图74-4）。术前上腔静脉压力35mmHg，阻断奇静脉后上腔静脉压力升至43mmHg，完成上腔静脉修补开放阻断钳后压力降至5mmHg。患者术后12小时拔除气管插管，憋气、鼻塞症状消失，面部肿胀明显缓解。胸水引流量自术前600～1000ml/日降至25～100ml/日。术后10日面部肿胀已完全消退，恢复左上肢正常透析。

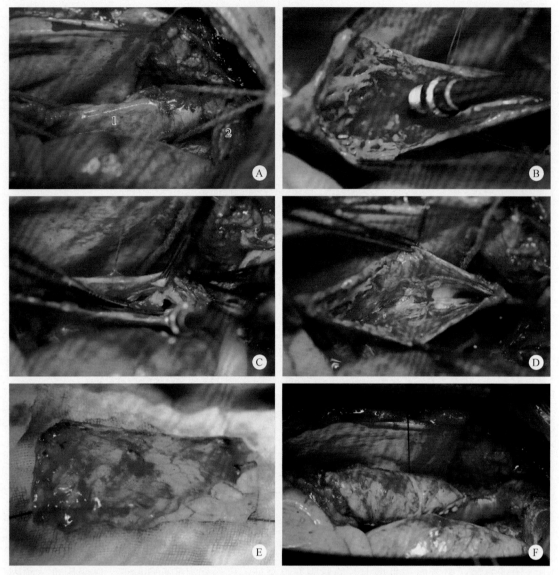

图74-4 手术经过：A.打开心包，显示上腔静脉闭塞（1）及充盈之左头臂静脉（2）；B.纵行切开上腔静脉闭塞段，内膜呈纤维样粘连增生；C.锐性切开闭塞段，剪除增生之内膜；D.清理完毕的上腔静脉；E.裁剪心包约5cm×7cm；F.上腔静脉心包补片成形

**Tips**

- 透析通路相关上腔静脉阻塞综合征首选介入治疗，当介入治疗失败且患者症状严重时应考虑手术治疗。
- 上腔静脉狭窄或闭塞段可切除吻合、补片成形或人工血管移植。也可进行上腔静脉或无名静脉-右心耳旁路术。
- 术前充分评估患者心脏功能，术中备血液回收机。

# 75 头臂静脉 – 右心耳人工血管旁路治疗上腔静脉阻塞综合征

男性，42岁。既往因流行性出血热并发肾功能衰竭期，8年前开始建立右前臂自体动静脉内瘘术进行透析，曾经多次手术翻修。5年前右上肢内瘘失功后开始经右颈内静脉长期导管进行规律血液透析，使用4年余后建立左前臂自体动静脉内瘘并拔除右侧颈内静脉导管。拔管后即出现间断头面部肿胀伴胸闷憋气。充分透析后略有缓解。至入院前1个月因内瘘流量下降于外院尝试介入治疗，随后出现左上肢肿胀。

**体格检查：**颜面、眼睑、颈部肿胀。胸壁及腹壁可见多发静脉曲张。右颈部及锁骨下可见手术瘢痕。左上肢明显肿胀，左腕部内瘘处可及震颤。

**血管造影：**经左上肢内瘘及右股静脉穿刺上腔静脉造影显示左上肢内瘘正常，左头臂静脉通畅。上腔静脉近右心房处闭塞，奇静脉开放代偿，血流向远心端经奇静脉及半奇静脉逆向流入下腔静脉（图75-1）。上腔静脉、下腔静脉造影显示闭塞段长2～3cm，反复尝试双向开通未成功，因透视下发现导丝穿出上腔静脉管壁外而放弃介入治疗，造影未见对比剂外溢。术后30分钟患者感胸闷、大汗，血压下降至60/40mmHg伴心率加快（128次/分），考虑急性心包填塞，立即使用鱼精蛋白中和肝素，床旁超声心动图证实后即刻进行心包穿刺置管引流，共引流不凝血280ml，患者血压恢复正常，症状缓解。

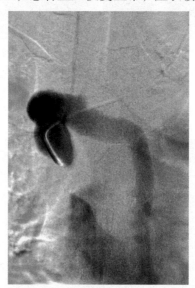

图75-1　上腔静脉、下腔静脉造影提示上腔静脉完全闭塞

**治疗方案：**患者为Ⅲ型上腔静脉阻塞综合征，伴有颜面部肿胀、憋气、肢体肿胀等症状，影响生活质量。尝试介入开通失败，考虑闭塞端较长，介入治疗困难且远期疗效不佳，拟开放手术治疗。

手术经过：正中劈开胸骨，剪开心包，探查上腔静脉于入右心房前缩窄闭塞。触诊狭窄段上腔静脉约4cm长，管腔实变并延伸至心房入口。考虑切除狭窄段上腔静脉并使用人工血管置换无法避开窦房结部位，遂使用直径20mm PTFE人工血管（Gore）建立左头臂静脉-右心耳人工血管旁路（图75-2）。患者术后24小时拔除纵隔引流，憋气症状消失，面部肿胀明显缓解。术后经左上肢通路正常透析，未经CVC过渡。

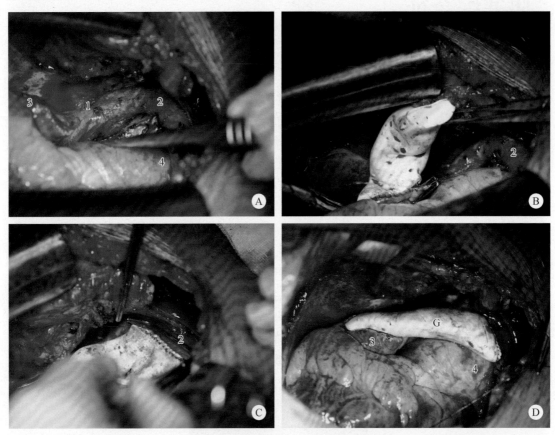

图75-2　手术经过：A.打开心包，显示上腔静脉闭塞段及充盈之左头臂静脉；B.心耳钳阻断右心耳，取直径20mm PTFE人造血管修剪后与右心耳建立端-侧吻合；C.阻断左头臂静脉，人工血管远心端修剪后与之建立端-侧吻合；D.完成左头臂静脉-右心耳人工血管旁路。1.闭塞之上腔静脉；2.左头臂静脉；3.右心耳；4.主动脉弓；G.人工血管

**Tips**

- 透析通路相关上腔静脉阻塞综合征首选介入治疗，治疗过程中如发现导丝穿出上腔静脉外，特别是阻塞部位位于右心房入口时应立即终止操作。该部位上腔静脉位于心包反折近端，一旦穿破易引起心包填塞。

- 此类患者介入手术后应密切观察2～4小时，特别是导丝、导管穿出上腔静脉者更应注意。一旦临床出现贝克三联征（Beck's triad：心音遥远，心搏动减弱；静脉压升高，颈静脉扩张；动脉压降低，脉压减小）应明确诊断并立即进行心包引流。如介入治疗过程中曾经使用肝素，应静脉给予鱼精蛋白中和。

- 上腔静脉/头臂静脉-右心耳旁路术应使用较大直径人工血管。

# 作者述评 7　中心静脉狭窄

## 不同部位中心静脉狭窄临床表现及鉴别诊断

锁骨下静脉狭窄或闭塞（图C7-1，A）（病例66）
- 同侧肢体水肿、疼痛、压痛、红肿
- 同侧胸、肩部、胁肋部侧支循环静脉

单侧头臂静脉狭窄或闭塞（图C7-1，B）（病例67）
- 同侧头、颈、肩部及胸部粗大侧支循环静脉
- 同侧颈、面部肿胀
- 同侧乳腺肿胀（女性）

双侧头臂静脉狭窄或闭塞（图C7-1，C）（病例68）
- 头、颈、肩部侧支循环静脉开放（双侧）
- 通路侧肢体肿胀
- 头面颈部胀满

上腔静脉狭窄或闭塞（图C7-1，D）（病例72）
- 头、颈、肩部及胸、腹部粗大侧支循环静脉
- 头颈部胀满及憋气、闭塞
- 头晕、精神改变、视力障碍（颅内静脉高压）

5

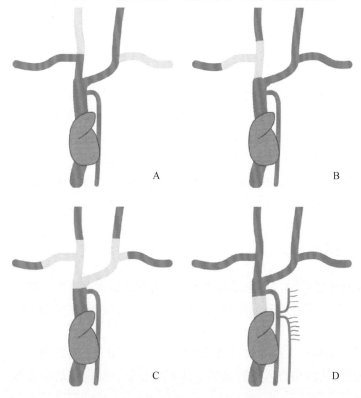

图C7-1　中心静脉狭窄类型

## 中心静脉狭窄腔内血管治疗指征

CVS是否需要干预取决于临床症状和静脉造影结果。狭窄程度＞50%的患者如无临床症状切勿盲目进行介入治疗，否则会加速病变进展。CVS治疗指征见表C7-1。中心静脉狭窄首选血管腔内介入治疗，外科手术治疗作为最后选择。

表C7-1　中心静脉狭窄治疗指征

| |
|---|
| 颅内静脉高压（血液自同侧颈内静脉逆流，并经对侧颈内静脉回流） |
| 有症状的肢体肿胀 |
| 颈部或面部肿胀 |
| 乳房肿胀 |
| 静态静脉压明显升高 |
| 透析后穿刺部位出血时间延长 |
| 再循环 |
| 通路动脉瘤样扩张持续发展 |
| 通路血栓形成 |
| 上腔静脉阻塞综合征 |

## 腔内血管治疗器械的准备

介入器械：150～260cm长，0.035″超滑及加硬导丝、7F～12F动脉穿刺鞘（用于通过10mm以上球囊扩张导管及大口径介入器械，如覆膜支架）、选择性造影导管（常用5F椎动脉导管）、45～55cm长鞘（用于稳定导丝、导管，协助传递导丝作用力至病变处）、8～20mm高压PTA球囊导管（锁骨下静脉：8～12mm，无名静脉：12～16mm，SVC：14～20mm）。

## 腔内血管治疗入路的选择

如上肢透析通路直径足够，建议自上肢通路穿刺点顺行穿刺置动脉鞘，导丝较易通过狭窄或闭塞病变段，避免受到静脉瓣膜阻挡。导丝远端需进入下腔静脉以提供足够的支撑力，并防止支架移位（如需放置支架）进入右心房。以下情况可考虑股静脉穿刺入路：①上肢通路血管过细，无法置入大口径动脉鞘；②上肢入路无法通过闭塞性病变；③需放置大口径介入器械（如覆膜支架）。股静脉入路，导丝通过病变段后其远端需进入上肢静脉远端以提供足够支撑力。

## 中心静脉狭窄PTA基本步骤

1. 经上肢透析通路穿刺区域穿刺置动脉鞘，造影了解穿刺点近心端透析通路至右心房全程情况，确定中心静脉病变部位。手指压迫近心端流出道静脉，逆行造影确定穿刺点远心端及吻合口有无病变。

2. 导丝配合5F椎动脉导管通路狭窄病变，必要时可借助长鞘以增加支撑力。造影确认导管位于主干静脉，交换加硬导丝并使其远端进入下腔静脉，勿进入心脏，除提供足够支撑力外，同时减少支架脱落进入心房的风险。

3. 全身肝素化（普通肝素40～50IU/kg体重）

4. 根据病变部位临近正常静脉直径选择合适的球囊扩张导管

5. 扩张球囊，确认腰型狭窄消失，维持压力1～2min

6. 移除PTA球囊，经动脉鞘造影，注意保持导丝位于原位。

• 残余狭窄：增加2mm球囊直径，重复扩张。

• 弹性回缩：重复球囊扩张或考虑放置支架。中心静脉狭窄有较高的弹性回缩率。

• 血管破裂：鱼精蛋白中和肝素，破裂处使用低压球囊充盈，建议放置支架。

7. 特殊情况处理。

## 中心静脉闭塞

1. 尝试使用直头导丝通过闭塞病变。

2. 利用长鞘和导管接近病变部位，导丝出头勿过多以获得足够的支撑力。

3. 股静脉穿刺，使用长鞘（45cm）及导管经下腔静脉抵达闭塞病变部位后双向同时造影，明确病变范围及走行，尝试双向开通。

4. 导丝通过但导管或球囊无法通过时可尝试使用鹅颈抓捕器或"through and through"技术将导丝从另一端穿刺点动脉鞘拉出，两端保持一定张力情况下即可顺利通过导管或球囊；首先使用4～6mm直径球囊扩张闭塞段，以便于通过更大直径的长鞘或其他介入器械。

5. 锐性开通需十分小心，中心静脉内血流量可达2L/min，一旦穿透管壁可能引发大量出血，造成纵隔血肿或血胸。需要常备相应口径的覆膜支架以备应急使用。

6. 上腔静脉闭塞常发生在心房入口附近，该位置多位于心包内，一旦穿破，即使造影导管引起的小破口亦可导致心脏压塞。

## 中心静脉狭窄腔内治疗支架置入指征及要点

表C7-2　支架置入指征及要点

| 指征 |
| --- |
| 扩张后狭窄部位弹性回缩 |
| 再狭窄症状短期内复发 |
| 血管破裂（考虑覆膜支架） |
| 首次治疗完全性闭塞 |
| **支架尺寸** |
| 直径应超过目标血管直径10%～20% |
| 支架长度应超过4cm以避免支架移位 |
| **支架选择** |
| 选择自膨支架 |
| 尽量避免使用Wallstent支架 |
| 避免使用球囊扩张支架 |
| **部位** |
| 支架避免覆盖对侧无名静脉 |
| 避免支架位于胸廓入口 |

## 外科手术处理

外科手术做为中心静脉狭窄处理的最后选择，创伤大，手术操作困难且由于胸壁侧支循环静脉高压导致出血量大。手术可选择闭塞段静脉置换（自体静脉或PTFE血管）、补片（自体心包或人工补片）修补、头臂静脉-右心房转流（图C7-2）、解剖外途径（腋-腋静脉、腋-股静脉）转流、HeRO装置等。通路结扎做为最后的手段，虽可有效缓解症状但导致通路丧失。

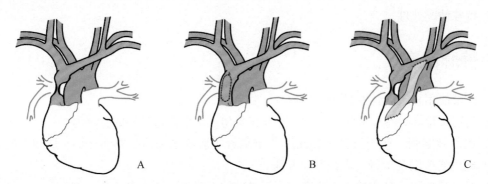

图C7-2　上腔静脉狭窄外科手术治疗：A.上腔静脉狭窄；B.上腔静脉补片成形；C.无名静脉-右心耳旁路

## 并发症及其处理

表C7-3　中心静脉腔内治疗潜在并发症及其处理方法

| 并发症 | 处理方法 |
| --- | --- |
| 血胸 | 腔闭式引流，覆膜支架 |
| 纵隔血肿 | 观察，纵隔引流、覆膜支架 |
| 心脏压塞 | 心包引流、手术 |
| 锐性开通过程中损伤动脉 | 覆膜支架 |
| 支架移位 | 重新定位，移位至其他部位，取出 |
| 支架内再狭窄 | PTA，覆膜支架 |
| 狭窄或阻塞迅速复发 | 裸支架或覆膜支架 |

### 静脉破裂

1.临床表现
- 血胸、血气胸、纵隔血肿

2.处理
- 鱼精蛋白中合肝素
- 破裂处低压球囊充盈贴附，如仍无法控制出考虑放置支架

### 动脉损伤

1.临床表现
- 假性动脉瘤、血胸、血气胸、纵隔血肿

2. 处理

•覆膜支架置入，胸腔闭式引流及纵隔引流

## 心包填塞

少见但致命的并发症（SVC破裂发生率：0.1%～1.8%），正确识别及诊断是预防死亡的关键。

1. 临床表现

•窒息、大汗和胸痛

•Beck三联征（低血压及低脉压差、颈静脉怒张、心音遥远）

•超声心动图

•心电图

•并非所有患者造影均可见对比剂外溢

2. 处理

•立即进行心包引流

•鱼精蛋白中和肝素

•必要时球囊填塞，无法控制出血考虑覆膜支架或外科手术

## 支架移位

1. 支架移位的原因

•静脉解剖特点：直径自远心端至近心端由小至大

•外力作用及血流动力学改变：锁骨和第一肋间的相对运动、呼吸及心脏运动（图C7-3）

•支架的特性：镍钛支架短缩率约7%，Wallstent™支架约30%～40%

•决策及支架释放错误：支架尺寸过小、支架释放过快导致"前跳"、支架释放后输送系统不恰当回撤（图C7-4）

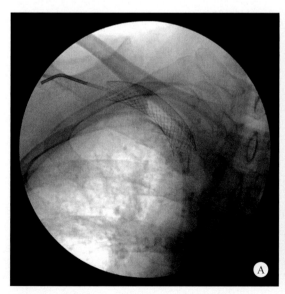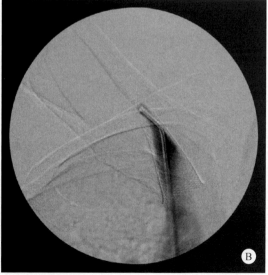

**图C7-3**　A. Wallstent™支架放置于右锁骨及第一肋夹角处（狭窄位置），支架2/3位于狭窄处近心端；B. 支架在锁骨和第一肋相互运动力作用下逐渐向近心端移位，最终导致锁骨下静脉闭塞（4个月后复查结果）

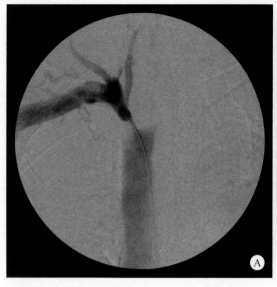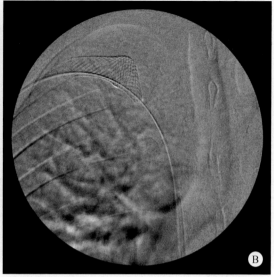

图C7-4　A.右无名静脉汇入上腔静脉处重度狭窄，PTA后回弹；B.置入Wallstent™支架后回撤输送杆时其末端挂住支架引起支架移位

2.处理

- 重新捕获（最佳选择）
- 重新定位于其他部位（例如髂静脉）
- 使用更大口径支架将其锚定于新部位
- 原位搁置
- 外科手术移除

## 补 充 阅 读

HorikawaM，Quencer KB，2017. Central Venous Interventions. Tech Vasc Interventional Rad，20：48-57（较全面总结了中心静脉狭窄治疗）

Sequeira A，2016. Stent migration and bail-out strategies. Vasc Access，17：380-385（支架移位的治疗原则）

# 第六部分 动 脉 瘤

# 76 AVF 真性动脉瘤切除，近心端内瘘重建

男性，45岁。既往肾小球肾炎，高血压病17年，CKD 5期。14年前建立左前臂AVF并规律血液透析。1个月前手术切口部位出现搏动性肿物，约3cm×2cm×2cm，无伴随症状。1周前肿物迅速增大，伴局部疼痛。

**体格检查：** 左鼻烟窝AVF，手术切口局部呈瘤样变，大小约5cm×4cm×4cm，肿物顶点皮肤菲薄并局限性隆起，通路可及搏动及震颤，上肢头静脉走行正常（图76-1）。

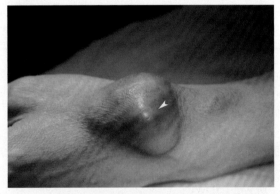

图76-1 鼻烟窝内瘘处真性动脉瘤，局部皮肤菲薄（箭头）

**DSA：** 左鼻烟窝内瘘，吻合口处头静脉瘤样膨出，动脉瘤近端头静脉可见狭窄，前臂及上臂头静脉管腔正常。桡动脉、尺动脉管壁重度钙化。桡动脉管腔通畅，无明显狭窄（图76-2）。

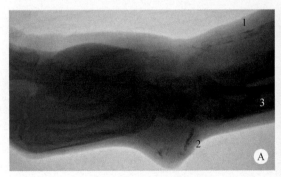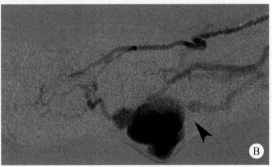

图76-2 A.平片显示尺动脉（1）、瘤体（2）及桡动脉（3）均有明显钙化；B.DSA显示动脉瘤及其近心端狭窄（箭头）

**治疗方案：** 鼻烟窝吻合口处真性动脉瘤快速增大，局部皮肤存在破裂风险，瘤体近心端狭窄，应手术治疗。拟切除吻合口动脉瘤并于近端重建内瘘。

**手术经过：** 上臂气压止血带加压至220mmHg阻断血流。沿动脉瘤表面切开皮肤游离瘤体、近端头静脉及吻合口，切除瘤体及狭窄段头静脉。修补桡动脉破裂口，于腕部近端重建头静脉-桡动脉端-侧吻合（图76-3）。

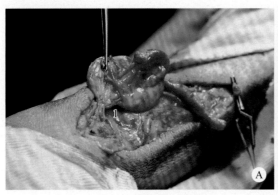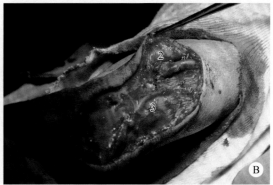

图76-3　手术经过：A.游离并切除瘤体；1.原吻合口；B.近心端重建头静脉-桡动脉内瘘；2.新建吻合口；3.桡神经浅支

> **Tips**
>
> - 当动脉严重钙化时，吻合口局部阻断常难以奏效，此时采用气压止血带常有较好的控制出血效果，但需要臂丛阻滞麻醉。
> - 动脉瘤快速增大并存在破裂风险时应及时手术治疗，切除瘤体。
> - 注意保护桡神经浅支。

**6**

# 77 AVF真性动脉瘤切除，近心端内瘘重建，吻合口限流

女性，71岁。既往高血压病，CKD 5期，建立左前臂AVF并规律血液透析16年。1个月前摔倒后伤及内瘘处，随即出现吻合口附近内瘘血管迅速扩张，伴轻微疼痛。

**体格检查：**左前臂中部AVF，近吻合口血管呈串珠样动脉瘤，范围约9cm，轻压痛，可及较弱震颤及杂音，搏动感较强。左前臂可见多处手术瘢痕（图77-1）。

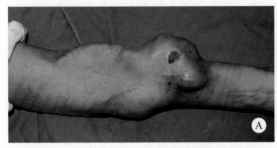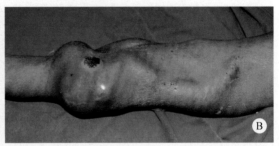

图77-1 前臂AVF迅速增大之瘤样变A.尺侧；B.桡侧

**DSA：**左肱动脉及桡动脉管腔未见异常，桡动脉中段迁曲。内瘘吻合口处呈多发瘤样扩张，可见局限狭窄，狭窄近端静脉通畅，至中心静脉段未见异常（图77-2）。

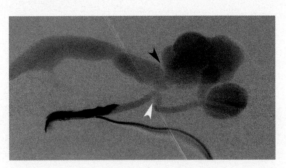

图77-2 造影显示头静脉-桡动脉内瘘，近吻合口膨大，呈多发动脉瘤，较大瘤体近心端管腔狭窄（黑色箭头），桡动脉迁曲（白色箭头）

**治疗方案：**动脉瘤样变增大迅速，应予以处理。狭窄部位近端静脉正常，该处解剖上与桡动脉迁曲部位临近。拟切除瘤样变及狭窄部位，近端头静脉与桡动脉迁曲部位重建自体内瘘。

**手术经过：**手术切除瘤样变段头静脉，连续缝合修补桡动脉吻合口（图77-3B、图77-4）。于狭窄近端游离头静脉及桡动脉重新建立端-侧吻合。由于该处头静脉直径过大（约15mm），为匹配动脉、静脉血管口径以及防止术后出现高流量瘘风险，吻合时采用吻合口限流成形（图77-3C、图77-5）。

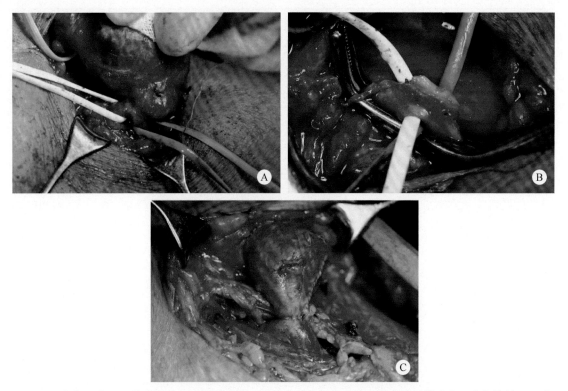

图77-3 手术经过：A.游离吻合口及两端动脉，便于术中控制出血；B.修剪桡动脉吻合口准备修补；C.头静脉-桡动脉端-侧吻合（注意吻合口缩窄，限流成形）

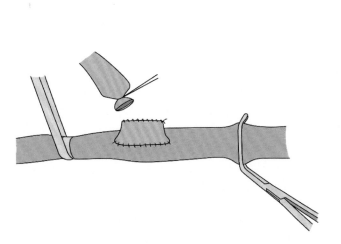

图77-4 原吻合口关闭，保留吻合口部分静脉壁，关闭后不会引起动脉狭窄

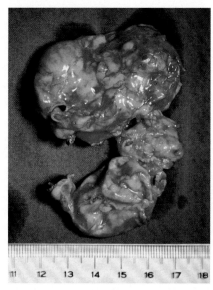

图77-5 切除标本

**Tips**

- 手术时首先游离动脉吻合口及两端动脉，便于术中控制出血，掌握主动权。
- 如吻合口无钙化及狭窄性病变，可保留原吻合口及约1～2mm静脉壁用于修补动脉破口，防止吻合后狭窄（图77-4）。
- 通路中流出道狭窄病变需同期解决。
- 静脉明显扩张的成熟内瘘重建时需注意吻合口直径，防止日后出现高流量内瘘及远端肢体缺血。

# *78* 自体动静脉内瘘动脉瘤切除成形术

　　女性，31岁。12年前因肝硬化，肝肾综合征进展至CKD 5期，建立右腕部Brescia-Cimino内瘘规律透析。5年前开始内瘘进行性增粗、迂曲伴局部膨大。患者恐反复穿刺引起局部动脉瘤加重，改用前臂静脉属支作为流出道穿刺。6个月前该属支闭塞，遂经右颈内静脉放置CVC维持透析。

　　**体格检查：**右腕部自体内瘘，前臂全程迂曲扩张，局部呈动脉瘤样变。吻合口处触诊坚硬，可及震颤和杂音，右上肢无肿胀。通路触诊轻度搏动感，举臂试验阳性（图78-1）。

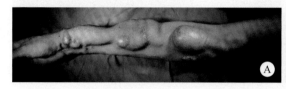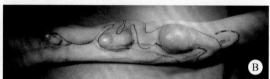

图78-1　A.右前臂AVF，多处瘤样扩张及迂曲；B.黑色描记线为头静脉走行，红色为肱动脉走行

　　**DSA：**经右肱动脉穿刺造影，提示右腕部吻合口重度钙化，头静脉前臂明显扩张迂曲，血流经肘正中静脉汇入贵要静脉回流，汇入处呈180度迂曲导致回流不畅。肘正中静脉瘤样扩张，范围达6.0cm×5.0cm，右侧贵要静脉、无名静脉及上腔静脉均通畅。

　　**治疗方案：**患者右前臂AVF瘤样扩张为肘正中静脉汇入贵要静脉处过度迂曲导致，且患者因本地透析医院拒绝穿刺瘤样变处及迂曲部位血管，强烈要求进行通路成形手术。鉴于吻合口同时存在重度钙化，拟一期进行吻合口重建、动脉瘤切除成形并纠正流出道过度迂曲导致的回流障碍。

　　**手术经过：**臂丛麻醉，沿前臂通路走行全长切开皮肤，自吻合口至肘上贵要静脉游离前臂头静脉及肘正中静脉。于原吻合口近端约2cm处游离桡动脉。临近吻合口切断头静脉，剪除远端冗余头静脉瘤样变段，切除肘正中静脉瘤样变处冗余瘤壁，使用直径10mm扩宫棒作为支撑，7-0聚丙烯缝线连续缝合重建该处肘正中静脉。肝素盐水充盈前臂头静脉并确保其无渗漏及扭曲，之后与腕部桡动脉建立端-侧吻合。由于前臂头静脉直径仍有10mm，吻合口采用限流缝合（图78-2）。

6

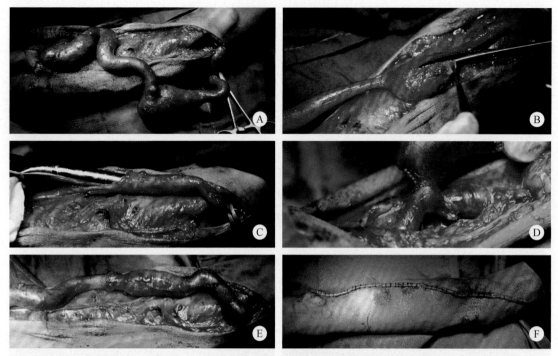

图78-2　A.游离右前臂通路全长，包括动脉瘤样变处；B.修剪冗余瘤壁；C.使用10mm扩宫棒作为支撑恢复静脉完整性；D.重建头静脉-桡动脉吻合。由于头静脉及桡动脉直径均较粗，吻合口采用限流缝合；E.吻合完毕，肘关节处180度迂曲已纠正；F.缝合皮肤

---

**Tips**

- AVF动脉瘤功能正常时不建议单纯为美观进行通路成形术。
- 如存在流出道回流障碍应在手术中同期解决。
- 手术范围大，宜采用区域阻滞麻醉或全身麻醉。手术结束前仔细止血，建议使用双极电凝，必要时创面放置引流。
- 注意保护前臂神经。
- 通路重新吻合前应先注入肝素盐水使之充盈，摆正角度，切勿扭曲成角。
- 吻合口过大时建议限流。

# 79 动脉瘤切除，通路新建

男性，42岁。既往高血压病，CKD 5期。建立右前臂AVF进行血液透析治疗8年。1周前因内瘘血栓形成于当地医院注射"溶栓药物"加局部按摩，尝试破碎通路内血栓。治疗后透析流量仍然无法满足透析处方流量，且局部按摩处皮肤逐渐变黑，1天前突发破裂出血。

**体格检查**：右前臂Brescia-Cimino内瘘，于近吻合口、前臂中部及近肘部多处呈动脉瘤样变。其中近吻合口处瘤样变表面破溃，皮肤形成直径约1.5cm溃疡，通路血管外露，表面结痂，无活动出血（图79-1）。通路未震颤，听诊可闻及弱血管杂音。

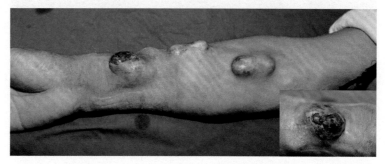

图79-1 前臂Brescia-Cimino内瘘，右下角图显示皮肤溃疡，血管外露

**DSA**：经右肱动脉造影显示吻合口桡动脉流入道重度狭窄（＞95%），上臂头静脉全程纤细，几近闭塞。肘正中静脉闭塞钙化，通路血流自穿静脉流入肱静脉回流。穿静脉开口重度狭窄及钙化，上臂肱静脉重度狭窄（图79-2）。

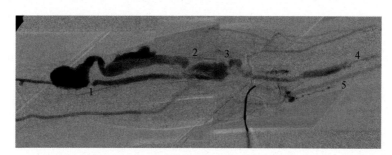

图79-2 DSA：吻合口桡动脉流入道（1）重度狭窄，血液由尺动脉经掌弓供应。前臂通路动脉瘤样变之间头静脉（2）重度狭窄。肘正中静脉闭塞，血液自穿静脉（3）流入肱静脉，穿静脉起始部重度狭窄；上臂肱静（4）重度脉狭窄。后期可见贵要静脉（5）显影。

**治疗方案**：该通路全程多处重度狭窄钙化，流出道不佳，虽可经血管腔内介入开通但远期效果差。吻合口处瘤样变已破溃，通路已无修复价值，应全程切除并另建立新通路。

**手术经过**：完整切除自吻合口至肘部通路血管及瘤样变。吻合口处桡动脉重度钙化，无法修补，探查远端桡动脉反血活跃，结合术前造影，明确尺动脉及掌弓通畅，故结扎桡动脉（图79-3、图79-4）。次日于左前臂建立头静脉-桡动脉AVF，并经右颈内静脉插管过渡透析。

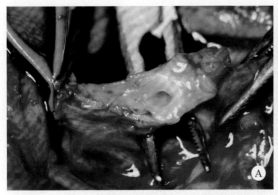
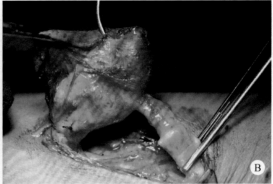

图79-3　A.桡动脉狭窄伴重度钙化（钙化段已切除）；B.肘正中静脉重度钙化，箭头处显示钙化管壁凸出

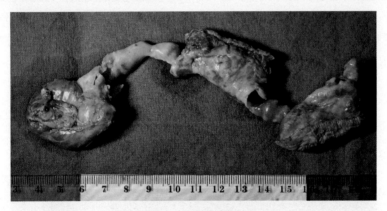

图79-4　切除通路标本

**Tips**

- 当通路修复价值不大或预期效果不佳时应果断放弃，另选择适当部位新建透析通路。
- 手术范围大，应给予患者区域组织麻醉以减少痛苦。
- 吻合口钙化，术中不易控制出血，使用上臂气压止血带。
- 结扎桡动脉前必须评估尺动脉及掌弓是否通畅，如怀疑存在狭窄或阻塞性病变则必须重建桡动脉。

# *80* 纵切横缝法翻修串联型动脉瘤间狭窄

男性，72岁。因药物性肾病发展为CKD 5期，6年前建立左前臂AVF进行规律血液透析。近2周来震颤减弱。曾经于外院接受"介入治疗"，症状无改善。

体格检查：右前臂Brescia-Cimino内瘘，前臂头静脉可见瘤样变，其中部可及一凹陷，凹陷远心端瘤样变处触诊为强搏动感，近心端瘤样变质地较软并可压缩（图80-1）。近心端静脉正常，听诊可闻及血管杂音。

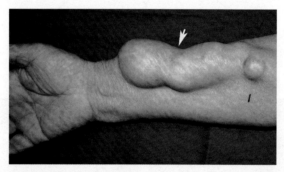

图80-1　右前臂AVF，头静脉可见瘤样变，中央可及凹陷（箭头处），其中近吻合口一侧瘤样变可及强搏动

彩色多普勒超声：右前臂AVF，吻合口通畅，直径约6mm。前臂头静脉自吻合口开始可见瘤样扩张，直径2.0～2.8cm，该处瘤样变中部可见隔膜样物，但无法区分瓣膜或管壁折叠（图80-2）。CDFI可探及血流信号。上臂头静脉及贵要静脉未见异常。

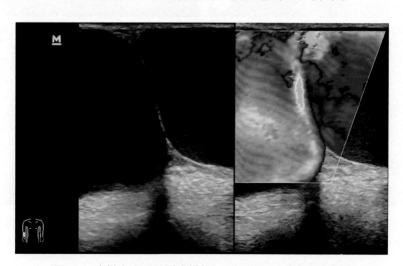

图80-2　瘤样变内可见隔膜样物，CDFI内可见彩色血流信号

　　治疗方案：患者近吻合口处头静脉膨大，凹陷处远心端可及强搏动，提示该处存在明显狭窄，该处管腔膨大且曲折，介入治疗困难，远期效果难以估计。拟手术探查并解除影响血流动力学的解剖性狭窄。

　　手术经过：以头静脉瘤样变凹陷处为中点纵行切开皮肤，向两端圆周游离瘤样变。探查凹陷处为连接两瘤样变间的极度狭窄头静脉。患者对通路外观无特殊要求，为简化手术，纵行切开狭窄段头静脉并将切口延伸至两端瘤样变处（图80-3），7-0聚丙烯缝线连续缝合前、后壁相对缘血管壁，从而形成一约1.8cm吻合口（图80-4），开放阻断钳后近吻合口端搏动明显减弱。手术后患者利用其近心端瘤样变穿刺透析，无需CVC过渡。

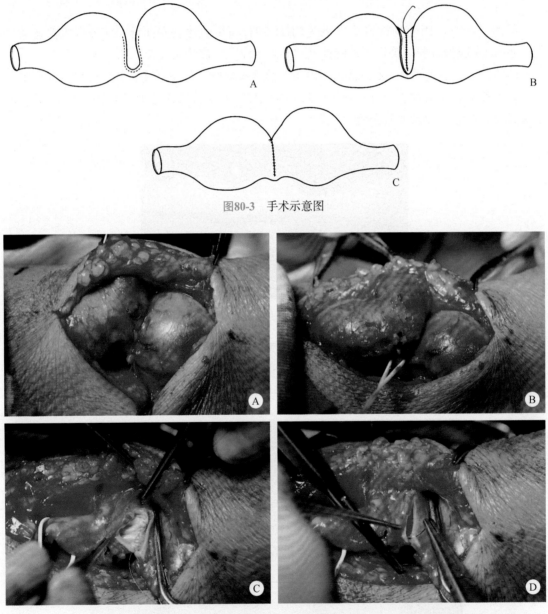

图80-3　手术示意图

图80-4　手术经过：A.以瘤样变凹陷处为中点纵行切开皮肤；B.圆周游离两端瘤样变，显露其间极度狭窄的头静脉；C.纵行切开狭窄段血管及两端瘤样变，首先完成后壁吻合；D.最后完成前壁吻合

**Tips**

- 串联型瘤样变间狭窄可能由瓣膜增生、短段管腔内膜增生引起，在血流长期冲击下极度迁曲，超声检查常不能明确病因，介入治疗也难以实施，手术探查可以明确病因并同期解决解剖异常。
- 手术以简单、有效、安全为原则，不过度追求外观完美。
- 吻合口两端需充分圆周游离以便于术中阻断。

**6**

# *81* 肱动脉假性动脉瘤切除，动脉直接修补

男性，24岁。因肾病综合征、高血压、胸闷、憋气于11个月前建立左前臂AVF规律透析。1个月前左肘部静脉端穿刺后出现肿物，呈搏动性，逐渐增大，无疼痛。

**体格检查：** 右前臂AVF，可及震颤及血管杂音。肘正中静脉下方可及搏动性肿物，直径约2.5cm，皮温不高，无压痛（图81-1）。

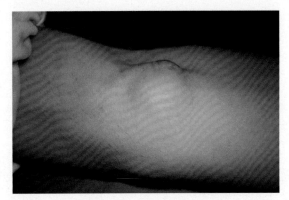

图81-1　肘部搏动性肿物

**彩色多普勒超声：** 前臂头静脉-桡动脉内瘘，通路内血流通畅，管腔未见狭窄。于肘部可见2.5cm直径肿物，包膜完整，位于肘正中静脉及肱动脉间。肿物内可见低及中等不均匀回声，CDFI见肿物内有血流信号，肿物与肱动脉相沟通，并可见血流自肱动脉流入肿物，肱动脉破裂处频谱呈"to and fro"（往复血流）形态，肿物与肘正中静脉无连通。符合肱动脉假性动脉瘤，内有附壁血栓（图81-2）。

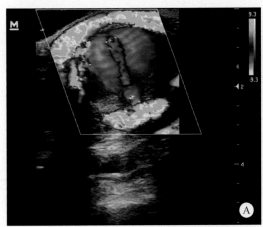
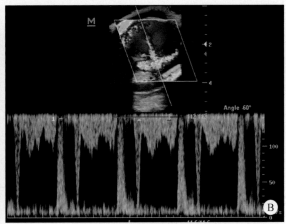

图81-2　DSA：A.肱动脉假性动脉瘤，可见高速血流冲入瘤腔；B.瘤颈部血流频谱呈现典型"to and fro"形态

**治疗方案：** 肱动脉假性动脉瘤为手术治疗绝对指征。拟手术切除瘤体，重建肱动脉。

**手术经过：** 臂丛阻滞麻醉下，肿物表面切开皮肤，沿假被膜游离瘤体、瘤颈及两端正

常肱动脉，阻断肱动脉后切除瘤体，探查肱动脉破口1mm，7-0聚丙烯缝线"8"字缝合关闭（图81-3、图81-4）。

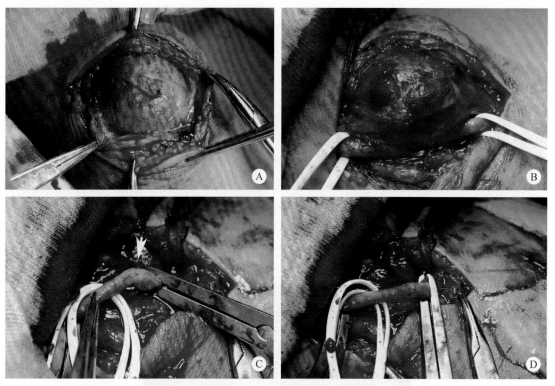

图81-3　手术经过：A.肿物表面切开，沿假性动脉瘤被膜锐性游离；B.游离瘤颈及两端正常肱动脉；C.切除瘤体，探查肱动脉破裂口（箭头）；D.7-0聚丙烯缝线关闭肱动脉破口

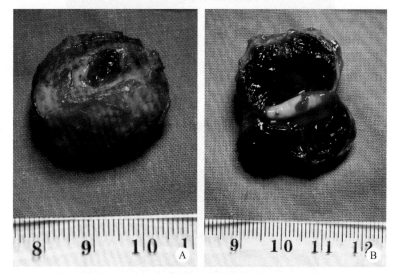

图81-4　切除之假性动脉瘤标本

---

**Tips**

- 手术前上臂放置气压止血带便于术中控制出血。
- 根据瘤颈情况及肱动脉破损大小决定直接修补、补片修补或自体血管间置。

# *82* 肱动脉假性动脉瘤切除，一期重建上臂 AVF

男性，63岁。既往肾小球肾炎进展为终末期肾病（end-stage renal disease，ESRD），高血压病，左上臂骨折内固定术。26年前建立左前臂Brescia-Cimino内瘘并开始透析。后接受肾移植一度中断透析。18年前移植肾失功、前臂内瘘功能不良，改建左肘部高位瘘透析至今，左肘部搏动性肿物4年，逐渐增大，1周前开始出现皮肤破溃及出血。目前动脉针穿刺肘部瘤体，静脉针穿刺上臂头静脉维持透析，流量约250ml/min。

**体格检查：** 左肘部肿物直径约4cm×6cm，中央约1.5cm×2.0cm皮肤缺损，表面覆盖纤维素及血栓样物质，肿物搏动感强，张力高，未及震颤（图82-1）。

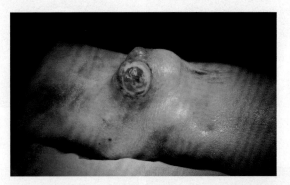

图82-1 肘部AVF，假性动脉瘤形成，穿刺点表面皮肤溃疡

**血管造影：** 左肱动脉肘部局限性膨大，直径约6cm，未见动静脉瘘口（已闭塞）。远端桡动脉、尺动脉血流通畅，延迟显影可见上臂头静脉通畅（图82-2）。

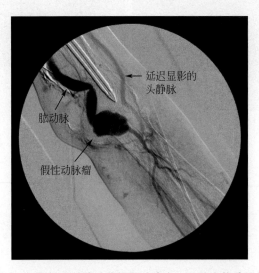

图82-2 DSA显示肱动脉假性动脉瘤，上臂头静脉通畅

治疗方案：动脉瘤迅速增大，皮肤坏死缺损，仅覆盖一薄层纤维素样物质，张力极高，随时可能发生破裂并引起致命性大出血。自体内瘘已闭塞，需重建内瘘。造影延迟显影可见通畅上臂头静脉，考虑切除动脉瘤，利用上臂头静脉一期重建肘部自体内瘘。

手术经过：肘部切口探查，游离肱动脉假性动脉瘤约4cm×6cm×5cm，并将其完整切除。原通路流出道为贵要静脉，已闭塞，肱动脉缺损约1.8cm。切取肘部正中头静脉2cm一段间置重建肱动脉。术中探查前臂头静脉近端仍通畅，游离足够长度后转位至远端肱动脉行端-侧吻合，重建上臂AVF（图82-3、图82-4）。患者术后3周经新建上臂通路恢复正常透析。

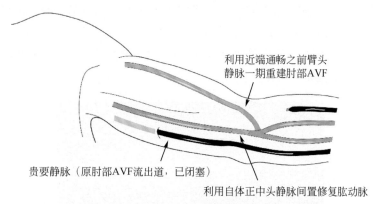

利用近端通畅之前臂头静脉一期重建肘部AVF

贵要静脉（原肘部AVF流出道，已闭塞）

利用自体正中头静脉间置修复肱动脉

图82-3 手术示意图

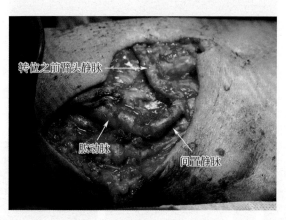

转位之前臂头静脉

肱动脉

间置静脉

图82-4 利用约2cm长肘正中静脉间置修复肱动脉缺损，游离肘部及上臂头静脉转位与远端肱动脉建立端-侧吻合，重建上臂高位AVF

---

**Tips**

- 瘤体迅速扩张、临近破裂的假性动脉瘤应立即手术切除。
- 手术范围广、时间长，建议全身麻醉。
- 使用上臂气压止血带控制出血。
- 仔细探查邻近可利用之静脉，包括已经弃用的前臂头静脉。
- 动脉端-端吻合需避免张力，如缺损较长应采用血管间置，不可强行带张力吻合。

# *83* 肱动脉假性动脉瘤切除，一期重建 AVG

男性，61岁。因糖尿病肾病于1年前建立左前臂肱动脉-头静脉环形AVG规律透析。10天前左肘部无明显诱因出现搏动性肿物，并由起初约1cm大小迅速增大至5cm左右，无疼痛，AVG可继续使用。高血压病史5年，血压控制不佳，长期维持在200/110mmHg左右。

**体格检查：**右前臂AVF，可及震颤及血管杂音。肘正中静脉下方可及搏动性肿物，直径约5cm，皮温不高，无压痛（图83-1）。

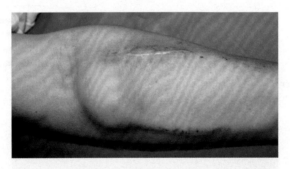

图83-1　右肘部搏动性肿物

**彩色多普勒超声：**前臂头静脉-肱动脉内瘘动脉端吻合口可见5cm×4cm无回声区，可见人工血管一端悬浮于其中，CDFI显示无回声区及人工血管腔内均有动脉血流信号（图83-2）。考虑人工血管自肱动脉吻合口脱落，假性动脉瘤形成。

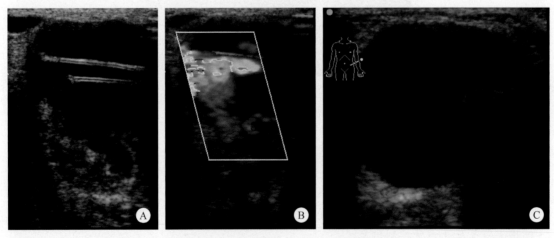

图83-2　彩色多普勒超声：A.动脉端吻合口液性暗区，可见人工血管漂浮其中；B.瘤腔内及人工血管内可见动脉血流；C.横切面，人工血管漂浮于假性动脉瘤腔中

**治疗方案：**诊断明确，瘤体增长迅速，人工血管动脉端脱落，急诊手术探查。

**手术经过：**臂丛阻滞麻醉下，上臂止血带加压至240mmHg，切开瘤体，见人工血管与肱动脉吻合口约4或5周脱落，人工血管通畅。拆除人工血管动脉端，探查肱动脉破裂口管壁组织正常，原位修剪吻合口后与人工血管残端重新建立吻合（图83-3）。手术后立即开始透析，同时嘱患者良好控制血压。

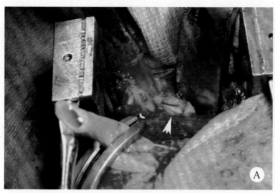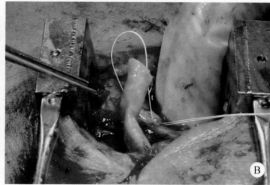

图83-3　手术经过：A.拆除人工血管动脉端，肱动脉吻合口管壁良好（箭头）无缺损；B.重新吻合人工血管–肱动脉

**Tips**

- 此类假性动脉瘤切开皮肤后无法控制出血，故术前上臂应放置气压止血带提前加压控制。
- 若肱动脉组织水肿，管壁不健康则不能直接吻合。

6

# *84* AVG 假性动脉瘤切除，保留吻合口人工血管建立高位 AVF

女性，58岁。因CKD 5期于6年前建立右前臂AVG规律透析，1年前右前臂沿人工血管走行多处逐渐出现肿物，无红肿、无疼痛、无破溃。肿物逐渐扩大，超声检查提示假性动脉瘤。曾有短暂右颈内静脉插管史。

**体格检查：**右前臂环形AVG，沿人工血管可及多个搏动性肿物，最大者5cm×3cm，通路可及震颤（图84-1）。

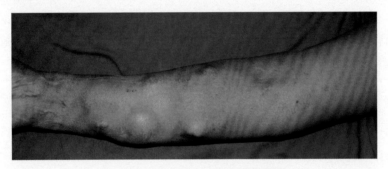

图84-1　沿AVG走行多发搏动性肿物

**DSA：**右前臂AVG，静脉端与头静脉端-端吻合，AVG两端吻合口均未见狭窄。沿穿刺部位AVG周围可见多个假性动脉瘤。上臂头静脉、锁骨下静脉及中心静脉均通畅（图84-2）。

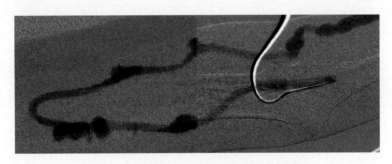

图84-2　DSA提示AVG穿刺区多发假性动脉瘤

**治疗方案：**前臂AVG多发假性动脉瘤，个别增长速度快，上臂头静脉内径增粗，可直接改上臂肱动脉-头静脉内瘘并一期切除前臂人工血管。静脉端吻合口处头静脉膨大，直接与肱动脉吻合日后可能发展为高流量瘘，拟保留部分动、静脉吻合口近心端正常段人工血管建立端-端吻合，利用6mm内径人工血管限流（图84-3）。

**手术经过：**分别游离AVG动、静脉端吻合口并切断，保留吻合口近心端部分人工血管，两近心端人工血管建立端-端吻合后切除前臂动脉破损之人工血管（图84-4、图84-5）。手术后患者即刻开始穿刺上臂头静脉透析。

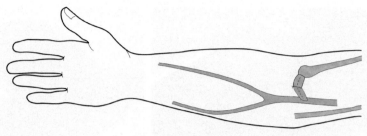

图84-3 手术示意图

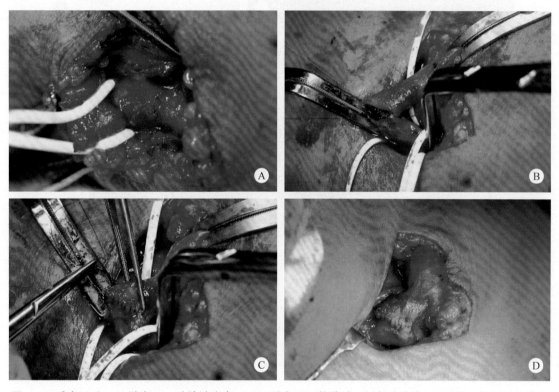

图84-4 手术经过：A.游离AVG动脉端吻合口；B.游离AVG静脉端，切断动脉端人工血管，保留近心端约1.5cm长一段，切断静脉端人工血管，保留近心端约2.0cm长一段，两近心端人工血管建立端-端吻合；C.完成前壁吻合；D.开放阻断钳，触诊震颤明显

6

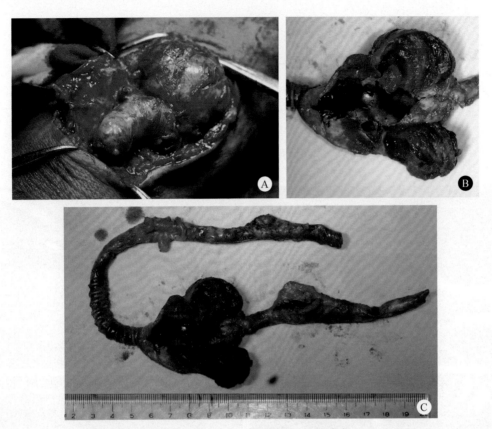

图84-5　切除远端人工血管及假性动脉瘤

**Tips**

● 利用6mm内径人工血管残端重建上臂自体内瘘可减少日后发展为高流量内瘘的风险。

# 85 AVG 腔内覆膜支架治疗假性动脉瘤

女性，58岁。既往高血压，心房纤颤，CKD 5期。多次双前臂AVF手术均未成熟。2年前建立左前臂AVG规律透析，期间曾因静脉流出道狭窄接受取栓及腔内血管成形术。1天前透析穿刺后出现左前臂及手部肿胀，疼痛伴麻木，逐渐加重。

**体格检查：**左前臂U形AVG，肘部吻合口区可及明显震颤。左前臂张力较高，肿胀，有压痛，手部肿胀。手指皮肤运动及感觉正常。

**彩色多普勒超声：**左前臂AVG动脉侧穿刺部位人工血管深面可见0.7cm×8cm搏动性无回声区，CDFI显示无回声区内有血流信号并与人工血管后壁相通。人工血管破裂口直径约0.2cm，瘤颈处血流呈"to and fro"频谱，考虑假性动脉瘤（图85-1）。AVG管腔通畅。

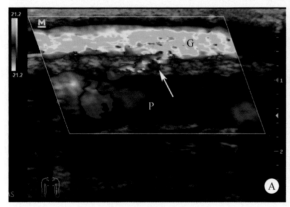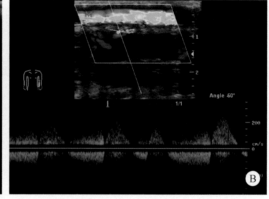

图85-1　A.彩色多普勒超声显示人工血管（G）后方无回声区，内有血流信号，可见血流自人工血管后壁流向无回声区（P，箭头为假性动脉瘤瘤颈），提示假性动脉瘤；B.瘤颈部CDFI频谱呈典型"to and fro"波形

**治疗方案：**患者AVG假性动脉瘤诊断明确，前臂张力高，伴手部麻木，不除外假性动脉瘤位于深筋膜深层，为防止发生骨筋膜室综合征，应及时处理。动脉瘤破口位于人工血管后壁，无法压迫，首选介入治疗。

**手术经过：**经人工血管静脉臂穿刺点向动脉端穿刺并置入7F动脉鞘（4cm短鞘），造影见动脉端穿刺区后壁对比剂外溢。0.035″亲水导丝进入人工血管，导丝远端进入上臂自体静脉内。沿导丝置入6mm×5cm Viabahn覆膜支架于破口处释放。再次造影见假性动脉瘤破口完全封闭，管腔连续性好（图85-2）。

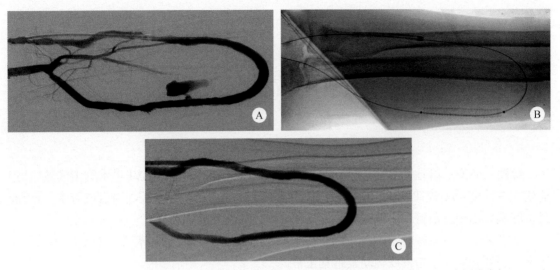

图85-2　手术经过：A.血管造影显示AVG动脉端穿刺点后壁造影剂外溢；B.放置Viabahn覆膜支架；C.再次造影管腔通畅，破口封闭

**Tips**

- 覆膜支架为AVG假性动脉瘤治疗方法之一。
- 覆膜支架放置后穿刺时间以及是否可以经支架穿刺透析尚无共识，但有长时间反复穿刺引起支架解体的报道。

# 作者述评8  血管通路动脉瘤

按照常规动脉瘤定义，所有成熟的AVF都是动脉瘤，因此该定义并不适用于血液透析通路动脉瘤。

## 机制及病理生理

- 管壁剪切力的变化作用于内皮细胞，引起血管壁结构变化，血管扩张及重构。湍流、涡流以及梯度压力可刺激管壁进一步发生重构。
- 血管通路流出道狭窄或阻塞增加跨壁压力，加速血管壁扩张。
- 反复穿刺引起血管壁局部瘢痕纤维化。
- 管壁结缔组织异常及异常胶原组织沉积。

## 命名、定义和分类

假性动脉瘤：直接与血管腔相通的血肿，其外壁被纤维囊包裹，缺乏典型血管壁结构。假性动脉瘤诊断与其大小无关；

真性动脉瘤：血管自身扩张，瘤壁包括典型的血管全层结构。有作者认为血管直径绝对值超过成熟内瘘（6mm）3倍即18mm即可定义动脉瘤。

## 分型

Valenti分型：根据外部形态分为4种亚型（图C8-1）：1型是整体扩张（Type 1a）或AVF近端（距吻合口5cm内）扩张（Type 1b）；2型为驼峰样外观，有1个以上的孤立动脉瘤（Type 2a），也可合并近吻合口动脉瘤（Type 2b），动脉瘤样变之间可能存在狭窄；3型为复杂和非均质性动脉瘤；4型为假性动脉瘤Type 4。

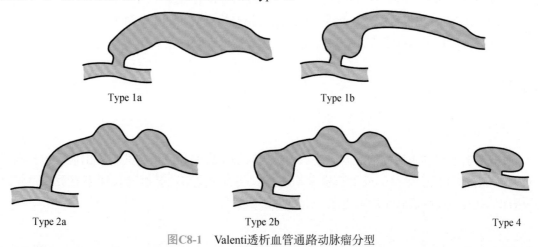

图C8-1  Valenti透析血管通路动脉瘤分型

Balaz分型（图C8-2）：基于超声或造影检查是否存在狭窄或血栓。Ⅰ型无狭窄；Ⅱ型有明显狭窄（＞50%），Ⅱa流入道狭窄，Ⅱb吻合口狭窄，Ⅱc穿刺区域狭窄，Ⅱd中心静脉狭窄；Ⅲ型部分血栓形成（＜50%管腔）；Ⅳ型完全血栓形成。

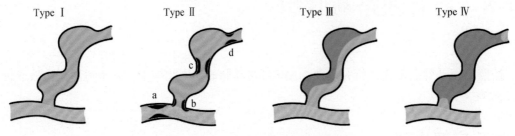

图C8-2 Balaz透析血管通路动脉瘤分型

## 发生率和自然病程

文献报告血液透析通路动脉瘤发生率为4%～60%。造成变异较大的主要原因是对动脉瘤的定义不同。肢体近端内瘘发生率高于远端内瘘，发生在头静脉者高于贵要静脉。动脉瘤发病时间在AVF建立后16.5～72.8个月。大部分动脉瘤保持稳定状态，不影响血液透析。

吻合口感染或出血易引起吻合口假性动脉瘤，此类动脉瘤常发生于手术后早期。AVG的假性动脉瘤常发生于密集穿刺区域（反复穿刺引起人工血管壁较大破损）；也可因穿刺及拔针经验不足引起管壁撕裂或穿透血管后壁而导致假性动脉瘤。PTFE人工血管假性动脉瘤发生率为2%～50%。较小的假性动脉瘤并无大碍，但大型假性动脉瘤易于扩张且可能发生灾难性破裂。

## 诊断

临床症状及体征：血液透析通路局限或弥漫性扩张、迂曲。局部张力增高、搏动感增强、举臂试验阳性、出血时间延长以及透析时静脉压高提示存在流出道狭窄；局部疼痛红肿提示急性血栓形成。

超声：无创，无需对比剂。假性动脉瘤应评估其瘤体、瘤颈大小以及瘤体内血流和血栓等情况。真性动脉瘤应在特定位置测量瘤体长轴和横轴，评估血流和血栓。所有动脉瘤均应评估其流入道和流出道血管。

静脉造影：适用于有症状或快速扩张的动脉瘤；怀疑存在流出道狭窄性病变；准备进行血管腔内成形或支架植入术；病变部位不适用于超声检查时（如中心静脉）。

静脉造影仅提供二维图像，必要时应多角度成像以准确诊断。

## 治疗

### 保守治疗

血液透析通路动脉瘤的治疗方法基于动脉瘤对临床影响和或预防其破裂出血。包括高流量内瘘和心血管风险事件，或引起患者不适感。破裂风险与动脉瘤增长速率有关。每年直径增加＞10%的动脉瘤破裂风险更大，应更加密切观察。

多数动脉瘤在密切监测下可以保守治疗，包括纠正流出道狭窄、改变穿刺技术和部位。未影响血流动力学的真性动脉瘤一般无需外科手术，仅因美观原因对动脉瘤进行外科干预一直存在争议，前提是在保留通路的同时对通路进行减容术可以提高生活质量，并避免CVC的使用。

结扎吻合口虽然简单有效，但同时也丧失了内瘘。残余通路内可发生血栓性静脉炎，同时肢体外观也无改善，动脉侧的动脉瘤残端也可逐渐增大。

## 外科治疗

动脉瘤破裂先兆（真性和假性动脉瘤相同）：疼痛、瘤体快速扩张、动脉瘤表面皮肤变薄发亮或出血坏死、结痂、溃疡或感染征象，需要紧急干预。

高流量内瘘（数升/分）的真性或假性动脉瘤破裂需要立即处理。紧急情况下致命性大出血应立即关闭内瘘，并使用临时导管过渡透析。

外科治疗目的包括保留通路完整性、消除动脉瘤破裂风险、纠正血流动力学障碍。手术方法主要基于动脉瘤形态：

- 位于迂曲AVF上的孤立真性动脉瘤可以实施瘤体切除，两端血管直接重建。必要时切除表面冗余皮肤。
- 动脉瘤样变累及范围较大时可采用血管减容术，包括折叠或切除冗余组织、利用适当口径（10mm）的Foley导管或尿道扩张器作为支撑骨架对血管进行成形，尽量避免使用人工材料。
- 自体血管无法利用时可采用旁路或间置自体静脉或人工血管方法。建议使用早期穿刺型人工血管以减少或避免CVC的使用。

外科治疗1年通畅率为52%～100%。大部分病例手术后可立即穿刺并避免CVC。

## 血管腔内治疗

迄今文献报告样本量均较小。覆膜支架可用于动脉瘤皮肤侵蚀及穿刺引起的假性动脉瘤。上述情况常见于穿刺部位，因此通常不可避免有意或无意穿刺覆膜支架进行透析。反复穿刺覆膜支架可能引起下列并发症：感染、假性动脉瘤复发、支架断裂、支架解体等。覆膜支架治疗动脉瘤和假性动脉瘤中28.9%的并发症与支架移位有关，其感染率可高达42.1%。支架可以进行穿刺但不推荐，患者需对穿刺支架可能发生的后果充分知情。必须穿刺支架进行透析时建议使用小口径穿刺针，避免"扣眼"穿刺法（可破坏支架结构引起其解体）。

## 补 充 阅 读

Valenti D，Mistry H，Stephenson M，2014. A novel classification system for autogenous arteriovenous fistula aneurysms in renal access patients. Vasc Endovascar Surg，48（7-8）：491-496（自体动静脉内瘘动脉瘤，根据形态进行分类）

Balaz P，Bjorck M，2015. True aneurysm in autologous hemodialysis fistulae-Definitions classification and indications for treatment. Vasc Access，16（6）：446-453（自体动静脉内瘘动脉瘤，根据超声或造影检查是否存在管腔狭窄或血栓进行分类）

Inston N，Mistry H，Gilbert J，et al，2017. Aneurysms in vascular access：state of the art and future developments. Vasc Access，18（6）：464-472（关于血液透析通路动脉瘤较全面的综述）

# 第七部分 血液透析通路感染

# *86* AVF 感染性假性动脉瘤切除

男性，40岁。既往糖尿病史，发展至CKD 5期，2年前开始建立左前臂AVF规律透析。2个月前因内瘘流量下降于当地医院建立前臂近端内瘘。手术后1个月开始出现手术切口红肿溃破，发热，体温37.8～38.5℃，伴切口大出血2次，曾尝试修补无效果。曾行B超检查，诊断为"假性动脉瘤"。今日再次出血，出血量2～3分钟内达300ml，即刻加压包扎止血后转我院治疗。

体格检查：左前臂伤口加压包扎，无活动出血。桡动脉搏动未及，尺动脉搏动可及，远端肢体皮肤温度正常，绷带下可及震颤（图86-1）。

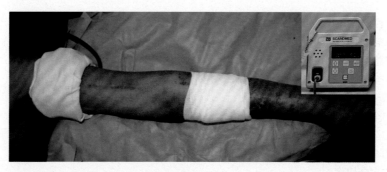

图86-1 左前臂AVF感染性假性动脉瘤破裂，伤口弹力绷带加压包扎。患者已平卧于手术台，上臂放置压力止血带，预设压力180mmHg（右上角小图）（患者血压140/80mmHg）

治疗方案：患者伤口多次大量出血，体温升高，考虑伤口感染导致吻合口破裂并形成假性动脉瘤。拟急诊手术探查。

手术经过：左上肢臂丛麻醉，探查破裂处，见原吻合口已哆开，瘤腔约3.5cm×4.0cm，桡动脉位于瘤腔底部，约1/2圆周缺损，长度2.5cm，无法修复。瘤腔沿肌肉间隙与肘关节内后侧鹰嘴周围软组织相通，深度约10cm，打开组织间隔后有大量白色无味脓液（约50ml）流出。考虑桡动脉毁损严重，无法修复，前臂尺动脉通畅，故缝扎破损两端桡动脉，清除坏死组织及脓腔分隔，大量盐水冲洗脓腔，伤口敞开引流（图86-2）。肘关节及肘窝部炎症累及较重，无法一期重建上臂内瘘，待二期进行。经右颈内静脉置入CVC维持透析。

手术后积极控制血糖，伤口经换药2周后逐渐愈合，手术后8周经左肘部建立肱动脉-头静脉内瘘，术后1周开始使用该内瘘并拔出CVC。

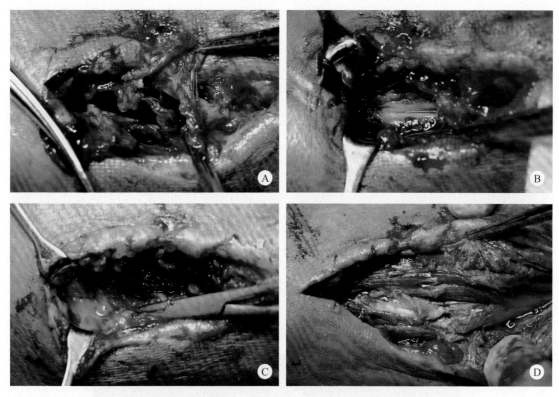

图86-2　手术经过：A. 感染导致假性动脉瘤，原吻合口哆开，可见缝线；B. 桡动脉长段缺损；C. 脓腔与肘关节内侧组织相通；D. 5-0 Prolene线缝扎毁损桡动脉

**Tips**

- 假性动脉瘤破裂时应立即加压包扎止血，急诊手术探查。
- 术野消毒前应首先于上臂放置气压止血带并加压至预定压力（需高于患者收缩压）。
- 组织炎症范围大，水肿严重时勿急于一期重建AVF，应等待局部炎症完全消退后进行。
- 术前确认尺动脉及掌弓正常。
- 较大脓腔应彻底清除脓腔分隔，创面敞开，利于引流。

7

# 87 AVF 动脉瘤合并感染破裂，一期重建

男性，54岁。因肾小球肾炎致CKD 5期，左腕部自体内瘘16年规律透析。近个1个月右前臂内瘘处皮肤出现硬结，2天前硬结破溃，伴有脓性分泌物和出血，自行压迫止血。1天后局部再次破裂出血约150ml急诊入院。既往肾性高血压20年，冠状动脉粥样硬化性心脏病10年。近1个月反复出现心前区疼痛。

体格检查：左腕部桡动脉-头静脉内瘘。吻合口、前臂及肘正中静脉可见4处动脉瘤样变。吻合口处瘤样变可及管壁钙化，前臂一处动脉瘤破裂，自行用"压脉带"压迫止血。通路可及震颤及搏动。肘部可见浅静脉曲张，上臂不肿。举臂试验可见近心端两处动脉瘤塌陷（图87-1）。

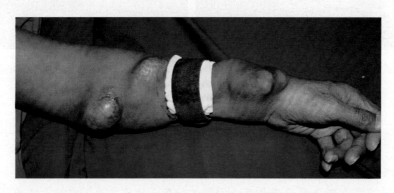

图87-1 左腕部Brescia-Cimino内瘘，沿通路可见瘤样变。破裂处加压包扎

彩色多普勒超声：左前臂内瘘，吻合口通畅，吻合口瘤样变处管壁可见重度钙化。近心端两处瘤样变管腔内未见异常回声。上臂头静脉闭塞，血流自贵要静脉回流。上臂贵要静脉内径0.8cm，连续性好，自腋部汇入腋静脉，管腔可压闭。

治疗方案：由于目前患者存在不稳定心绞痛，经心内科、麻醉科、ICU反复评估后决定臂丛阻滞麻醉下进行手术。手术方式宜简单快速，最大限度减少对重要脏器影响。拟切除破溃动脉瘤，近心端重建AVF，远心端封闭，动脉瘤旷置不予处理。手术前患者在ICU接受血液滤过治疗。

手术经过：左上臂气压止血带压迫止血，圆周游离破溃动脉瘤远端至健康头静脉处，绕硅胶带控制，随后游离破溃动脉瘤近端头静脉，阻断钳阻断破溃动脉瘤两端血管后，开放气压止血带。切除破溃动脉瘤体，远心端静脉5-0聚丙烯缝线连续缝合关闭，近心端头静脉修剪后与该处桡动脉重新建立端-侧吻合（图87-2）。手术未破坏前臂近心端两处瘤样变（既往为穿刺点），患者术后次日即利用翻修后通路进行透析。

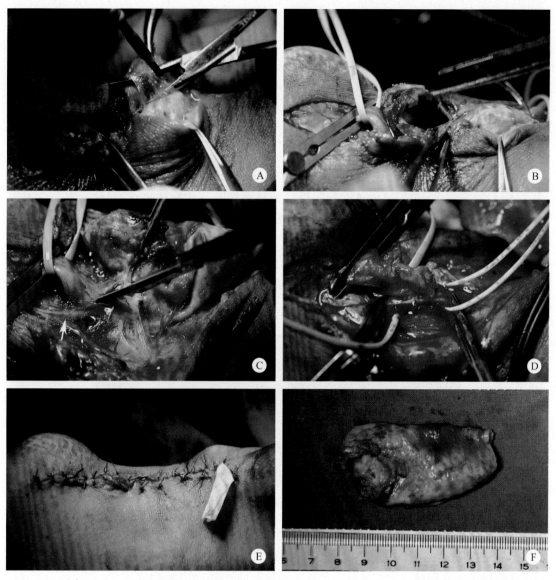

图87-2　手术经过：A.游离破裂动脉瘤远心端头静脉（近吻合口一侧）；B.游离破裂动脉瘤近心端头静脉，图中可见头静脉破口；C.阻断破裂动脉瘤两端头静脉，开放气压止血带，锐性游离切除破裂动脉瘤，注意保护桡神经浅支（白色箭头）；D.建立头静脉-桡动脉端-侧吻合；E.切除坏死皮肤，缝合伤口，皮下放置引流；F.切除之破裂动脉瘤，可见其破口直径达2cm

**Tips**

- 患者无法耐受长时间手术时，应以简单方法恢复通路功能为手术目的，勿过分追求外观完美，从而延长手术时间，诱发重要脏器并发症。
- 手术中首先解剖破裂远心端血管或吻合口，以便于控制出血。
- 周围组织炎症及水肿不严重，可考虑一期重建内瘘，注意伤口应放置引流。
- 细致解剖，注意保护周围神经。
- 若近心端静脉直径过大，吻合时应做适当限流。

# *88* AVF 切口感染致吻合破裂

　　男性，72岁。既往多囊肾、高血压。12年前建立左前臂Brescia-Cimino内瘘规律透析。5年前腕部通路逐渐膨大，1个月前外院行"动脉瘤切除，头静脉端-端吻合手术"。术后切口未愈合并发生多次伤口出血，曾于原医院手术"修补"。1天前突发切口大量出血300～400ml，自行加压包扎后转来我院。

　　**体格检查：**左前臂腕部内瘘破裂处绷带加压包扎。头静脉于前臂中部及近肘部局部扩张呈动脉瘤样改变。前臂中部瘤样变处可及搏动，近肘部瘤样变处及沿上臂头静脉走行可及硬结，未及震颤，未闻及血管杂音（图88-1）。

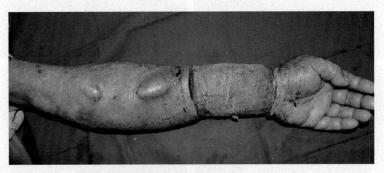

图88-1　腕部假性动脉瘤破裂，局部加压包扎

　　**血管造影：**经左肘上肱动脉穿刺造影显示通路为左腕部桡动脉-头静脉端-端吻合，吻合口无造影剂外溢（加压包扎状态下）。桡动脉代偿性增粗，前臂头静脉通畅，至肘部造影剂经穿静脉进入深静脉，血流缓慢，上臂头静脉未见显影（图88-2）。

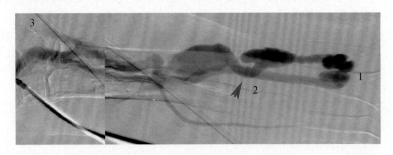

图88-2　经肱动脉造影，显示原通路为桡动脉-头静脉端-端吻合，吻合口（1）未见造影剂溢出（加压包扎状态下）；拟在（2）处建立新吻合（红色箭头），该处头静脉与桡动脉解剖距离最近，且可保留近端穿刺部位；上臂头静脉（3）未显影，提示内有血栓形成

　　**治疗方案：**考虑原AVF腕部动脉瘤切除术后伤口因感染未能愈合，侵袭吻合口导致其破裂。患者来院就诊时已自行加压包扎18小时，通路近心端头静脉血栓形成。造影提示前臂头静脉通畅，拟于原吻合口近端重建AVF，远端残余血管旷置。上臂头静脉手术切开取栓，恢复通路完整性。

手术经过：臂丛阻滞麻醉，上臂气压止血带止血。小心打开加压包扎绷带，常规消毒后贴手术膜封闭感染处皮肤破口。首先于前臂原吻合口近端清洁区域做切口，游离该处桡动脉及头静脉绕硅胶带控制。于肘部动脉瘤样变处切开皮肤，纵行切开瘤样变，彻底清除上臂头静脉内血栓，探查近端无狭窄后关闭该处瘤样变并缝合皮肤。前臂切口切断头静脉，近心端与该处桡动脉建立端-侧吻合。3-0 Prolene线双重结扎吻合口远端桡动脉，缝合该切口。最后打开假性动脉瘤破裂处，清除伤口内感染坏死组织、肉芽肿及异物（原通路吻合口采用ePTFE缝线修补），血管残端5-0 Prolene缝线连续缝合关闭止血（图88-3）。该创面敞开换药。手术后2周创面愈合，利用翻修通路恢复正常透析。

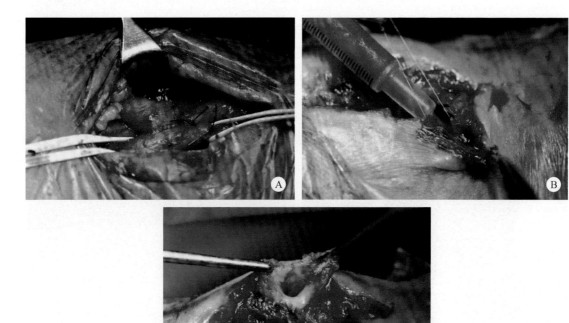

图88-3　手术经过：A.原吻合口近端清洁区域新建头静脉-桡动脉端-侧吻合；B.假性动脉瘤破裂口，显示哆开的血管吻合口及既往手术吻合或修补用的ePTFE缝线；C.假性动脉瘤破裂口

**Tips**

- 此类手术时间较长，且需放置气压止血带防备意外出血并有利于术中操作，手术应在区域神经组织麻醉或全身麻醉下进行。
- 感染引起的吻合口破裂不宜直接修补，应游离血管至管壁正常区域再行处理。
- 感染区域血管修补不宜使用PTFE缝线，因其表面微孔样结构可藏匿细菌而吞噬细胞体积较大无法进入微孔。应使用表面光滑的单丝聚丙烯缝线（如Prolene缝线）进行修复。
- 此类手术需要按照一定顺序及原则进行：先清洁区域，再污染或感染区域；先游离假性动脉瘤近端健康区域动脉，一旦破裂处出血可及时控制；先建立近端吻合口，切断通往假性动脉瘤的血流，方便后继处理。

# 89 感染 AVG 全切除，肱动脉静脉补片修补，一期自体内瘘重建

　　女性，80岁。既往糖尿病、高血压，CKD 5期。3年前建立右前臂AVG规律透析，其间因血栓形成曾切开取栓，术后取栓切口残余窦道一直未愈合。2周前右前臂近端出现肿物，增长较快，伴有皮肤发红，压之疼痛；透析后出现寒战、发热，经输液后可缓解。

　　**体格检查：** 右前臂U形AVG，可及震颤。于U形袢顶点处可见直径约1.5mm窦道，周围皮肤可见色素沉着，挤压可见少量白色脓液自窦道口溢出。通路静脉端近肘部表面皮肤可见4cm×4cm×3cm隆起，张力高，红肿，局部皮肤呈青紫色（图89-1），无破溃，无搏动，有明显压痛。

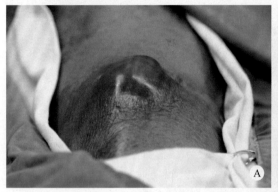
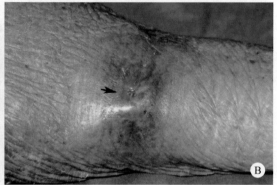

图89-1　A.右前臂AVG假性动脉瘤合并感染；B.前臂AVG感染慢性窦道（箭头）

　　**治疗方案：** AVG假性动脉瘤短期内增大，危及表面皮肤，应手术治疗。患者既往AVG手术取栓处存在感染，且近期透析时出现寒战、发热，不除外前臂假性动脉瘤合并感染。因此该AVG无法保留，应予以切除。

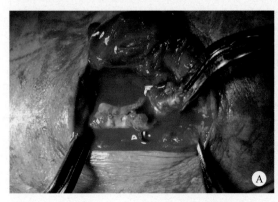
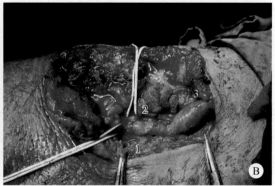

图89-2　手术经过：A.人工血管破裂处形成假性动脉瘤；B.人工血管全切除，肱动脉自体静脉补片修补，上臂头静脉-肱动脉内瘘一期重建。1.人工血管动脉端；2.肱动脉及补片修补处；3.上臂头静脉与肱动脉吻合

手术经过：右前臂肿物处切开探查，见人工血管管壁因穿刺毁损破裂出血导致假性动脉瘤。瘤腔内为陈旧性血栓。将切口经肘横纹延长至肘上，游离肱动脉及头静脉。切除全部人工血管，肱动脉吻合口自体静脉补片修补。探查头静脉内径约8mm，管腔通畅，修剪后与肘部肱动脉建立端-侧吻合（图89-2）。术后患者使用该内瘘透析6年。

---

**Tips**

- AVG感染伴有全身症状者应进行全切除术，不宜保留。
- 肱动脉破口需采用自体静脉补片修补。
- 根据情况可实施同期AVF重建或二期重建。上臂头静脉为动脉化血管，术后可立即穿刺透析。

---

**7**

# *90* 感染 AVG 全切除，肱动脉直接修补

女性，65岁。既往高血压、脑出血、心功能不全病史。3年前因CDK 5期建立左前臂AVG，术后随即出现肘部红肿并穿刺出脓液，局部人工血管外露，但可利用其进行透析，无全身症状。9个月前通路失功，遂通过右颈内静脉CVC进行透析。近9个月来，肘部伤口内有肉芽状物生长，患者无发热。

体格检查：左前臂U形AVG，肘部及尺侧穿刺部位皮肤破损，可见肉芽肿形成，少量脓性渗出物，周围皮肤无红肿（图90-1）。

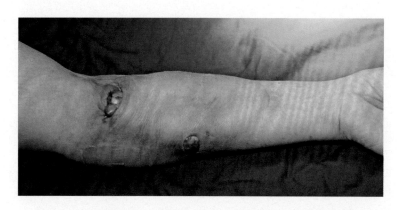

图90-1　左前臂AVG，肘部切口部位及尺侧穿刺部位可见肉芽肿

治疗方案：手术切口及穿刺部位慢性肉芽增生，培养表皮葡萄球菌，AVG感染诊断成立。累及吻合口的AVG感染应实施人工血管全切除（TGE），根据术中情况决定肱动脉重建方式。

手术经过：沿原肘部切口切开，游离被肉芽肿包绕的人工血管动脉端吻合口并向两端游离肱动脉直至健康管壁。切除吻合口人工血管及受累肱动脉，利用肘部肱动脉迂曲延长建立肱动脉端-端吻合（图90-2）。切除剩余人工血管，静脉端结扎（图90-3、图90-4）。肘部伤口部分敞开并放置引流。

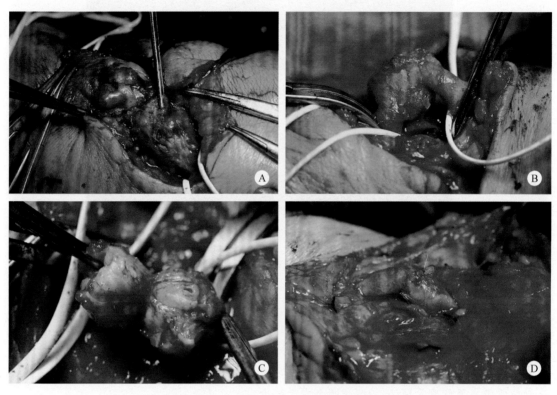

图90-2 手术经过：A. 切开肉芽肿，游离包裹其中的人工血管及动脉端吻合口；B. 游离动脉端吻合口两端肱动脉，见其受AVG牵拉迂曲延长；C. 切除动脉端吻合口及受累肱动脉；D. 肱动脉端-端吻合

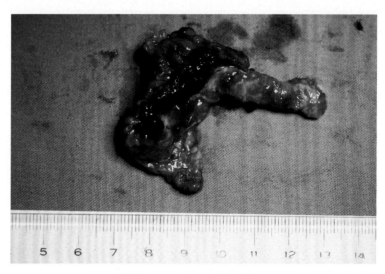

图90-3 动脉端人工血管及其周围炎性肉芽肿

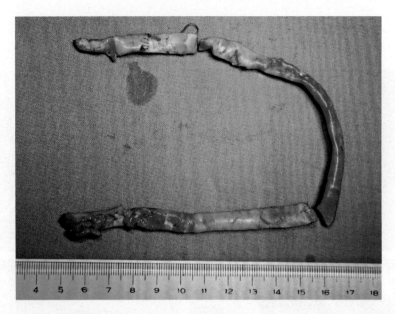

图90-4　完整切除之感染人工血管，可见既往有AVG切开缝合及缝合手术史（缝线处）

**Tips**

- 术野消毒前应首先于上臂放置气压止血带并加压至预定压力（高于患者收缩压）。
- 术前B超明确动脉端吻合口，首先进行动脉端吻合口处理。
- 动脉需游离至健康管壁处，端-端吻合需无张力。
- 感染切口不可一期缝合，如肱动脉裸露需使用邻近健康组织覆盖。
- 切口内勿残留丝线线头（可能成为感染源），可使用单丝聚丙烯缝线进行缝合，电凝止血。

# 91 感染 AVG 全切除，肱动脉静脉补片修补

女性，69岁。既往糖尿病、高血压。 18个月前因ESRD建立右前臂AVG，术后出现人工血管U形袢顶点外露，但AVG通畅，可以规律透析。8个月前AVG失功弃用并利用经左颈内静脉TCC透析。3个月前AVG外露部位出现红肿并有脓性分泌物外溢。

**体格检查：**右前臂U形AVG，人工血管袢顶端外露，穿刺部位及肘部切口多发慢性肉芽肿（图91-1）。可挤出脓性分泌物，无味。

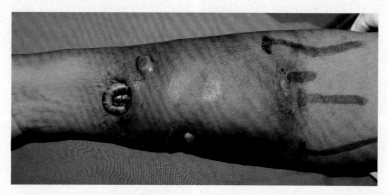

图91-1 右前臂AVG，人工血管袢顶端外露，穿刺部位及肘部切口可见慢性肉芽肿增生

**治疗方案：**人工血管外露，感染诊断明确，感染累及AVG全程及吻合口，需全部切除感染人工血管。

**手术经过：**肘部切口游离动脉端人工血管吻合口两侧肱动脉，术中见深部组织存留较多灰黄色脓液。阻断肱动脉后切除吻合口人工血管，修剪肱动脉破口，探查肱动脉缺损约为其周径1/3，自静脉端吻合口切除1cm头静脉，根据肱动脉破口大小裁剪成静脉补片，7-0聚丙烯缝线将自体静脉补片连续缝合至肱动脉破口（图91-2）。切除隧道内全部人工血管（图91-3）。由于创面及隧道内较多脓液，10%碘伏冲洗伤口及前臂隧道后，放置橡皮引流条，切口不缝合（图91-4）。手术后创面换药，1周后伤口愈合。

7

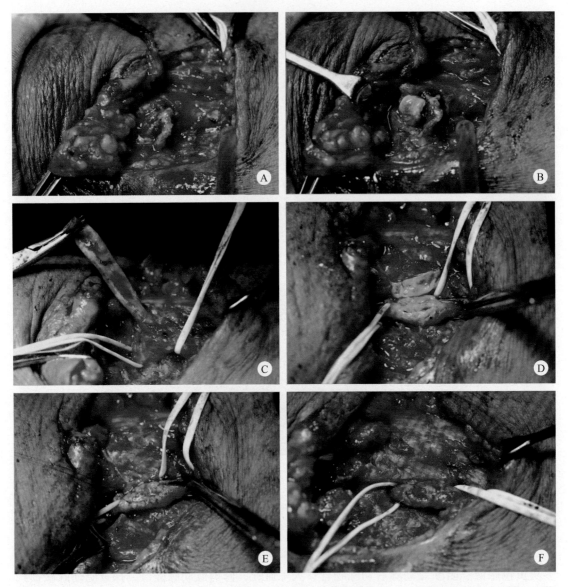

图91-2　手术经过：A.沿原肘部切口切开，游离炎性肉芽肿及周围瘢痕组织；B.游离动脉端人工血管；C.游离动脉端吻合口两侧肱动脉；D.修剪肱动脉破口，取邻近头静脉一段，修剪成为静脉补片；E.补片修补肱动脉破损；F.吻合完毕，开放阻断钳

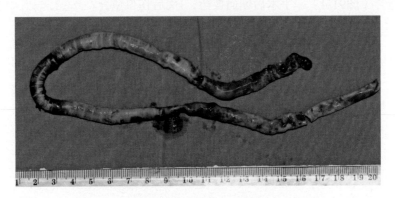

图91-3　切除之感染人工血管，表面附着多量脓苔

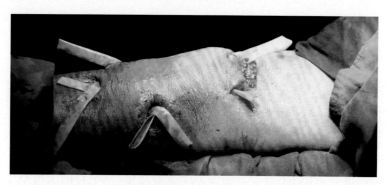

图91-4　切口及隧道内放置引流条，切口不缝合

**Tips**

- 动脉缺损不超过其周径1/3时可进行自体静脉补片修补成形。
- 不可使用人工补片，也不可使用PTFE缝线进行修补，以免细菌藏匿于上述人工材料中，引起感染复发。
- 创面感染较重或脓液较多时，需使用大量生理盐水或稀释碘伏溶液（10%）冲洗伤口及隧道，随后放置引流，伤口敞开换药。
- 使用适当组织（邻近肌肉）覆盖于肱动脉补片修复处表面。

7

# 92 感染 AVG 全切除，肱动脉静脉间置修补

男性，44岁。既往因ESRD建立左前臂AVF使用10年。5个月前因该AVF失功于右前臂建立AVG进行透析治疗。2个月前因AVG血栓形成改经右颈内静脉TCC透析。1个月前出现AVG伤口处疼痛，口服抗生素效果不佳，沿AVG走行区域逐渐出现皮肤红肿痛，伴发热，体温37.6℃。

体格检查：右前臂U形AVG，人工血管袢顶端外露，并有较多黄白色脓性分泌物，无味。肘部切口及尺侧臂人工血管表面皮肤红肿（图92-1），皮温高，有波动感。未及震颤。

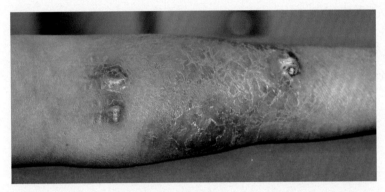

图92-1　右前臂AVG，人工血管袢顶端外露伴脓液，沿人工血管走行及肘部切口处红肿

彩色多普勒超声：AVG动脉、静脉吻合口周围可见液体积聚（图92-2A），AVG动脉臂一侧可见人工血管周围液体积聚（图92-2B）。人工血管动脉端与桡动脉近端吻合，CDFI未探及血流信号。

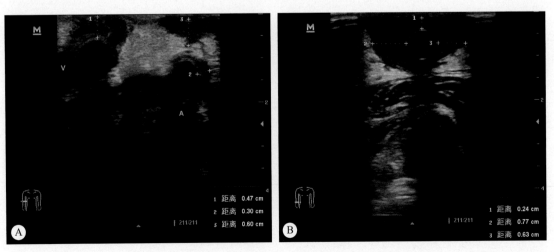

图92-2　超声提示人工血管周围液体积聚：A. AVG、动、静脉端吻合口周围液体积聚；B. AVG走行区周围液体积聚

　　**治疗方案：**人工血管外露，吻合口周围液体积聚，感染诊断明确，感染累及吻合口，需全部切除感染人工血管。

　　**手术经过：**肘部切口游离动脉端人工血管吻合口及两侧桡动脉，术中见肘部切口及隧道内大量黄色脓液。气压止血带阻断肱动脉后切除吻合口人工血管，探查桡动脉缺损超过其周径1/2，无法进行补片修补，切除病变段桡动脉，另取切口附近贵要静脉约2cm，间置于桡动脉缺损处，两侧分别与桡动脉远、近端建立端-端吻合（图92-3）。切除隧道内全部人工血管，伤口及前臂隧道大量生理盐水冲洗后，放置橡皮引流条。

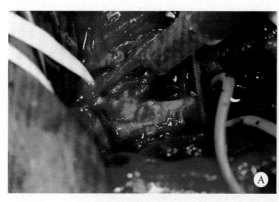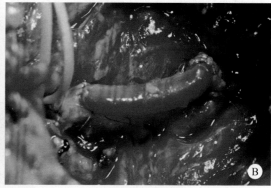

图92-3　手术经过：A.动脉端吻合口处桡动脉破损严重，无法修补；B.切取贵要静脉一段间置移植于桡动脉缺损处

**Tips**

- 超声显示人工血管周围液体积聚时应考虑感染可能。
- 动脉缺损超过其周径1/3时应考虑间置血管修补。
- 不可使用人工血管进行间置修补。

7

# 93 感染 AVG 全切除后肱动脉吻合口破裂出血

男性，75岁。高血压病10年，CKD 5期。3个月前建立左前臂AVG，透析2个月后因AVG感染于4天前全切除感染人工血管，肱动脉破裂口直接缝合关闭。术后伤口出现渗血，加压包扎治疗效果不明显，4小时前出血量明显增加。

体格检查：左肘部弹力绷带加压包扎，左前臂水肿，可见张力性水疱（图93-1）。

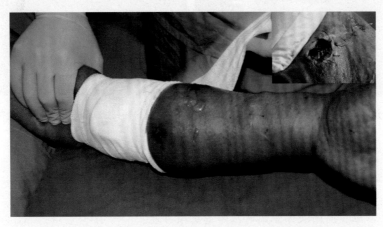

图93-1　左前臂感染AVG全切除后伤口破裂出血，肘部加压包扎，前臂因静脉回流障碍出现张力性水疱，右上小图为打开绷带后压迫近端肱动脉止血

治疗方案：肘部伤口大出血，考虑肱动脉吻合口破裂，急诊手术探查。

手术经过：全身麻醉下，原切口入路，因该处组织粘连严重，出血难以控制。在缺乏气压止血带条件下，首先用手指控制肱动脉破口，迅速延长切口至破裂近端正常段肱动脉，游离后阻断。继而游离破裂远端肱动脉后阻断。见肱动脉破裂缝合处缝线哆开，约2cm肱动脉破损超过其周径1/2，无法修复，故切除该段肱动脉至两端健康管壁，另取肘部头静脉约3cm一段间置移植（图93-2）。

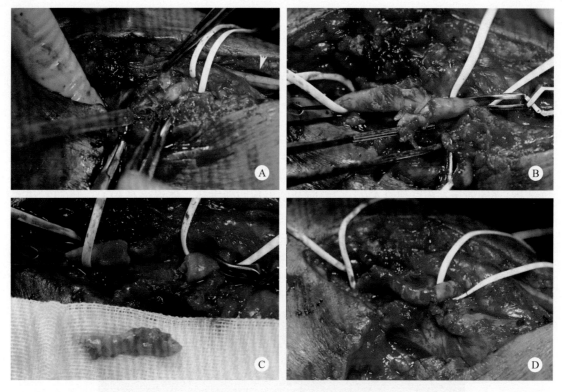

图93-2 手术经过：A.手指控制肱动脉破裂口，注意正中神经（白色箭头）位于肱动脉桡侧；B.迅速游离破损肱动脉两端至健康管壁；C.切除破损段肱动脉，截取伤口内头静脉一段，适当裁剪使之与肱动脉缺损处长度及口径一致；D.完成间置吻合

**Tips**

- 动脉破裂且无条件放置气压止血带时应用手指暂时控制出血，随后游离两端动脉后控制，再处理局部动脉破损部位，避免盲目钳夹引起更大出血或神经损伤。
- 发生大出血应急诊手术探查，无需等待影像检查结果。
- 分析本例患者肱动脉再次出血原因可能与首次修补时缝合线未缝至健康血管壁或缝合时张力过高有关。

# 94 感染 AVG 次全切除

男性，63岁。既往糖尿病14年，肌酐进行性升高4年。2个月前经右颈内静脉临时导管紧急透析，6周前于左前臂建立AVG。2周前开始出现间断发热，体温最高39℃，肺CT扫描提示肺炎，予以静脉万古霉素治疗，症状无好转，体温波动在37.0～38.5℃。1天前发现左肘部手术切口隆起，穿刺白色脓性液体3ml，通路震颤消失。

**体格检查：** 左前臂U形AVG，肘部切口局限性隆起，周围皮肤无明显红肿。尺侧穿刺点处皮肤略红（图94-1）。通路未及震颤。

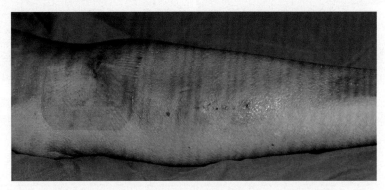

图94-1 左肘部切口隆起，局部无明显红肿，穿刺有脓液

**治疗方案：** AVG震颤消失，体温升高，手术切口穿刺抽出脓液，考虑AVG感染，应急诊手术探查，若吻合口受累，则切除全部感染人工血管。

**手术经过：** 肘部原切口进入，探查人工血管静脉端周围及静脉侧人工血管周围有脓液，切断静脉端吻合口，结扎头静脉。自前臂AVG袢顶点切口移除静脉侧人工血管。冲洗伤口后探查人工血管动脉端吻合口，见其周围组织粘连紧密，感染未累及吻合口，遂决定行人工血管次全切除术（subtotal graft excision，SGE）。距离肱动脉吻合口4mm切断动脉端人工血管，5-0聚丙烯缝线连续缝合关闭人工血管残端（图94-2）。切除动脉侧隧道内人工血管。考虑仅静脉端吻合口受累，周围组织炎症水肿不严重，遂于切口及隧道内放置橡皮引

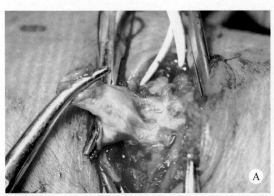

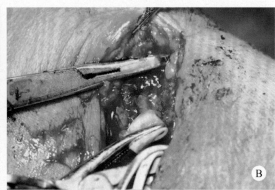

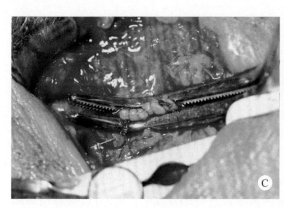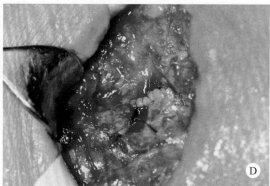

图94-2 手术经过：A. 切除静脉端吻合口；B. 游离动脉端吻合口；C、D. 动脉端吻合口保留约4mm人工血管残端，5-0 Prolene线连续缝合关闭

流条，部分缝合切口（图94-3）。血培养、手术中脓液及人工血管标本培养为白色念珠菌，手术后静脉给予氟康唑治疗，手术后恢复良好，伤口2周后拆线。

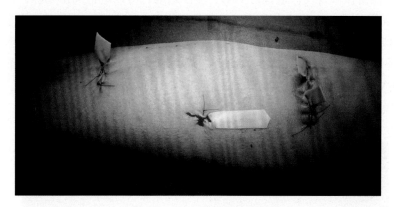

图94-3 切口及隧道放置引流

**Tips**

- 人工血管真菌感染少见，多为血源性感染或透析管路污染。
- 感染未累及动脉端吻合口（分离时人工血管与周围组织紧密粘连）时可考虑SGE。

# 95  感染 AVG 部分切除，经清洁区域重建 AVG

女性，67岁。既往高血压34年，CKD 5期，6年前建立右前臂AVG规律透析，失功后于4年前建立左前臂AVG规律透析，5个月前因穿刺区狭窄曾进行PTA治疗。近3月近静脉端穿刺部位皮肤破溃，伴出血，经换药创面始终未能愈合，无发热。

**体格检查：** 右前臂环形AVG。桡侧近静脉端吻合口一侧穿刺点皮肤约0.8cm溃疡，基底可见人工血管外露，周围皮肤无红肿。通路震颤良好。伤口分泌物培养为表皮葡萄球菌。

**DSA：** 右前臂AVG动脉、静脉穿刺区域多发狭窄，动脉、静脉端吻合口未见狭窄。

**治疗方案：** 根据临床表现，患者为AVG局限性感染，可以进行局部切除并经清洁区域重建AVG。考虑该患者原AVG已经使用4年，5个月前曾行PTA治疗，本次DSA提示穿刺区域仍有多发狭窄，拟保留原AVG动脉、静脉吻合口部分人工血管，另经清洁区域埋入新人工血管（图95-1，外圈虚线），两端与原AVG动脉、静脉保留端进行吻合，最后切除感染段人工血管。为避免CVC，使用Gore Acuseal® "即穿型"人工血管。为减少手术时间、手术创伤及新建AVG感染风险，仅切除原AVG感染段，未感染段不予切除（图95-2）。

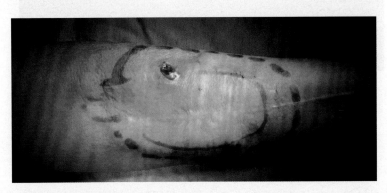

图95-1　右前臂AVG近静脉端穿刺部位皮肤溃疡，基底可见人工血管外露，实线为原前臂AVG，虚线为拟建立新AVG皮下隧道，注意避开感染区域

**手术经过：** 前臂彻底清洗后碘酒、酒精消毒。皮肤破溃处首先用手术膜覆盖，前臂术野覆盖第二层手术膜。首先自清洁区切开静脉端人工血管，检查该段人工血管与周围组织粘连紧密，于该处切断人工血管，向切口远心端切除约1.5cm人工血管后用可吸收抗菌微乔缝线关闭隧道。另自清洁区切开动脉端人工血管，同法修剪并关闭远端隧道。自原AVG外周清洁区域重新建立隧道后引入6mm Acuseal®人工血管（Gore）。两端分别与原AVG动、静脉端建立端-端吻合。关闭动脉端及静脉端切口并覆盖手术膜（图95-3）。

新建AVG完成吻合并对切口进行保护（新手术膜覆盖）后再切除感染段人工血管（图95-4）。自感染部位切开皮肤，切除感染段人工血管（图95-5），注意切口顺序仍为先清洁区域，后感染区域。

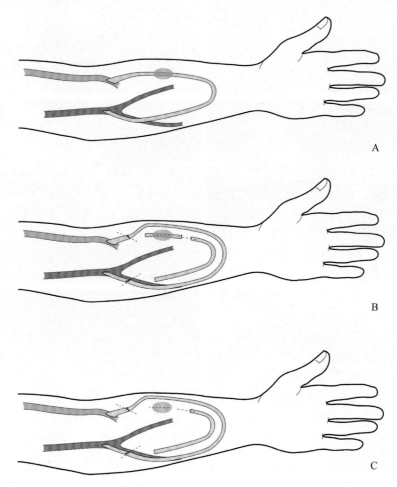

图95-2 手术示意图。A. AVG局部感染；B. 自清洁区埋入新人工血管，并于原AVG未感染部位进行吻合；C. 最后切除感染段血管（虚线为手术切口）

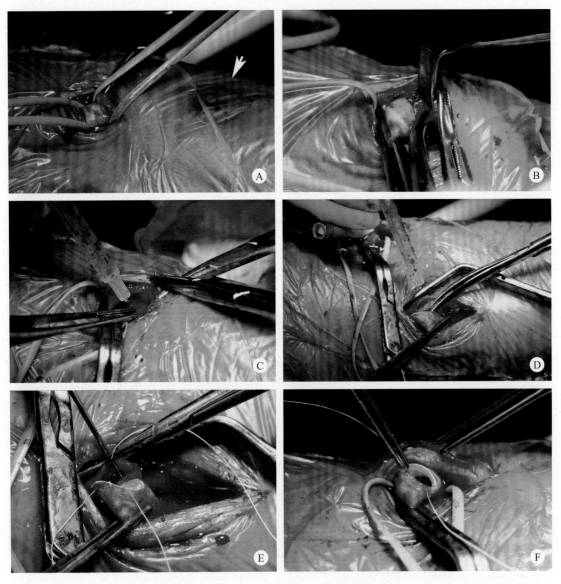

图95-3 手术经过：A.游离静脉端人工血管，感染破溃处手术膜封闭（白色箭头）；B.确认该段人工血管与周围组织粘连紧密，将其切断并向吻合口远心端游离1.5cm后切断，远心端残端结扎；C.关闭远心端皮下隧道；D.同法处理动脉端血管后沿预定清洁区域建立皮下隧道并埋入人工血管；E.吻合动脉端；F.吻合静脉端，缝合动脉、静脉端切口，手术膜覆盖

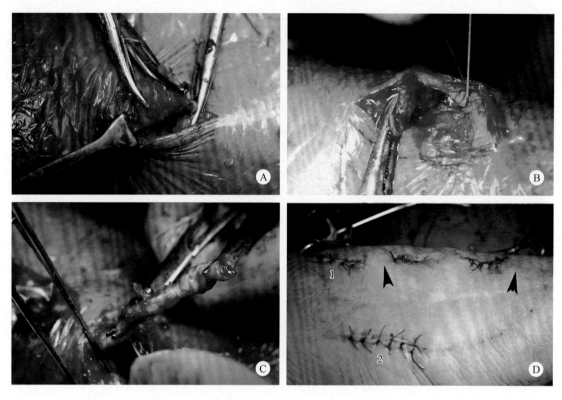

图95-4　手术经过：A.于感染处AVG远端预定切除位置切开皮肤，确认该处人工血管与周围组织粘连紧密，向远心端游离约2cm后切断，远心端残端5-0聚丙烯缝线连续缝合关闭；B.可吸收抗菌微乔缝线关闭远端隧道；C.向近心端游离人工血管直至感染部位并将其切除；D.感染伤口不缝合，敞开引流，黑色箭头处为皮下隧道封闭处，其间距离为切除感染段人工血管长度

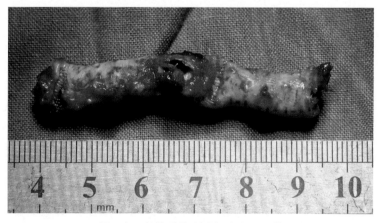

图95-5　切除感染段破损之人工血管

**Tips**

- 当AVG感染局限时可采用感染段人工血管切除，经清洁区域重建AVG的旁路手术。其优点是可以不用CVC过渡，但感染复发风险较高，接近30%，故应严格按照先无菌区，后感染区的手术顺序进行操作，并依一定次序对感染区、清洁区切口进行保护。
- 清洁区操作时首先检查人工血管是否与周围组织紧密粘连，如非常容易分离，则该处存在感染可能性很大，应放弃局部切除。
- 清洁区操作时，应向感染区域方向皮下组织游离一段人工血管后将其切除，人工血管残端用聚丙烯缝线关闭后再关闭隧道，避免感染源经皮下隧道蔓延至清洁区切口。
- 关闭隧道不可用丝线，需使用单丝不可吸收聚丙烯缝线或可吸收合成缝线，减少残余线头感染风险。

# 96　感染 AVG 全切除，桡动脉结扎

男性，53岁。既往高血压11年。3周前因右前臂AVF血栓形成建立右前臂近端桡动脉-贵要静脉AVG，同时经右股静脉临时导管透析，1周前开始透析时出现寒战、高热（体温39.5℃），右股静脉穿刺点可见红肿及脓性分泌物，随即拔出该导管改为左侧股静脉置管透析。患者仍有持续发热，体温波动于38.5～38.7℃。1天前出现AVG伤口处隆起伴红肿疼痛，通路震颤消失。

体格检查：右前臂AVG，沿AVG走行及肘部切口处红肿，有压痛，肘部切口处隆起，可及搏动，未及震颤（图96-1）。

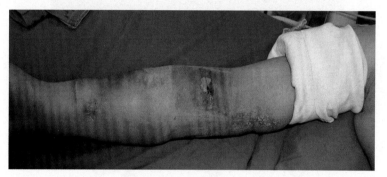

图96-1　沿AVG走行及肘部切口处皮肤红肿，肘部切口处隆起，可及搏动

彩色多普勒超声：右前臂AVG，动脉端破裂，局部形成假性动脉瘤，直径约4cm，内可见特征性"太极"图案彩色血流信号（图96-2）。

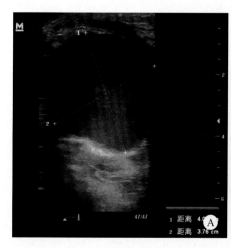
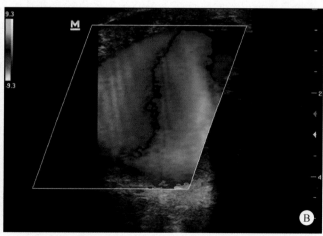

图96-2　A. 动脉端假性动脉瘤；B. CDFI呈现典型"太极"彩色血流

治疗方案：患者高热，AVG动脉端破裂，假性动脉瘤形成，术后3周，伴有全身脓毒血症，应紧急手术处理，人工血管全切除术。

手术经过：上臂气压止血带阻断动脉血流，肘部切口，游离动脉端吻合口及近端桡动脉，切除人工血管，探查近端桡动脉前壁管径约1/4缺损，取切口附近贵要静脉修剪后补片修补于桡动脉破口。切除隧道内全部人工血管，伤口生理盐水冲洗后，放置橡皮引流条。患者术后1周肘部伤口破裂出血，手术探查发现静脉补片处破损，遂拆除原静脉补片，另取邻近静脉修剪新补片后吻合于桡动脉破口。第二次手术后1周肘部切口再次破裂，出血量约1000ml。紧急手术探查发现吻合口破裂（图96-3），周围组织水肿严重，桡动脉组织脆弱，无法补救。5-0 Prolene缝线关闭吻合口远、近端桡动脉。伤口敞开，经换药后2周愈合。伤口细菌培养为铜绿假单胞菌。患者于半年后建立右上臂头静脉-肱动脉内瘘透析。

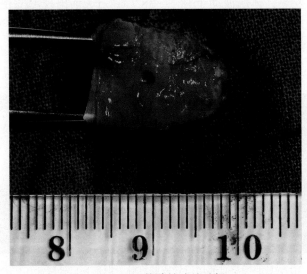

图96-3　静脉补片处破损

**Tips**

- 导管感染引起的菌血症是AVG早期感染的重要危险因素。
- AVG建立初期，自体组织细胞尚未长入人工血管微孔，感染多累及全段人工血管，应采用TGE治疗。
- AVG合并假性动脉瘤可能诱发致命性大出血，需要紧急手术。
- 如动脉无法进行修补，为挽救生命应结扎出血动脉。结扎点应位于肱动脉发出肱深动脉以远的位置，以防止肢体远端出现缺血。

# 97　AVG 穿刺部位皮肤侵蚀，人工血管间置

　　女性，63岁。既往高血压30年，CKD 5期。于18个月前建立右前臂AVG规律透析，近1周穿刺部位皮肤出现溃疡，伴出血，曾经尝试局部皮肤缝合但效果不佳，皮肤始终未能愈合。

　　**体格检查：**右前臂环形AVG，尺侧穿刺点皮肤约0.8cm缺失，表面被纤维素及血栓覆盖（图97-1A），呈搏动性；揭开表面痂皮可见人工血管外露。周围皮肤无红肿。通路震颤良好。

　　**治疗方案：**该处皮下组织较薄，受人工血管压迫，加之区域性穿刺后局部人工血管破损等因素导致皮肤破溃。此类破溃单纯缝合难以解决问题，应考虑置换局部病变段人工血管。

　　**手术经过：**沿破溃处皮肤向两端切开皮肤，游离皮下组织，探查皮肤破溃下方人工血管管壁毁损严重，完整将其切除后置换同口径PTFE人工血管。置换人工血管略长于切除段人工血管并将其置于切口旁建立的皮下潜腔中（图97-1C），修剪皮肤破损处不健康皮肤后关闭切口。手术次日恢复透析。

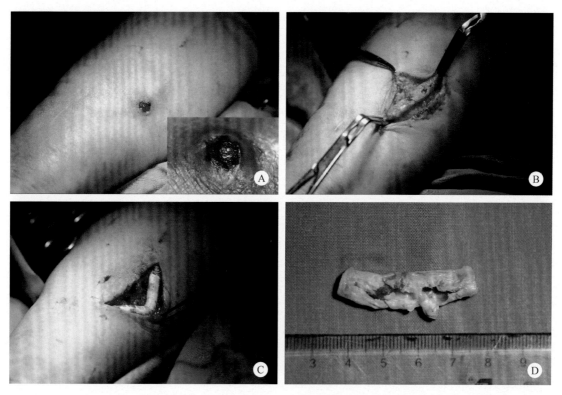

图97-1　A. 皮肤破损处；B. 该段人工血管管壁毁损；C. 6mm PTFE人工血管间置，注意将其埋入邻近皮下潜腔，避免直接位于破损皮肤下；D. 切除之破损人工血管

**Tips**

- 建立AVG隧道时过浅，使血管直接位于皮下时易出现皮肤受压破溃，特别是穿刺部位或前臂环形AVG的顶点部位。
- 除破裂出血风险外，人工血管外露将不可避免发生感染，应及时处理。
- 新间置的血管应位于健康皮肤深面，避免直接位于受损皮肤下方。

# 作者述评 9　AVG 感染的处理

透析通路感染是引起血液透析患者死亡的第二大危险因素。感染发生率由高至低分别为 CVC、AVG及AVF。

## AVG感染发生率

AVG感染是仅次于AVG血栓形成的第二大并发症，是引起脓毒血症或吻合口大出血的最常见原因。AVG感染率约6%，死亡率20%～36%，诊断明确后应积极手术治疗。

## AVG感染发生部位

约50%的AVG感染发生在侵入性操作切口处30天内；另50%的感染发生在AVG其他部位（如穿刺部位），与切口无关，多发生在手术后30天以上。

## AVG感染的危险因素

- 手术操作未注意无菌原则
- 穿刺部位血肿或污染
- 个人卫生不良
- 菌血症
- 住院次数增加
- 移植血管使用时间延长
- 高龄
- 糖尿病
- AVG部位（下肢AVG）

## 微生物学

通常为皮肤常驻微生物感染，以革兰氏阳性菌为主。金黄色葡萄球菌感染占全部感染的68%，其他革兰氏阳性细菌感染占20%～60%。革兰氏阴性菌约占感染的28%，通常由透析管路传播，其次是泌尿道、肠道和呼吸道。

## 临床表现

局部症状及体征（图C9-1）

- 皮肤温度升高

- 红肿
- 疼痛
- 吻合口出血（累及动脉吻合口可引起大出血）
- 慢性肉芽肿或窦道
- 人工血管裸露
- 脓性渗出物
- 脓肿形成

### 全身症状及体征

发热及寒战等菌血症或脓毒血症症状。

## 诊断

- 症状及体征。
- 超声可见移植血管周围液体积聚（图97-2），并可判断感染范围。
- 铟$^{111}$标记的白细胞扫描或正电子发射断层扫描（FDG-PET）。
- 穿刺部位分泌物需进行细菌学检查，菌血症或脓毒症需要进行血液培养。

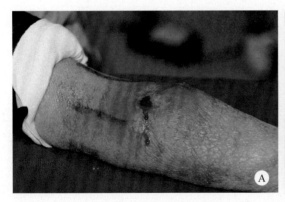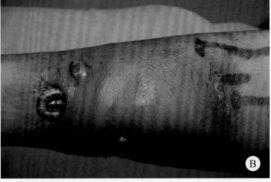

图C9-1　AVG感染临床表现：伤口局部红、肿、热、痛等炎症表现伴伤口分泌物（A）；人工血管裸露、创面脓性分泌物及慢性肉芽肿（B）

## 治疗

　　AVG感染治疗包括全身治疗、外科治疗以及联合治疗。全身治疗初期应使用涵盖革兰氏阳性和阴性菌的广谱抗生素，随后根据药敏试验结果选择抗生素。外科治疗原则是去除感染的人工血管（部分或全部），包括人工血管全切除（total graft excision，TGE）、人工血管次全切除（subtotal graft excision，SGE），以及人工血管部分切除术（partial graft excision，PEG）。

　　TGE：切除全段人工血管，动脉端吻合口直接修补或自体静脉修补，受累静脉修补或结扎。创面必要时敞开，皮下隧道放置引流。适用于AVG感染合并全身脓毒症以及吻合口受累或出血患者。患者需通过CVC临时过渡透析。TGE感染复发率约1.6%。

SGE：切除全段人工血管，但保留动脉端吻合口2～3mm人工血管，连续缝合人工血管残端以关闭动脉破口。该方法在保持动脉通畅的同时可避免过度分离动脉，减少神经损伤及出血的风险。术后应积极清创并及时更换敷料，使肉芽组织能够迅速覆盖人工血管残端。SGE感染复发率19%。

PGE：累及部分人工血管的慢性感染（如穿刺区域感染），且超声排除其他部位人工血管周围存在积液，则可仅切除感染端血管，经非感染区域间置一段新人工血管。PGE感染复发率29%。

TGE适用于存在脓毒症、植入隧道感染或吻合口出血患者。初次AVG建立后30天内发生感染的患者，因成纤维细胞尚未长入人工血管微孔，感染多累及整条人工血管，应考虑TGE。毒力或侵袭力较强的金黄色葡萄球菌或绿脓假单胞菌感染者也应实施TGE。未合并脓毒症的AVG感染患者（血流动力学稳定、白细胞计数正常或轻度升高、无发热或低热）可考虑SGE或PGE （图C9-2）。

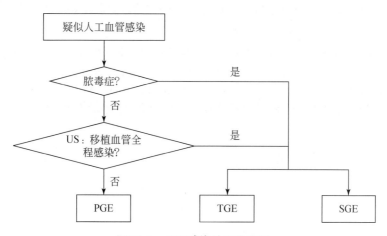

图C9-2 AVG感染处理流程图

肱动脉缺损不超过1/3周长者可利用静脉补片修补，勿使用PTFE缝线。肱动脉需修剪至健康动脉壁组织。如缺损超过1/3～1/2，则应切除该段肱动脉，间置移植自体静脉恢复肱动脉连续性。

如果无法获得自体移植静脉，且动脉出血已经危及生命，可结扎肱动脉。但结扎平面需在肱动脉发出肱深动脉后，如此肢体远端供血可依赖肱深动脉及肘关节动脉网代偿（图C9-3）。如仍出现肢体远端缺血，需进行肱动脉重建。

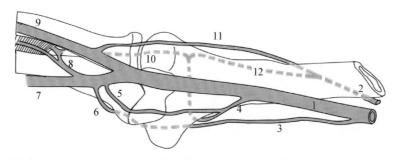

图C9-3 肘关节动脉网。1.肱动脉；2.肱深动脉；3.尺侧上副动脉；4.尺侧下副动脉；5.尺侧返动脉前支；6.尺侧返动脉后支；7.尺动脉；8.骨间总动脉；9.桡动脉；10.桡侧返动脉；11.桡侧副动脉；12.中副动脉

个别患者AVG局限性感染可能通过长期换药、创面负压治疗（negative pressure wound therapy，NPWT）等暂时愈合，但疗效不确定，易复发，不做推荐。

# 预防

- 菌血症或导管感染时不可植入人工血管
- 术前彻底清洗术区皮肤
- 严格的外科无菌技术以及精密的手术技术操作
- 注意患者个人卫生

## 补 充 阅 读

Ryan SV，Calligaro KD，Scharff J，et al，2004. Management of infected prosthetic dialysis arteriovenous grafts. Vasc Surg，39（1）：73-78（研究了AVG感染发生率并总结了TGE、SGE、PGE等方法的适应证）

Ceppa EP，Sileshi B，Beasley GM，et al，2009. Surgical excision of infected arteriovenous grafts：technique and review. Vasc Access，10：148-152（强调了TGE治疗AVG感染的重要性）

Schanzer A，Ciaranello AL，Schanzer H，2008. Brachial artery ligation with total graft excision is a safe and effective approach to prosthetic arteriovenous graft infections. Vasc Surg，48（3）：655-658（观察了21例累及吻合口的AVG感染患者采取TGE及肱动脉结扎治疗后未出现远端肢体缺血现象）

# 第八部分 外周静脉高压

# 98 外周静脉高压1

男性，53岁。既往糖尿病，高血压病。9年前因CKD 5期建立左前臂AVF血液透析。左手肿胀1个月伴皮肤颜色加深，1周来自觉手部胀痛，环指表皮破溃。

体格检查：左手肿胀，手指皮肤可见色素沉着，左环指表皮破溃处已结痂。左腕部内瘘，头静脉背侧支开放扩张，可及震颤。前臂背侧浅静脉扩张（图98-1）。

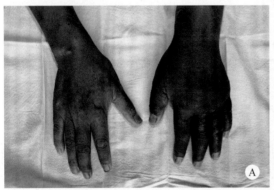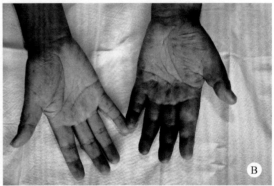

图98-1 左手肿胀，皮肤色素沉着。A.背侧；B.掌侧

DSA：左腕部头静脉-桡动脉AVF，头静脉于前臂背侧支汇入点近心端闭塞。血液自头静脉背侧支逆流入手背静脉网，再经侧支循环回流至前臂头静脉。上臂头静脉及贵要静脉通畅（图98-2）。

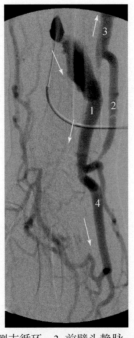

图98-2 DSA：1.头静脉背侧支；2.侧支循环；3.前臂头静脉；4.手背静脉网扩张。箭头为血流方向

　　**治疗方案**：远端手部静脉高压是由于头静脉近吻合口闭塞，血液自背侧支反流至手部引起，前臂回流静脉通畅且二者于腕部背侧走行接近，可在其间建立侧-侧吻合（图98-2中1、2两点间），使血液自该处直接转流至前臂回流静脉，同时结扎通向手部的静脉以阻断逆向血流。

　　**手术经过**：左前臂近腕部背侧纵行切口，游离头静脉背侧支及前臂背侧静脉，二者间建立侧-侧吻合后结扎吻合口远心端静脉（图98-3）。手术后次日患者手部疼痛症状缓解，水肿消失（图98-4）。

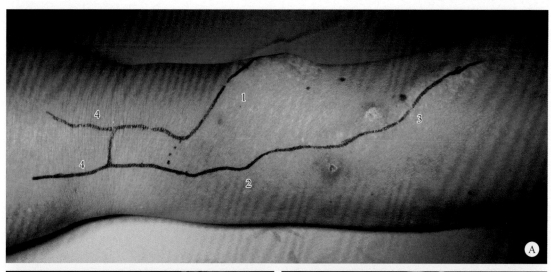

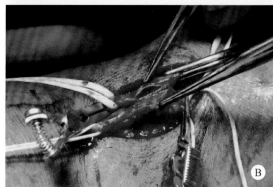
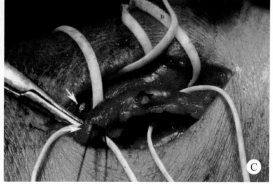

图98-3　手术经过：A. 手术前标记静脉体表走行，图中数字与图98-2中相同；B. 建立1、2两点间侧-侧吻合；C. 完成吻合后结扎吻合口远端静脉（箭头），阻断血液反流至手部

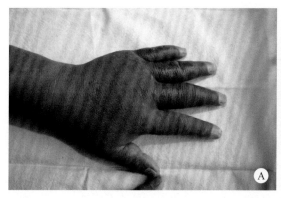
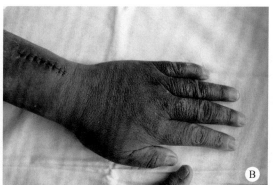

图98-4　手术前（A）、手术后（B）对比

**Tips**

- 局部静脉高压往往由于通路流出道闭塞，血液反流引起手部静脉高压所致，临床表现为手部肿胀，皮肤色素沉着甚至溃疡形成等静脉高压征象，但前臂及上臂无肿胀。
- 需与之鉴别的为中心静脉闭塞引起同侧肢体静脉高压，表现为同侧全肢体肿胀。
- 透析相关肢体远端缺血（窃血）亦需与之鉴别，前者手部无肿胀，皮肤无色素沉着，溃疡往往发生在远端指尖。
- 由于侧支循环建立良好，此类通路往往仍有功能。
- 治疗原则：重建通路流出道，阻断逆向血流。

# *99*　外周静脉高压 2

女性，71岁。既往高血压病20年，CKD 5期。7年前建立右腕部AVF未成熟，后又于肘部建立高位AVF进行血液透析。1年前开始出现右手肿胀，2个月前右前臂AVF桡侧、尺侧分别出现动脉瘤样变，伴右手第3、4指皮肤发黑破溃。

**体格检查：**右手肿胀，手指皮肤色素沉着，3、4指背侧皮肤破溃结痂。肘部切口处可及震颤。通路于尺侧近腕部呈瘤样变，直径约3.5cm，顶端皮肤因尺侧与桌面摩擦变薄隆起近乎破溃，该处触痛明显。另前臂中部偏桡侧可见5cm×4cm瘤样变（图99-1）。

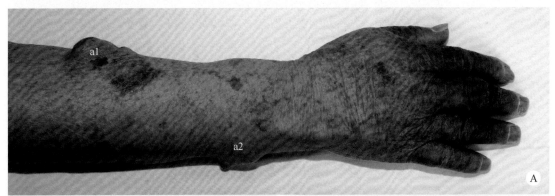

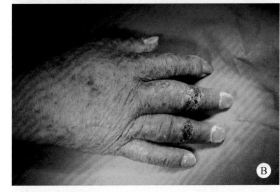
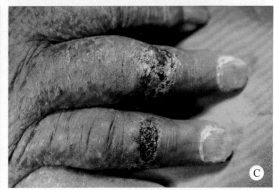

图99-1　手部肿胀，手指色素沉着伴溃疡形成。前臂通路可见动脉瘤样变（A：a1、a2）。溃疡位于指背侧（B、C）

**DSA：**肘部头静脉-肱动脉吻合。上臂头静脉闭塞，血流自前臂头静脉逆向流至手部，经手背静脉网回流至前臂贵要静脉，并经由上臂贵要静脉回流入锁骨下静脉（图99-2）。

**治疗方案：**手部静脉高压起因为上臂头静脉闭塞，血液反流入手导致局部静脉高压所致。由于前臂头静脉及贵要静脉已扩张成熟，拟于腕部分别切断头静脉及贵要静脉（图99-2B中1、2点），切除腕部动脉瘤样变（图99-2B中a2），自腕部掌侧建立皮下隧道后将远端头静脉与贵要静脉进行吻合（图99-2B中1、2点间建立端-端吻合），切断通向手背的反向血流，同时保持通路连续性。

手术经过：于腕部分别切断头静脉及贵要静脉，切除腕部贵要静脉侧动脉瘤，游离迂曲之头静脉，将其穿过腕部掌侧皮下隧道，与尺侧贵要静脉建立端-端吻合，结扎通向手背的静脉（图99-3）。前臂桡侧动脉瘤未处理。手术后次日手指肿胀消失，2周后3、4指皮肤溃疡愈合。随访4年通路功能良好（图99-4、图99-5）。

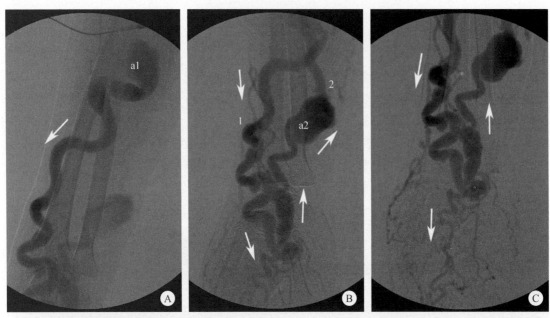

图99-2　A.血流自前臂头静脉向手部逆流（箭头方向），a1：前臂桡侧动脉瘤；B.血流自头静脉逆流入手背静脉网，再经由贵要静脉回流，a2：前臂尺侧动脉瘤；C.手背静脉网血液反流（箭头为血流方向）导致手静脉高压，手指皮肤色素沉着及溃疡

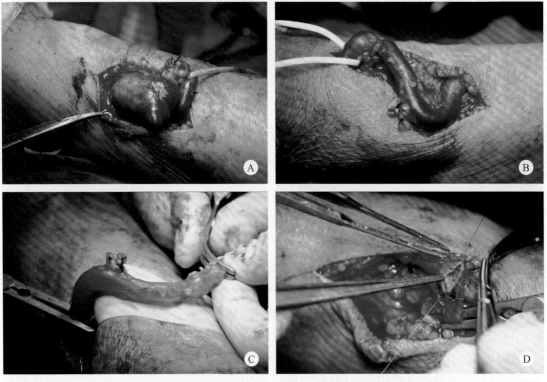

图99-3　手术经过：A.游离尺侧贵要静脉及其动脉瘤样变；B.切断并游离腕部迂曲头静脉；C.切断并结扎通往手背之静脉，液力扩张头静脉；D.头静脉引入腕部掌侧皮下隧道，并与贵要静脉建立端-端吻合

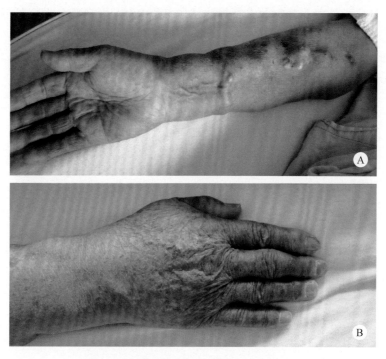

图99-4　A.手术后6个月，可见前臂掌侧近腕部皮下隧道静脉扩张良好；B.指端溃疡已愈合，残留色素沉着

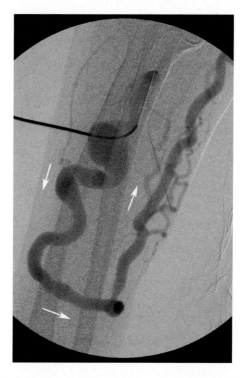

图99-5　术后造影，血流自肘部吻合口反流入头静脉，经前臂吻合回流入前臂贵要静脉。手部静脉未显影，箭头为血流方向

8

**Tips**

- 本例利用前臂已扩张之头静脉和贵要静脉建立前臂自体U形内瘘，保留足够穿刺长度的前提下恢复通路连续性并切断通向手部的静脉血流。
- 动脉瘤样变影响日常生活、影响通路功能或快速增长，有破裂风险者应予以处理（例如本例腕部瘤样变），否则可留置（例如本例前臂瘤样变）。

# *100*　外周静脉高压 3

男性，56岁。既往高血压病20年，CKD 5期，2年前建立左腕部AVF并规律血液透析。2个月前开始左手指肿胀，疼痛，且呈逐渐加重趋势。

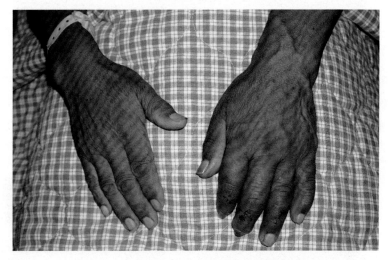

图100-1　左手肿胀，手指皮肤色素沉着及溃疡

体格检查：左腕部Brescia-Cimino内瘘，头静脉于近腕部背侧支汇入处近心端闭塞。头静脉背侧支膨大（目前为动脉针穿刺点）通向手背静脉网，该处可及震颤。左手指、手掌肿胀，皮肤色素沉着，有触痛。2、3、4指可见表皮破溃及结痂。手背静脉迂曲扩张并可及震颤（图100-1、图100-2）。压迫头静脉背侧支后手背静脉震颤消失。左前臂贵要静脉扩张。

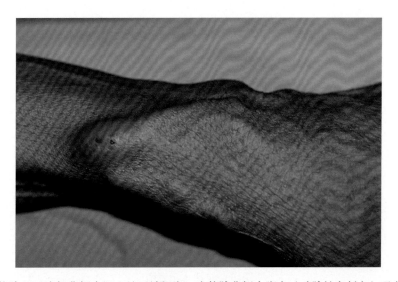

图100-2　头静脉于近腕部背侧支汇入处近端闭塞。头静脉背侧支膨大（动脉针穿刺点）通向手背静脉网

**DSA**：经左肱动脉穿刺造影，吻合口通畅，前臂头静脉全程闭塞，血流自头静脉背侧支逆流入手背静脉网，经贵要静脉回流。前臂及上臂贵要静脉通畅，中心静脉未见狭窄（图100-3）。

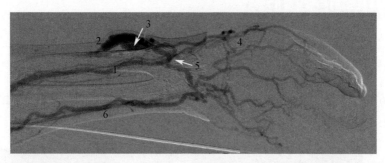

图100-3　经肱动脉穿刺造影。1.桡动脉；2.头静脉，近端闭塞；3.头静脉背侧支；4.手背静脉网；5.头静脉-桡动脉吻合口；6.贵要静脉

治疗方案：吻合口至头静脉背侧支一段血管通畅，手部静脉高压是由于头静脉近端闭塞，血液经背侧支反流引起。贵要静脉通畅，拟利用前臂贵要静脉转位与原动静脉内瘘吻合，使血液转流入贵要静脉，同时结扎头静脉通向手部的背侧支以切断反向血流（图100-4、图100-5）。

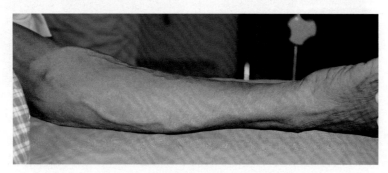

图100-4　前臂内侧可见扩张之贵要静脉

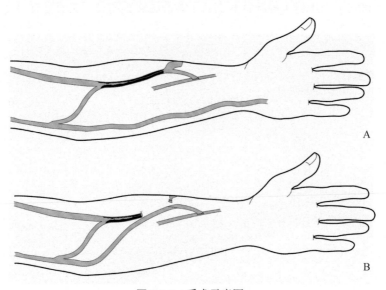

图100-5　手术示意图

手术经过：自肘部至腕部游离左前臂贵要静脉全长，结扎属支，肝素盐水液力扩张。另于腕部头静脉背侧支汇合处做切口，游离头静脉，切断背侧支。隧道器建立前臂隧道后引入贵要静脉，与原动静脉内瘘管腔正常之头静脉段建立端-端吻合。次日患者手部肿胀缓解，疼痛消失，通路震颤及杂音正常（图100-6）。

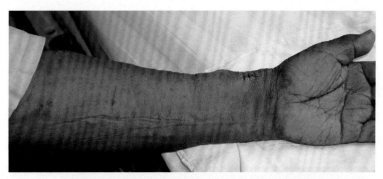

图100-6　前臂贵要静脉转位术后，手部肿胀消失

**Tips**

- 手部静脉高压多数由于通路近心端狭窄或闭塞引起，临床表现为手部肿胀、色素沉着及静脉性溃疡，病人可有痛感。
- 如侧支循环建立良好通路仍可能有功能。
- 利用临近静脉或通畅之贵要静脉重建流出道，同时结扎反流静脉。

# *101* 外周静脉高压 4

男性，59岁。既往高血压病，CKD 5期，3年前建立左前臂AVF进行血液透析。2周前左前臂出现肿胀，透析时加重，伴前臂皮肤发红，无法正常透析。

体格检查：左前臂肿胀，腕部及手部可见色素沉积，皮下可见散在曲张静脉（图101-1）。吻合口位于左前臂中上1/3，可及震颤。左上臂无肿胀。

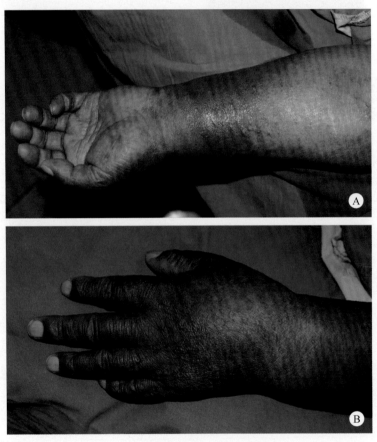

图101-1 前臂静脉高压，伴色素沉着

**DSA**：经吻合口穿刺造影显示患者头静脉闭塞。通路血液经贵要静脉回流，贵要静脉于上臂多段狭窄，狭窄程度70%～90%。部分血液自穿静脉经肱静脉回流，肱静脉于上臂亦存在重度狭窄（85%～90%）（图101-2）。另可见散在侧支循环，血流逆向流入前臂远端。

治疗方案：患者头静脉闭塞，贵要静脉及肱静脉均存在狭窄是引起前臂静脉高压的主要原因。贵要静脉近心端狭窄导致通路血流经穿静脉流入肱静脉。因此，治疗目标应针对贵要静脉狭窄。

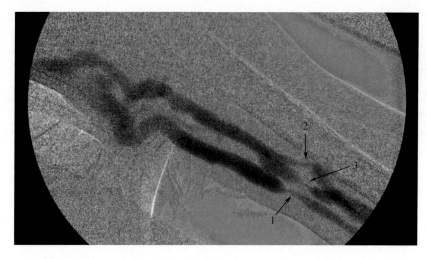

图101-2　术前DSA，1.贵要静脉狭窄；2、3.肱静脉狭窄

　　**手术经过：**经肘部透析穿刺点穿刺并置入动脉鞘，0.035″亲水导丝通过贵要静脉狭窄段，分别使用6mm×40mm及8mm×40mm高压球囊（Mustang，Boston Scientific）对贵要静脉狭窄处进行扩张，压力分别至10atm、16atm及14atm时狭窄完全消失。再次造影确认病变扩张良好，通路血液流速增快，腋静脉、锁骨下静脉、无名静脉及上腔静脉通畅（图101-3）。数分钟后患者自觉前臂肿胀明显缓解。

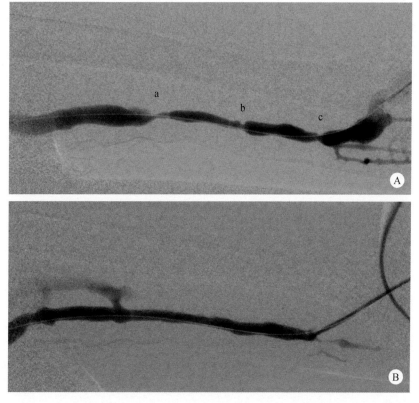

图101-3　手术经过：A.贵要静脉造影显示a、b、c三处狭窄，导丝已通过狭窄病变；B.球囊扩张后，可见贵要静脉狭窄消失

**Tips**

- 上臂深静脉、浅静脉回流同时受阻导致前臂静脉高压临床表现：肿胀、色素沉着。上臂无肿胀提示中心静脉通畅。
- 上肢浅静脉、深静脉系统变异较多，流出道狭窄可能导致复杂侧支循环形成，应经过造影全面评估引起血流动力学异常的病变部位。

# *102* AVG 流出道闭塞，人工血管旁路翻修

　　女性，53岁。因糖尿病发展为CKD 5期，于2年前建立左前臂AVF，因该内瘘无法成熟，于4个月前建立左前臂肱动脉-肘正中静脉U形AVG。1个月前开始前臂出现肿胀，逐渐加重，尤以透析时为甚。

　　**体格检查：**右前臂及手部高度肿胀，手背部散在皮下出血及皮肤色素沉着（图102-1）。近肘部可及震颤，听诊可闻及血管杂音。

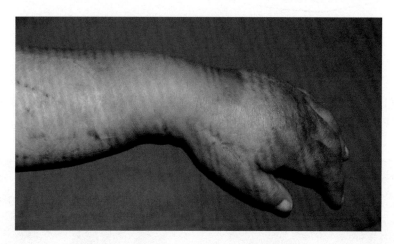

图102-1　静脉高压导致前臂及手部肿胀淤血

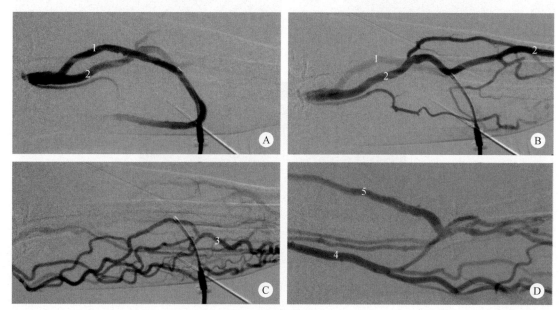

图102-2　A、B.AVG静脉臂（1）穿刺造影，显示血流经桡静脉（2）反流至前臂；C.逆向血流绕手部静脉网，经前臂尺侧深、浅静脉（3）回流，引起手部静脉高压；D.血流回流至上臂贵要静脉（4）及头静脉（5）

　　**DSA**：经AVG穿刺造影，见吻合口近心端正中静脉闭塞，血液自穿静脉反流入肱静脉，并经过前臂深静脉逆流入手部，再经尺侧深、浅静脉回流至上臂贵要静脉。部分血液经正中贵要静脉流入上臂头静脉（图102-2）。

　　**治疗方案**：吻合口近心端正中静脉短段闭塞，曾经两次尝试介入治疗均因导丝无法通过闭塞部位且穿破吻合口，最终放弃介入治疗。拟手术进行血管旁路治疗（图102-3）。

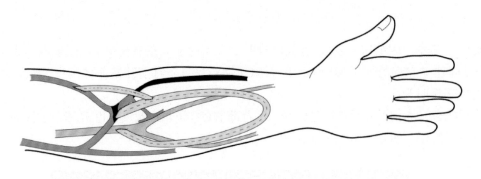

图102-3　手术示意图

　　**手术经过**：于AVG狭窄处两端分别游离出AVG静脉端及上臂头静脉，建立皮下隧道后引入6mm PTFE人工血管分别与AVG静脉端及上臂头静脉远端建立端-侧吻合（图102-4）。手术后即刻恢复透析，未使用CVC过渡。术后造影见图102-5。

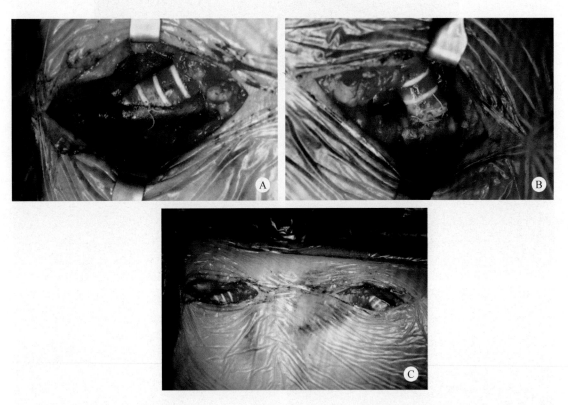

图102-4　手术经过：A.吻合上臂头静脉；B.吻合人工血管静脉端，注意保护臂丛神经；C.完成吻合，缝合切口

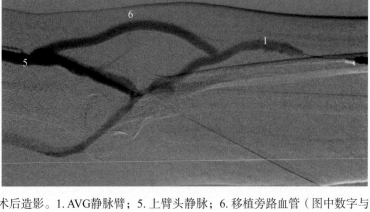

图102-5　手术后造影。1. AVG静脉臂；5. 上臂头静脉；6. 移植旁路血管（图中数字与102-2对应）

**Tips**

- 狭窄或闭塞性病变介入治疗失败时，血管旁路治疗仍为一种有效的替代方法。
- 该类短段闭塞也可尝试超声引导下闭塞段直接穿刺法使导丝通过闭塞病变，再进行球囊扩张治疗。

8

# 第九部分 缺血及神经并发症

# *103* 动脉流入道近端化（PAI）治疗透析相关远端肢体缺血

女性，69岁。高血压病35年，发展为CKD 5期。3年前建立右肘部AVF规律透析，1周前开始出现右手发凉伴疼痛，伴有静息痛，夜间加重，无麻木感。

**体格检查：** 右肘部高位内瘘，触诊可及震颤，听诊可闻及双期血管杂音。右手皮温较左手低。右侧桡动脉、尺动脉未及。

**DSA：** 左肘正中静脉-肱动脉AVF（侧-侧吻合），吻合口通畅，血液经头静脉及贵要静脉回流，前臂可见尺动脉浅淡显影，未见桡动脉。压闭吻合口后，可见远端尺动脉及骨间动脉显影良好，桡动脉仍未显影。吻合口远端头静脉显影（图103-1）。

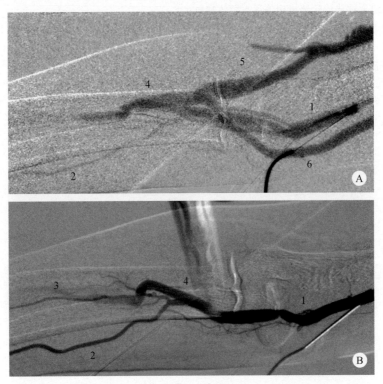

**图103-1** A. 经肱动脉造影，可见吻合口远端尺动脉显影浅淡；B. 压闭吻合口后，可见远端尺动脉及骨间动脉显影良好，桡动脉闭塞。1. 肱动脉；2. 尺动脉；3. 骨间动脉；4. 肘正中静脉；5. 上臂头静脉；6. 上臂贵要静脉

**治疗方案：** 该患者桡动脉闭塞，尺动脉血液大部分经近端瘘口回流，远端肢体缺血。DSA显示指压瘘口后可明显改善远端肢体灌注，拟行右侧动脉流入道近端化（proximolization of the arterial inflow，PAI）手术（图103-2）。

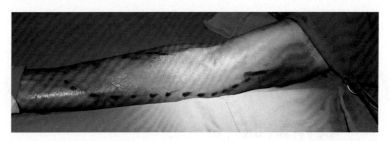

图103-2　动脉流入道近端化手术，利用人工血管将内瘘吻合口移位至上臂肱动脉

**手术经过**：肘部切口，切除原肘正中静脉与肱动脉吻合口。右前臂隧道器建立U形隧道后引入6mm人工血管，静脉端与肘正中静脉近心端建立端-端吻合，动脉端跨肘关节尺侧与上臂肱动脉建立端-侧吻合（图103-3）。手术后次日患者手部疼痛缓解，1年随访时症状未复发。

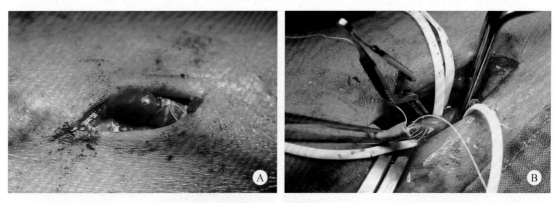

图103-3　手术经过：A.人工血管静脉端与肘正中静脉吻合；B.人工血管动脉端与上臂肱动脉吻合

---

**Tips**

- 与远端血运重建间隔结扎（distal revascularization-interval ligation，DRIL）手术相同，PAI也适用于正常流量的透析相关远端肢体缺血的治疗。
- 与DRIL手术相比，PAI手术无需结扎肱动脉，手术过程相对简单。
- 术前瘘口压闭实验时若远端动脉可显影，则手术效果较好。

9

# *104* 改良动脉流入道近端化治疗透析相关远端肢体缺血

女性，68岁。既往高血压40年、糖尿病20余年，发展至CKD 5期。3年前建立左前臂AVG规律透析，后因通路失功建立肘部高位内瘘，1个月前开始出现左手发凉伴静息痛，第3指破溃不愈。

**体格检查：** 左前臂可见多处手术瘢痕，左手第三指尖干性坏疽，无分泌物，触痛明显。左肘横纹下方内瘘处可及震颤，听诊可闻及全期血管杂音。左侧桡动脉、尺动脉搏动均未及（图104-1）。

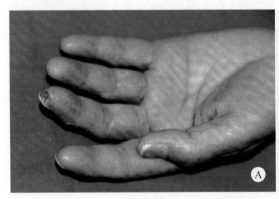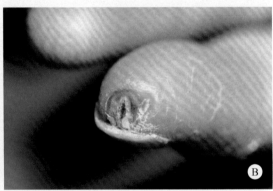

图104-1　A.左中指末端干性坏疽；B.左中指末端放大图

**DSA：** 右股动脉入路造影，主动脉弓及左锁骨下动脉、腋动脉未见异常，左肱动脉中部可见约50%局限性狭窄，肘正中静脉与肱动脉远端为端-侧吻合，流出道为上臂头静脉及贵要静脉，管腔扩张，通畅；左贵要静脉汇入腋静脉。同侧腋静脉、锁骨下静脉、左无名静脉及上腔静脉未见狭窄。吻合口远端肱动脉、桡动脉、尺动脉均未见显影（图104-2）。压闭吻合口后再次造影，可见吻合口远端肱动脉、尺动脉及骨间动脉显影，远端尺动脉纤细，可见部分掌弓。桡动脉未见显影（图104-3）。

**激光多普勒指端血压测定（术前）：** BDP=26mmHg，DBI=0.16（26mmHg/163mmHg），压迫瘘口后指端压力升至102mmHg。（基础指压：basal digital pressure，BDP；肱动脉指数：digital brachial index，DBI）

**治疗方案：** 本患者左上肢远端重度缺血，伴静息痛，BDP仅26mmHg，应紧急处理。正常流量内瘘，可采用DRIL或PAI手术（详见作者述评10），患者贵要静脉良好且已扩张，可利用其作为动脉流入道而避免采用人工血管，是为"改良PAI"术式（图104-4）。

**手术经过：** 游离肘正中静脉、正中头静脉及正中贵要静脉，切断并结扎原肘部动脉内瘘口。切断上臂近端贵要静脉，近心端结扎，远心端与该处肱动脉建立端-侧吻合，结扎连接贵要静脉与肱静脉的穿静脉。自肘部正中贵要静脉插入瓣膜刀破坏贵要静脉内瓣膜后于肘部切口建立贵要静脉-头静脉端-端吻合（图104-5）。术后当日静息痛消失，1个月后指端坏疽愈合（图104-6），经肱动脉造影显示通路形态良好，前臂尺动脉及骨间动脉恢复正向血流（图104-7）。随访2年通路功能良好（图104-8）。

　　**手术后指端血压测定**：指端压= 62mmHg，DBI=0.41（62mmHg/151mmHg）。

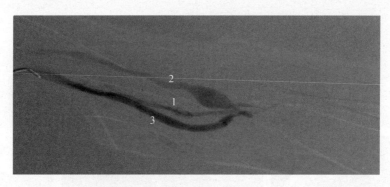

**图104-2**　左上肢经肱动脉（1）肘部高位AVF造影，可见血流自吻合口直接回流入上臂头静脉（2）及贵要静脉（3），吻合口远端动脉未显影

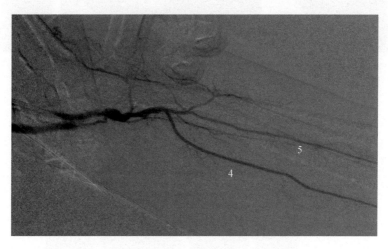

**图104-3**　压迫瘘口后经肱动脉造影，可见吻合口远端尺动脉（4）及骨间动脉（5）显影，桡动脉未显影

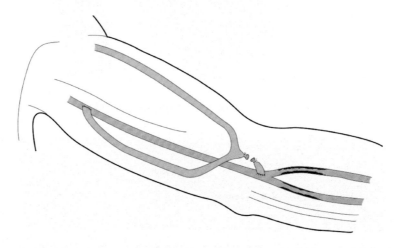

**图104-4**　手术示意图

9

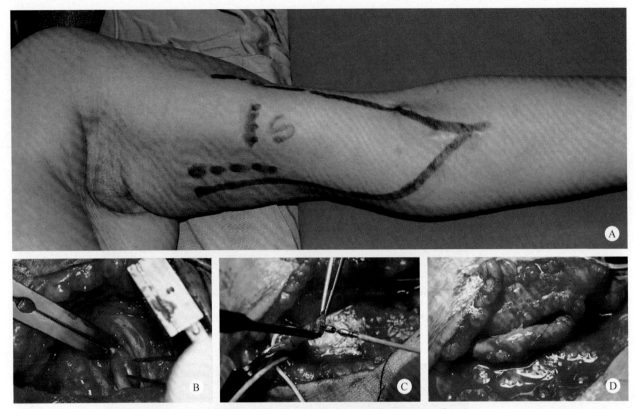

图104-5 手术经过：A.术前标记上臂头静脉及贵要静脉走行；B.贵要静脉-肱动脉端-侧吻合；C.远端贵要静脉插入瓣膜刀破坏瓣膜；D.肘部贵要静脉-头静脉端-端吻合

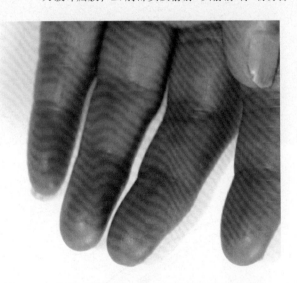

图104-6 手术后1月随访，左中指末端坏疽已愈合

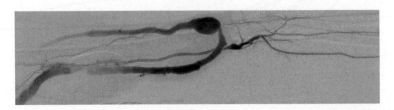

图104-7 术后经肱动脉造影，显示通路良好，远端尺动脉及骨间动脉显影

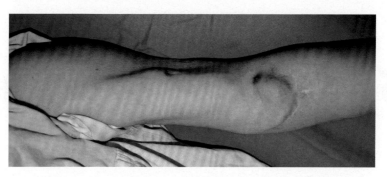

**图104-8**　术后2年随访，内瘘功能完好，前臂无缺血症状

---

**Tips**

- 透析相关肢体远端缺血需要与透析相关腕管综合征相鉴别。
- 指端收缩压若小于35mmHg则溃疡难以愈合。
- 贵要静脉内瓣膜必须完全破坏，直至远端可见喷射状动脉血流。
- 连接贵要静脉与肱静脉间的穿静脉必须结扎，术前应进行超声检查明确其部位。
- 如原连接上臂头静脉及贵要静脉的肘正中静脉完好、无狭窄，可利用正中静脉穿支或前臂正中静脉向贵要静脉插入瓣膜刀，避免肘部建立端-端吻合口（该例因肘正中静脉存在狭窄故切除狭窄段重新吻合）。

9

# *105* 改良动脉流入道近端化预防透析相关远端肢体缺血

男性，41岁。系统性红斑狼疮10年，因肾功能不全发展为CKD 5期，曾尝试双前臂内瘘均未成功。1年前建立右肘部AVF进行透析，并经短暂（1个月）右颈内静脉CVC过渡。3周前右前臂AVF震颤消失，临时改由足背动脉直接穿刺透析。

**体格检查：** 右前臂中部及肘横纹远端1.0cm均可见手术瘢痕。该处未触及震颤，未闻及杂音。双腕部桡动脉、尺动脉均未及搏动。双手皮温较低，双侧Allen试验阳性（图105-1）。

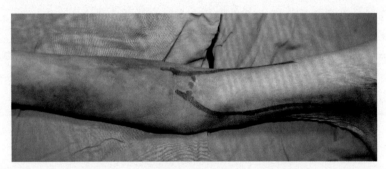

图105-1　右上臂头静脉、贵要静脉通畅，虚线处为拟行头静脉-贵要静脉吻合

**彩色多普勒超声：** 左上肢未探及明确浅表静脉。左桡动脉及尺动脉管腔狭窄，CDFI血流信号断续。右前臂头静脉及贵要静脉闭塞。桡动脉、尺动脉管腔内未探及明显血流信号。右骨间动脉血流正常，自肘部肱动脉发出。右上臂头静脉通畅，管腔内径约4.3mm，右上臂贵要静脉通畅，内径4.5mm，肘正中静脉通畅，直径5.3mm。远端肱动脉内径约3.5mm，CDFI血流信号正常。

**术前基础指压（BDP）测定：** 右示指BDP 78mmHg，DBI=0.72（图105-2A）

**治疗方案：** 患者左上肢无可利用的浅静脉。右前臂动脉、静脉均无法满足建立AVF条件。肘上头静脉及贵要静脉条件较好，但鉴于患者前臂仅依靠骨间动脉供血，且BDP较低，建立头静脉-肱动脉高位内瘘后随着流量逐渐增大，很可能诱发前臂缺血。拟利用右上肢贵要静脉作为流入道，建立右上臂近心端肱动脉-贵要静脉-头静脉内瘘，如此将动脉吻合口近端化（改良动脉近端化手术），防止通路建立后远端肢体灌注压下降。

**手术经过：** 右腋下切口，游离近端肱动脉、贵要静脉。肘横纹切口游离该处头静脉、肘正中静脉及贵要静脉。近心端贵要静脉与近心端肱动脉建立端侧吻合，自远心端贵要静脉插入瓣膜刀切除贵要静脉内瓣膜，远心端头静脉及贵要静脉于肘部切口建立端-端吻合（图105-3）。患者手术后1周开始透析经右上臂头静脉穿刺透析。1个月后复查通路功能良好，上臂头静脉内径5.7～6.3mm，测定右示指收缩压68mmHg，DBI=0.65。随访2年3个月通路功能良好，远端肢体无缺血表现。

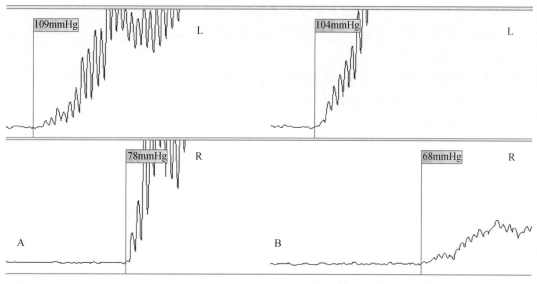

图105-2　A.术前左示指（L）及右示指（R）BDP；B.手术后术前左示指（L）及右示指（R）收缩压

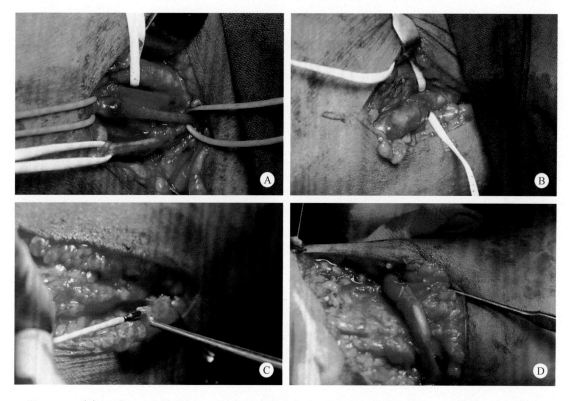

图105-3　手术经过：A.右腋下切口，游离近端肱动脉（上方白色血管阻断带）、贵要静脉（蓝色阻断带），臂丛神经及前臂内侧皮神经（下方白色阻断带）；B.近心端贵要静脉与近心端肱动脉建立端侧吻合。C.远心端贵要静脉插入瓣膜刀切除贵要静脉内瓣膜；D.远心端头静脉及贵要静脉于肘部切口建立端-端吻合

**Tips**

- 当前臂动脉狭窄或闭塞性病变且需建立同侧高位AVF时，可考虑动脉流入道近端化手术（PAI）以预防日后出现透析相关远端肢体缺血（hemodialysis access-induced distal ischemia，HAIDI）。
- 流入道近端化可使用人工血管或自体静脉，本例采用自体贵要静脉（改良PAI）。
- 由于贵要静脉为原位移植，血流反向，需使用瓣膜刀切除瓣膜贵要静脉瓣膜。

# *106* 远端桡动脉结扎（DRAL）治疗透析相关 远端肢体缺血

　　女性，41岁。既往糖尿病25年，发展至CKD 5期，8年前建立左前臂自体内瘘术规律透析，其间曾因通路失功两次手术治疗。近1个月来开始出现左手部静息痛，伴左小指破溃，经常规换药不愈，疼痛剧烈。

　　**体格检查：**左前臂头静脉-桡动脉内瘘，可及震颤，通路无明显搏动感，前臂可见多处手术瘢痕。左手皮温较右侧低，左小指第一指关节屈曲，可见直径0.8cm皮肤溃疡，表面结痂，周围皮肤红肿。左示指尖端0.5cm干性坏疽，触痛明显，左桡动脉搏动弱（图106-1）。

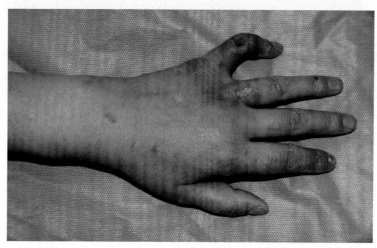

**图106-1　左手皮温低，左小指溃疡合并感染，左示指干性坏疽**

　　**DSA：**左肱动脉造影，左前臂头静脉-桡动脉内瘘，吻合口远端桡动脉血流反向，尺动脉、骨间动脉纤细，血流方向正常（图106-2）。

　　**手术前指端血压测定：**BDP= 38mmHg，DBI=0.33（38mmHg/115mmHg），压迫吻合口后指端压力升至100mmHg，压迫吻合口远端桡动脉后压力为63mmHg。

　　**治疗方案：**患者透析相关远端肢体缺血诊断明确，前臂正常流量内瘘，DSA可见远端桡动脉反流引起远端窃血，由于尺动脉纤细其供血无法满足手部正常生理需要。压闭吻合口远端桡动脉后指端供血明显改善，因此拟采用吻合口远端桡动脉结扎术（distal radial artery ligation，DRAL）（图106-3）。

　　**手术经过：**游离前臂AVF吻合远端桡动脉，4#丝线双重结扎。手术后次日测量左手指端血压恢复至72mmHg，DBI=0.65（72mmHg/110mmHg）。术后2周手部溃疡愈合，随访1年症状无复发（图106-4）。

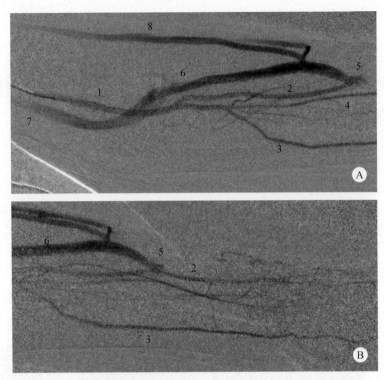

图106-2　A.经肱动脉造影，左前臂头静脉-桡动脉内瘘，动脉期吻合口远端桡动脉未显影；B.动脉后期可见尺动脉血液绕行掌弓并自远端桡动脉反流入头静脉，尺动脉及骨间动脉僵硬、纤细。1.肱动脉；2.桡动脉；3.尺动脉；4.骨间动脉；5.吻合口；6.前臂正中静脉；7.上臂贵要静脉；8.前臂及上臂头静脉

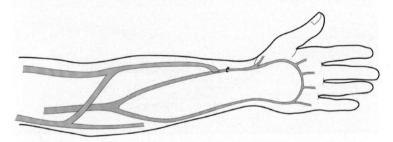

图106-3　DRAL手术示意图，结扎吻合口远端桡动脉，阻断手部窃血

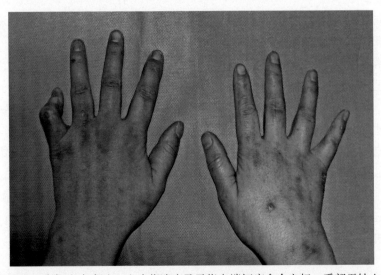

图106-4　手术后1年复查，左小指溃疡及示指末端坏疽愈合良好，手部无缺血症状

**Tips**

- 70%～80%前臂AVF中吻合口远端动脉血液反流，虽有窃血现象但不一定出现临床症状。然而当另一供血动脉（如尺动脉）存在病变时即可引起远端肢体缺血。
- 该病例吻合口远端桡动脉、尺动脉均纤细，吻合口近端桡动脉管腔尚正常。因此，不适合采用吻合口近端桡动脉结扎术（proximal radial artery ligation，PRAL）进行治疗，否则术后将导致通路流量不足。

9

# *107* 血液透析通路相关缺血性单肢神经病变（IMN）

女性，27岁。既往1型糖尿病15年，发展为CKD 5期，6个月前开始经右锁骨下静脉临时透析导管血液透析治疗，同时尝试双前臂自体动静脉内瘘均失败，5个月前建立左肘上肱动脉-肱静脉U形人工血管内瘘术，术后24小时内曾有短暂左前臂尺侧麻木，随后缓解，无其他不适。2个月后因该AVG吻合口血清肿不愈合，合并人工血管感染伴发热38.4℃而拆除该移植血管，同时经右颈内静脉建立长期CVC进行规律透析治疗。现手术后3个月，伤口愈合拟建立上肢透析通路。

**体格检查：** 双前臂可见手术瘢痕，双桡动脉可及较弱搏动，双侧Allen试验阴性。上肢无肿胀，未触及明显浅静脉。左肘上内侧可见手术瘢痕，已愈合。

**彩色多普勒超声：** 双前臂头静脉纤细，结扎止血带情况下测量其直径均＜1mm，至上臂头静脉直径仍＜1.2mm。左肘正中静脉及肘上贵要静脉3.5mm，管腔通畅。左肱动脉直径约3.0mm，CDFI血流信号正常。左肱静脉中段管腔狭窄。双侧桡动脉直径约1.0mm。右肘上贵要静脉3mm，管腔通畅。

**治疗方案及手术经过：** 因前臂及上臂头静脉条件无法建立AVF，左贵要静脉受肘上内侧瘢痕影响无法建立上臂转位内瘘，拟建立左前臂U形人工血管内瘘。术中使用锥形PTFE人工血管（GORE-TEX INTERING），4mm端与肘部肱动脉吻合，6mm端与肘正中静脉吻合，手术过程顺利。术后第二天，患者透析后出现左手麻木伴指尖疼痛（尺侧为重）。体格检查发现左手皮温低，桡动脉搏动触不清，左腕关节背屈功能受限。左手指压测不出（图107-1）。

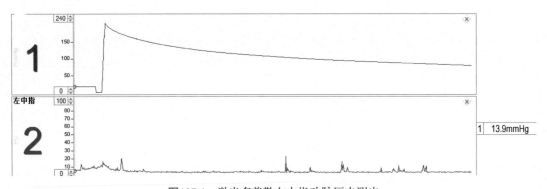

**图107-1** 激光多普勒左中指动脉压未测出

**肌电图：** NCS：左正中神经、尺神经运动传导远端潜伏期延长，传导速度减慢，波幅减低，左桡神经波幅减低，右正中神经及尺神经未见异常；双侧正中神经感觉传导速度减慢，波幅减低，左侧为著（表107-1，表107-2，图107-2，图107-3）。

表107-1　运动神经传导

| 神经刺激点 | 潜伏期（ms） | 波幅（mV） | 测量节段 | 潜伏期差（ms） | 距离（mm） | 传导速度（m/s） |
|---|---|---|---|---|---|---|
| 左正中神经 | | | | | | |
| 腕部 | 4.2 | 15.86 | 拇短展肌-腕部 | 4.2 | 75 | |
| 肘部 | 11.2 | **1.436（下降92%）** | 腕部-肘部 | 7 | 250 | **36（下降44%）** |
| 左尺神经 | | | | | | |
| 腕部 | 3.6 | 12.9 | 小指展肌-腕部 | 3.6 | 75 | |
| 肘下 | 6.6 | **4.56（下降72%）** | 腕部-肘下 | 3 | 170 | **56（下降16%）** |
| 肘上 | 9.7 | **2.796（下降85%）** | 肘下-肘上 | 3.1 | 120 | **39（下降35%）** |
| 左桡神经 | | | | | | |
| 肘部 | 2.4 | 5.98（下降57%） | 肘-肱桡肌 | 2.4 | | |
| 腋 | 3.5 | 4.622 | 腋-肘 | 1.1 | 85 | 76 |
| 右正中神经 | | | | | | |
| 腕部 | 3.5 | 16.21 | 拇短展肌-腕部 | 3.5 | 75 | |
| 肘部 | 7.2 | 15.17 | 腕部-肘部 | 3.7 | 235 | 63 |
| 右尺神经 | | | | | | |
| 腕部 | 3 | 12.67 | 小指展肌-腕部 | 3 | 75 | |
| 肘下 | 8.5 | 12.43 | 腕部-肘下 | 5.5 | 290 | 53 |

表107-2　感觉神经传导

| 神经和刺激点 | 潜伏期（ms） | 波幅（μV） | 测量节段 | 潜伏期差（ms） | 距离（mm） | 传导速度（m/s） |
|---|---|---|---|---|---|---|
| 左正中神经 | | | | | | |
| 第3指 | 4.3 | **4.051（下降86%）** | 第3指-腕部 | 4.3 | 140 | **33（下降46%）** |
| 第1指 | 2.9 | **4.732（下降93%）** | 第1指-腕部 | 2.9 | 105 | **36（下降36%）** |
| 左尺神经 | | | | | | |
| 腕部 | | 波形未引出 | 第5指-腕部 | | | |
| 左桡神经 | | | | | | |
| 腕部 | 2.7 | **5.42（下降90%）** | 拇指-腕部 | 2.7 | 85 | **31（下降55%）** |
| 右正中神经 | | | | | | |
| 第3指 | 2.7 | **7.864（下降73%）** | 第3指-腕部 | 2.7 | 130 | 49 |
| 第1指 | 2.5 | **10.88（下降84%）** | 第1指-腕部 | 2.5 | 105 | **42（下降22%）** |
| 右尺神经 | | | | | | |
| 腕部 | 2 | **5.485（下降72%）** | 第5指-腕部 | 2 | 105 | 54 |

　　因患者症状持续加重，结合肌电图可确诊缺血性单肢神经病变（ischemic monomelic neuropathy，IMN），遂关闭左前臂人工血管内瘘并取出人工血管。术后患者左手麻木及活动受限未再加重，左手皮温恢复，再次测定左手指压回升至85mmHg（图107-4），予营养神经药物治疗。1个月后患肢症状缓解，功能恢复。

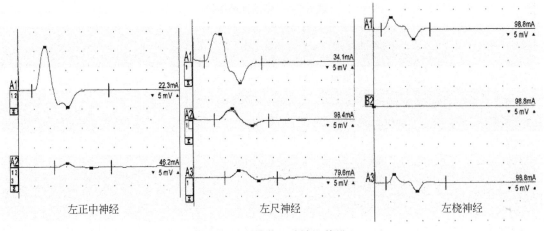

图107-2　左前臂运动神经传导

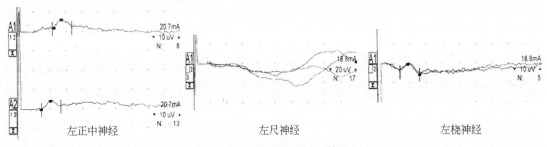

图107-3　左前臂感觉神经传导

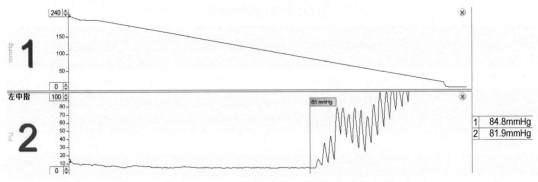

图107-4　关闭AVG后激光多普勒测定左中指动脉压恢复至85mmHg

---

**Tips**

- IMN危险因素：肘部高位内瘘、长期糖尿病、既往周围神经病变等。
- IMN诊断：高危患者手术后立即（通常24小时内）出现远端肢体麻木、烧灼样疼痛、无力等应考虑IMN的可能。
- IMN鉴别：应与重度肢体缺血和腕管综合征相鉴别。IMN是前臂三神经病变，单一神经损害时可除外IMN，肌电图可确诊。
- 治疗：由于IMN的神经功能多为不可逆损害，故一经确诊，需立即关闭内瘘，恢复前臂动脉灌注。

# *108* 透析相关腕管综合征

　　女性，67岁。既往慢性肾炎，CKD 5期。14年前建立右前臂AVF规律透析。3个月前开始出现右手疼痛，主要集中在右手第1～3指，伴麻木感，尤以夜间明显，严重影响睡眠。透析过程中疼痛无加重。曾在外院诊断为"右侧中心静脉狭窄"并接受"右锁骨下静脉球囊扩张术"治疗，手术后麻木及疼痛无缓解。

　　**体格检查：** 右腕部Brescia-Cimino内瘘，前臂头静脉扩张1.0～1.5cm，震颤良好。右上肢不肿。右手大鱼际肌轻度萎缩（图108-1），皮温略低于左侧。Phalen试验阳性，正中神经压迫试验阳性，Tinel征阴性。右手指BDP 65mmHg，左手指BDP 75mmHg。

　　**彩色多普勒超声：** 自吻合口至上臂头静脉全程通畅，桡动脉代偿性增粗。远端桡动脉血流反向。

　　**肌电图：** 正中神经损害；运动传导-拇短展肌潜伏期延长129%，波幅减低74%，感觉传导未引出。

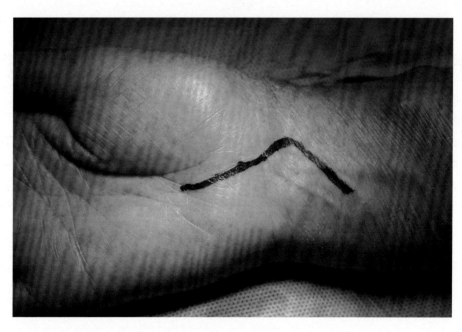

**图108-1　右手大鱼际肌轻度萎缩（黑色标记线为手术拟定切口）**

　　**治疗方案：** 根据患者临床症状、体征及肌电图结果，腕管综合征诊断明确，且排除缺血性病变。拟行右腕管松解术。

　　**手术经过：** 右腕部切口，切断腕横韧带，充分显露正中神经，松解正中神经外膜（图108-2）。术后3天开始功能锻炼。患者术后1周症状逐渐消失，随访3年症状无复发。

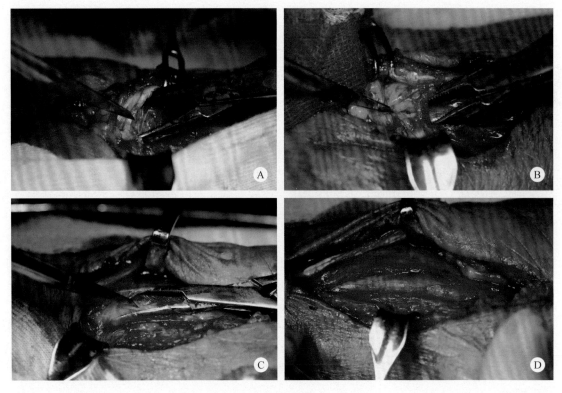

**图108-2** 手术经过：A，B. 切断腕横韧带，充分显露正中神经；C. 纵向切开正中神经外膜；D. 充分松解正中神经

**Tips**

• 透析相关腕管综合征多见于长期透析患者，可发生于任意侧肢体。

• 需与透析相关肢体远端缺血相鉴别，肌电图可明确诊断。

• 腕管松解术为有效的治疗方法。

• 术中需特别注意对正中神经掌皮支的保护，该分支发出部位变异较多，术中易于损伤。手术切口应距离掌褶痕尺侧至少6mm。

# 作者述评10　透析相关肢体远端缺血

## 病理生理和机制

血液透析动静脉通路建立，静脉直接与动脉连接（端-端或端-侧），或通过移植血管建立异常的非解剖血管环路后，高压低流量（50～100ml/min）动脉血进入高流量低阻力系统，心脏通过增加心率和心输出量进行补偿。近端动脉血流量在数日至数周内通过血管扩张和重构快速增加，是保证通路成熟的关键。上述变化发生在流入道动脉及流出道静脉。远端动脉系统基本无代偿，肢体血流动力学发生明显变化。

前臂腕部内瘘（桡动脉-头静脉）吻合口远端桡动脉血液自掌弓反流很常见，虽大部分尺动脉血液流入AVF内，但肢体远端缺血发生率并不高（1%～1.8%）。

上臂动静脉内瘘中压力梯度决定了血流方向。由于静脉流出道阻力低于吻合口远端动脉压力，血流从高阻力流向低阻力，远端动脉血流方向改变降低前臂血管灌注压。上述现象见于73%的上臂肱动脉-头静脉AVF（BCAVF）及93%的AVG。但大部分患者无症状，因此命名为生理性窃血。随着AVF的成熟，流出道阻力下降的速度超过了流入道动脉的代偿能力，如果合并潜在的侧支循环不良或远端动脉狭窄性疾病，临床就有可能出现远端缺血症状。系统回顾研究表明10%～25%的BCAVF和肱动脉-贵要静脉内瘘（BBAVF）及4.3%～6%的AVG可发生远端肢体缺血症状。

症状性窃血原因

- 流入道动脉狭窄
- 侧支循环差
- 流出道动脉狭窄
- 高流量内瘘

急性、亚急性和慢性缺血（表C10-1）

表C10-1　缺血类型

|  | 急性缺血 | 亚急性缺血 | 慢性缺血 |
| --- | --- | --- | --- |
| 发生时间 | 术后24小时内 | 术后30天内 | 术后30天以上 |
| 好发通路类型 | 多见于移植物内瘘 | 多见于肘部内瘘 | 多见于肘部内瘘 |
| 病理生理变化 | 移植物内瘘建立后分流量立即升高，但最终因其恒定内径限制流量进一步增加 | AVF建立后血管重构，管径逐渐扩张，分流量逐渐升高，上臂内瘘血管管径粗，吻合口过大时手术后短期内可达到很高的分流量 | 同亚急性缺血 |

9

# 临床表现和诊断

透析相关肢体远端缺血的诊断主要依靠临床表现。

## 亚急性及慢性缺血

典型症状包括肢端发凉、疼痛、感觉减退或异常以及肌力减弱（表C10-2）。上述现象可能因透析或肢体轻微运动而加重。体检可发现患侧手苍白或发绀、远端脉搏减弱或消失但压迫吻合口后搏动恢复。部分患者在压迫吻合口后症状可暂时缓解。严重窃血可引起静息痛或指端溃疡、坏疽等。手部缺血的分布变异较大，从单个手指受累至全部手组织广泛缺血均有可能发生。肢体远端缺血程度及分期有不同的报道（表C10-3～表C10-5）。

表C10-2　透析相关肢体缺血症状分布

|  | BCAVF（%） | RCAVF（%） |
|---|---|---|
| 冷感 | 50 | 12 |
| 肌力减退 | 54 | 32 |
| 疼痛 | 32 | 17 |
| 抽筋 | 46 | 25 |
| 感觉减退 | 39 | 25 |

表C10-3　Tordoir分期

| 第1期 | 手部苍白/紫绀/冷感但无疼痛 |
|---|---|
| 第2期 | 活动或透析时疼痛 |
| 第3期 | 静息痛 |
| 第4期 | 溃疡/坏死/坏疽 |

表C10-4　Scheltinga分级

| 1级 | 无明确症状但可见轻度缺血体征（甲床轻度紫绀，手部皮肤轻度冷感，腕部动脉搏动减弱，手指收缩压降低）（仅限于上肢内瘘） |
|---|---|
| 2a级 | 透析时或手部运动时出现症状：可以忍受的痉挛性疼痛，感觉异常，麻木或冷感加重 |
| 2b级 | 透析时或手部运动时出现症状：难以忍受的痉挛性疼痛，感觉异常，麻木或冷感加重 |
| 3级 | 手部或手指的静息痛或运动功能障碍 |
| 4a级 | 手部局限性组织丧失（溃疡、坏死），如逆转缺血则可维持手主要功能 |
| 4b级 | 手部不可逆大块组织丧失，无法保留手功能，需要截肢 |

表C10-5　Charing Cross分级

| | 症状 | 体征 | 辅助检查 | 治疗 |
|---|---|---|---|---|
| 1级 | 仅有轻度症状或体征 | 甲床轻度紫绀,手部皮肤轻度冷感,腕部动脉搏动减弱 | 手指收缩压<对侧,但DBPI>0.4;多普勒超声提示通路高流量或正常流量 | 观察及随访 |
| 2a级 | 透析时或手部运动时出现症状:可以忍受的痉挛性疼痛,感觉异常,麻木或冷感加重 | 甲床苍白,发绀,手部冷感,腕部动脉搏动减弱 | 手指血压下降(DBPI<0.4);多普勒超声提示通路高流量或正常流量,动脉造影可能提示吻合口近端动脉狭窄+/-侧支循环病变+/-流出道动脉病变 | 高流量内瘘采用限流/DRIL/RUDI或治疗潜在的动脉疾病,低流量内瘘采用PAI或结扎内瘘治疗 |
| 2b级 | 透析时或手部运动时出现症状:难以忍受的痉挛性疼痛,感觉异常,麻木或冷感加重 | 甲床苍白,发绀,手部冷感,腕部动脉搏动减弱 | 手指血压下降(DBPI<0.4);多普勒超声提示通路高流量或正常流量,动脉造影可能提示吻合口近端动脉狭窄+/-侧支循环病变+/-流出道动脉病变 | 高流量内瘘采用限流/DRIL/RUDI或治疗潜在的动脉疾病,低流量内瘘采用治疗潜在的动脉疾病,PAI或结扎内瘘治疗 |
| 3级 | 手部或手指的静息痛或运动功能障碍 | 甲床苍白,发绀,手部冷感,腕部动脉搏动减弱 | 手指血压下降(DBPI<0.4);多普勒超声提示通路高流量或正常流量,动脉造影可能提示吻合口近端动脉狭窄+/-侧支循环病变+/-流出道动脉病变 | 需要采用针对病因的确定性治疗(结扎/DRIL/PAI/动脉成形术) |
| 4级 | 静息痛,感觉异常和麻木 | 组织丧失(溃疡、坏死),运动和感觉丧失 | 手指血压下降(DBPI<0.4);多普勒超声提示通路高流量或正常流量,动脉造影可能提示吻合口近端动脉狭窄+/-侧支循环病变+/-流出道动脉病变 | 需要采用针对病因的确定性治疗(结扎/DRIL/PAI/动脉成形术),可能需要清创/截肢 |
| 5级 | 手部不可逆组织丧失 | 大块组织丧失 | 手指收缩压下降(DBPI<0.4);多普勒超声提示通路高流量或正常流量,动脉造影可能提示吻合口近端动脉狭窄+/-侧支循环病变+/-流出道动脉病变,X线提示骨质缺失或骨髓炎 | 截肢/坏死组织清创,结扎内瘘,尝试治疗潜在的动脉疾病 |

## 缺血性单肢神经病变

缺血性单肢神经病变(IMN)是一种特殊类型的急性缺血,机制尚不十分清楚。但IMN几乎均发生于AVG术后,与AVG术后分流量立即增加,动脉系统无法在极短时间内代偿似乎存在一定联系。症状在手术后立即出现(24小时内),糖尿病患者或既往存在周围神经病变者更易发生。其临床表现为肢体麻木、剧烈疼痛、皮肤苍白。远端动脉搏动消失,运动功能丧失。剧烈的疼痛与神经功能的丧失不成比例。肌电图呈现正中、尺、桡神经功能异常,感觉及运动均受累(详见病例107)。

9

# 辅助检查

辅助检查意义：确定病因、鉴别诊断及指导治疗。

## 多普勒超声

首选检查，评估流入道动脉、通路血流量和吻合口远端动脉血流方向。检查桡动脉、尺动脉血流量和方向时，应在暂时压闭吻合口前、后分别检查。

## 指动脉血压

当诊断不明确时应使用指动脉光电容积描记或激光多普勒血流仪测定基础指动脉压（BDP）并计算指-肱指数（DBI）（表C10-6），后者为患侧指动脉压与对侧肱动脉压比值。BDP临界值为60mmHg（敏感度100%，特异性87%），DBI临界值0.4（敏感度92%，特异性96%），用平均动脉压进行计算。

表C10-6  不同内瘘指端压力值（外周动脉正常情况下）

| 通路类型 | 通路流量（ml/min） | 指端压力（mmHg） |
|---|---|---|
| 桡动脉-头静脉AVF | 500~800 | ＞100 |
| 前臂U形AVG | 800~1300 | ＞70 |
| 肱动脉-头静脉/贵要静脉 | 1000~2000 | ＞50 |
| 腋动脉-腋静脉/颈内静脉 | 1500~2000 | ＞70 |

## 组织血氧饱和度（$SaO_2$）/经皮氧分压（$TcPO_2$）

当患者存在2级（Schelinga分级）以上窃血时$SaO_2$较对侧肢体有所下降。$TcPO_2$＜40mmHg提示组织缺血。但上述两种方法对透析相关远端肢体缺血诊断意义尚不明确，仅可用于辅助诊断。

## 动脉造影

手术治疗前必须进行患侧肢体动脉造影，了解是否存在流入道动脉狭窄，评估流出道动脉病变以及侧支循环，确定手术方案。

# 预防

下列情况可能增加透析相关远端肢体缺血的发生率：
- 糖尿病
- 周围血管疾病
- 周围神经病变
- 高龄
- 女性患者
- 既往同侧肢体动静脉通路建立史
- Allen试验阳性

BDP和DBI异常并非同侧建立内瘘的禁忌证，可通过改变吻合口位置和通路类型降低缺血风险（病例105）。

# 治疗

- 1级和2a级（Scheltinga分级，表C10-4）患者首选保守治疗（观察，肢体保暖）；2b级以上需要积极治疗。
- IMN需要详细鉴别，一旦诊断明确，需立即关闭通路以免引起不可逆神经功能损害。
- 手术方法应根据通路解剖部位、流量大小、远端动脉病变情况，结合血管造影结果进行选择。

## 手术方式

透析相关远端肢体缺血的治疗根据透析通路建立方式、通路流量及是否存在流入道病变等有所不同（图C10-1）。

- 纠正流入道动脉病变：通常采用血管腔内技术治疗锁骨下动脉、肱动脉及桡动脉病变。
- 通路结扎：有效改善症状，但丧失透析通路。适用于肢体远端发生大块坏疽或患者已经建立新的有效透析通路。
- 限流术：采用缩窄缝合、限制环缩窄或微创腔内辅助限制性结扎翻修术（MILLER）限制流量，适用于肘部高流量内瘘诱发的远端肢体缺血（图C10-2A）。
- 间置结扎及远端血管重建术（DRIL）：适用于正常流量内瘘或低流量内瘘诱导的肢体远端缺血。手术较复杂，需结扎自体动脉（图C10-2B），旁路闭塞后有肢体远端缺血风险。
- 动脉流入道近端化（PAI）/ 近端动静脉吻合术 （PAVA）适应证同DRIL，但手术操作简便，且可避免结扎自体动脉（图C10-2C）。改良PAI利用上臂贵要静脉作为流入道，可避免使用人工血管（图C10-2D）。
- 远端血流逆转术（RUDI）：适用于高流量内瘘（图C10-3A）。
- 远端桡动结扎（DRAL）/近端桡动脉结扎（PRAL）适用于前臂动静脉内瘘窃血患者（图C10-3B，C）。

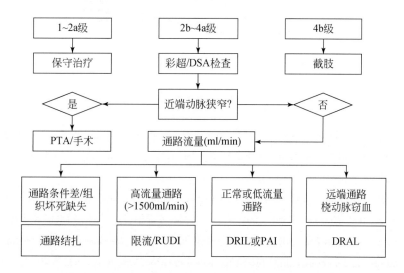

**图C10-1　透析通路手术适应证（根据Scheltinga分级标准）**

9

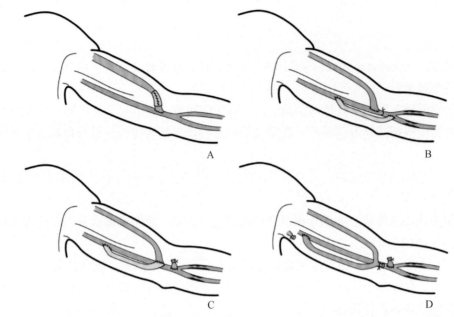

图C10-2 A.限流（Banding）；B.DRIL；C.PAI；D.改良PAI

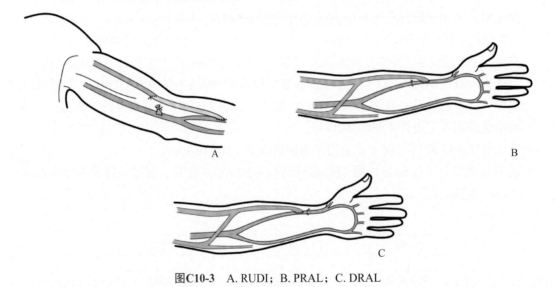

图C10-3 A.RUDI；B.PRAL；C.DRAL

# 补 充 阅 读

Inston N，Schanzer H，Widmer M，et al，2017. Arteriovenous access ischemic steal in haemodialysis： a consensus from the Charing Cross Vascular Access Masterclass 2016. Vasc Access，18：3-12（透析通路相关肢体缺血的专家共识，提出Charing Cross分级）

Miller GA，Goel N，Friedman，et al，2010. The MILLER banding procedure is an effective method for treating dialysis-associated steal syndrome. Kidney Int，77：359-366（详细描述了MILLER技术及其远期效果）

Loh TM，Bennett ME，Peden EK，2016. Revision using distal inflow is a safe and effective treatment for ischemic steal syndrome and pathologic high flow after access creation. Vasc Surg，63：441-444（RUDI治疗高流量内瘘）

Schanzer A，Nguyen LL，Owens CD，et al，2006. Use of digital pressure measurements for the diagnosis of AV access-induced hand ischemia. Vasc Med，11：227-231（阐述BDP和DBI在透析相关肢体缺血诊断中的应

用以及指压瘘口后压力变化值CDP的诊断价值）

Zanow J，Kruger U，Scholz H，2002. Proximalization of the arterial inflow： a new technique to treat access-related ischemia. Vasc Surg，43：1216-1221（首次报道PAI技术在透析相关肢体缺血治疗中的应用）

Knox RC，Berman SS，Hughes JD，et al，2002. Distal revascularization-interval ligation：a durable and effective treatment for ischemic steal syndrome after hemodialysis access. Vasc Surg，36： 250-256（讨论了DRIL的技术操作及其远期效果）

**9**

# 第十部分 导管及其相关并发症

# 109 颈内静脉狭窄，PTA 辅助置入 TCC

男性，61岁。既往慢性肾炎发展至CKD 5期，11年来双前臂多次建立AVF及AVG进行透析。后因AVG局部感染入院并建立左上臂贵要静脉（Ⅰ期）转位内瘘。本次入院拟进行左侧贵要静脉表浅化（Ⅱ期），同时拆除感染人工血管，使用TCC过渡。

**体格检查：** 左上臂贵要静脉Ⅱ期表浅化术后，可及明显震颤。

**彩色多普勒超声：** 右颈内静脉横截面呈圆形，可压闭。CDFI血流缺少随呼吸变化波形，考虑右颈内静脉近端存在狭窄。

**手术经过：** 超声引导下18G穿刺针穿刺右颈内静脉成功，导丝置入10cm即感阻力，反复尝试导丝无法进入，遂经穿刺针造影发现右颈内静脉锁骨头后方重度狭窄，周围侧支循环形成。遂交换0.035″亲水导丝（TERUMO，RADIFOCUS）通过狭窄段颈内静脉，导丝远端进入下腔静脉，沿导丝引入5mm×40mm及6mm×40mm 球囊扩张导管（Mustang，Boston Scientific Corporation）分别对狭窄段进行扩张，至14atm狭窄完全消失后按常规方法顺利置入TCC（图109-1）。

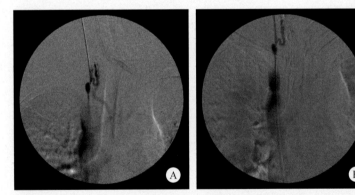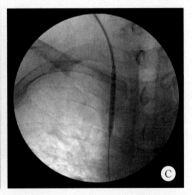

**图109-1** A. 造影见右颈内静脉汇入锁骨下静脉处重度狭窄；B. 亲水导丝通过狭窄段静脉；C. 球囊扩张导管对狭窄处进行扩张

---

**Tips**

- 正常情况下颈内静脉横截面超声呈三角形，如其形态呈正圆形且排除其他原因导致颈内静脉高压，导丝通过有阻力或无法通过时应怀疑颈内静脉近心端存在狭窄，特别是颈内静脉CDFI血流信号缺少随呼吸变化的波形时。
- 造影证实狭窄或闭塞后可尝试介入开通狭窄或闭塞段颈内静脉，随后按照常规完成置管操作。
- 亲水导丝易通过狭窄病变。透视下将导丝远端置入下腔静脉以获得良好的支撑力并防止诱发心律失常。

# *110* 经导管腔内扩张拔除嵌顿中心静脉导管

女性，51岁。因高血压肾病，CKD 5期于5年前开始经右颈内静脉TCC规律血液透析。既往曾多次建立双前臂AVF均未成功，1个月前建立左前臂AVG并开始利用其进行透析。拟拔除右颈内静脉透析导管时，发现导管已经无法拔出。

**体格检查：** 右侧TCC体外部分已被剪除，残端用血管钳夹闭（图110-1）。消毒颈部切口后尝试拔出导管未成功。

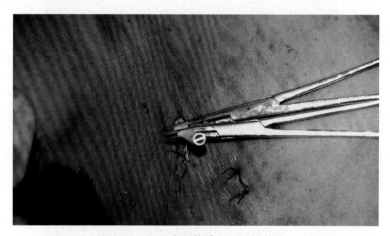

**图110-1** TCC自颈静脉入口处被剪除

**CT：** 可见导管与上腔静脉汇入右心房处粘连（图110-2）。

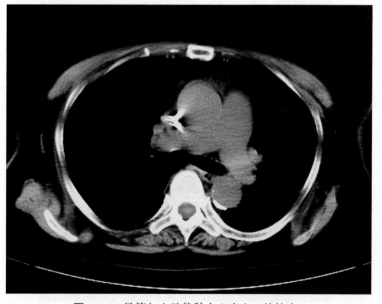

**图110-2** 导管与上腔静脉右心房入口处粘连

　　**治疗方案**：患者TCC嵌顿，结合CT，考虑为导管周围纤维增生所致，拟在DSA指引下拔除导管。

　　**手术经过**：透视下观察，可见导管为顶端分裂式，手握导管体外残端可感与心脏搏动同等节律，导管尖端进入右心房，反复尝试向前及向后扭转导管试图将其松动，但均未成功。牵拉导管体外残端时，可见上腔静脉和心脏随外力牵拉运动，患者同时感胸骨后剧痛。经导管造影显示上腔静脉及右心房无异常，遂于心电监护及镇静条件下，自导管静脉端置入加硬导丝，沿加硬导丝向透析导管管腔内置入高压球囊导管（Mustang 5 mm×40mm，Boston Scientific），采取边扩张，边推进的方法（图110-3）。连续两次扩张直至球囊超过透析导管分叉部位后感觉导管松动，随后将其顺利拔除，检查残余导管完整（图110-4）。

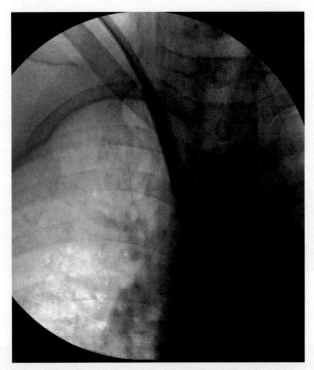

**图110-3　TCC腔内置入PTA球囊导管扩张**

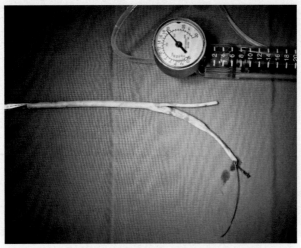

**图110-4　拔除导管后检查导管远端完整，扩张球囊于导管内，加压至20atm时导管外径扩张但无破裂**

**Tips**

- 透析中心静脉导管嵌顿多见于导管使用多年未更换的患者。
- 导管嵌顿时不可暴力拔除，否则有撕裂纵隔大血管的可能。
- 腔内介入技术处理透析导管嵌顿安全、简单、有效。

**10**

# *111* 拔除埋入体内嵌钝中心静脉导管

女性，62岁。12年前慢性肾功能不全进展至尿毒症期开始建立双前臂自体内瘘均失败，遂经右颈内静脉CVC透析。4年后建立右前臂肱动脉-肘正中静脉AVF。内瘘成熟并使用后拟拔除右颈内CVC时发现导管嵌钝，于外院剪除导管体外部分，残端结扎后埋入颈部皮下。其间一直使用右上臂内瘘维持透析并多次PTA治疗。近1周右上臂内瘘流量下降，无法维持透析入院。

**体格检查：** 右肘部自体内瘘，可及微弱震颤，听诊可闻杂音，右上肢无肿胀。右侧颈、面、胸部可见浅表静脉怒张。右侧颈部皮下可及异物。

**DSA：** 经右肱动脉穿刺造影，提示右肘部吻合口重度狭窄（>95%），头静脉近心端闭塞，血流经前臂头静脉逆流并经交通静脉返回至贵要静脉回流，右贵要静脉通畅。右无名静脉及上腔静脉重度狭窄，上腔静脉至心房入口附近闭塞。透视下可见原残余透析导管（图111-1B）。

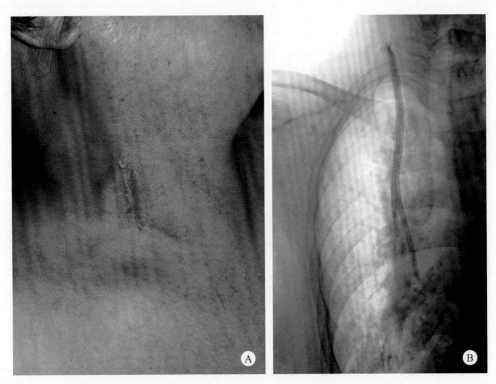

图111-1　A. CVC残端埋入颈部皮下；B. 透视可见导管静脉端位于右心房内

**治疗方案：** 考虑患者右侧无名静脉及上腔静脉闭塞，利用右贵要静脉重建右上肢内瘘将引发右侧肢体肿胀及上腔静脉阻塞综合征。患者目前已无法维持透析，拟拔除原透析导管并更换新导管，待患者一般情况改善后决定后续通路建立方式。

　　**手术经过**：沿原颈部切口显露导管残端，拆除结扎线，自静脉端插入0.035″亲水加硬导丝，远端进入下腔静脉。沿导丝置入5mm×40mm（推送杆长45cm）高压球囊导管（OHICHO II，Kaneka-Medical）全程扩张（图111-2），每次扩张均加压至球囊爆破压（22atm）直至导管静脉端末端。尝试牵拉导管仍无松动迹象，再经动脉端插入导管进行全程扩张，同时缓慢用力牵拉导管残端，直至导管松动后逐渐将其移出体外，保留导丝。另于右锁骨下切口，建立皮下隧道后沿导丝置入新CVC（图111-3）。

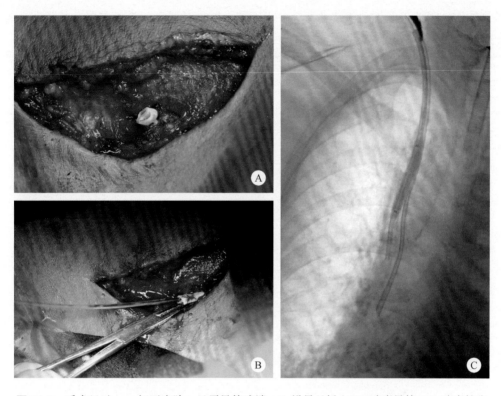

图111-2　手术经过：A.切开皮肤，显露导管残端；B.沿导丝插入PTA球囊导管；C.球囊扩张

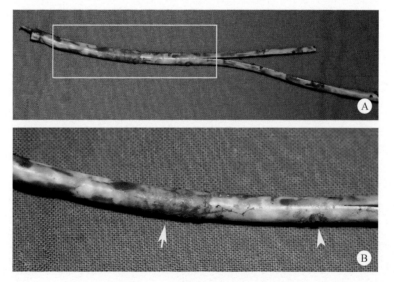

图111-3　手术经过：A.取出之残余导管；B.导管周围紧密粘连的纤维鞘（长箭头）及钙化（短箭头）

**Tips**

- 中心静脉导管嵌钝时应设法拔出，不建议埋入皮下，否则有引发血管内异物感染、发热、感染性心内膜炎以及肺动脉栓塞等并发症的风险。
- 拔除长期嵌钝导管时应配合球囊扩张缓慢增加拉力，不可使用暴力，避免撕裂上腔静脉。
- 由于CVC内腔较细，应选用加硬导丝便于球囊插入导管。
- 球囊扩张后CVC仍无松动迹象者可经由CVC另一腔进行扩张，或双腔同时扩张，或更换直径6mmPTA球囊导管扩张。

# *112* 透析导管误入颈总动脉的手术治疗

女性，52岁。既往糖尿病10年，冠心病3年，高血压病3年，发展为CKD 5期。2天前因急诊透析于当地医院建立右颈内静脉临时透析导管透析通路，置入导管后发现导管位于右颈总动脉内。

**体格检查：**右颈部可见临时透析导管，置管处无活动性渗血，双侧颈动脉博动可，未闻及杂音（图112-1）。

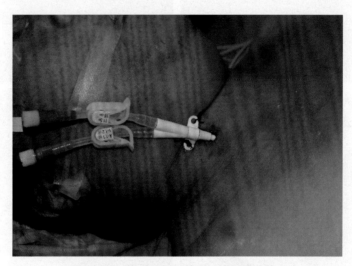

图112-1 临时透析导管误入右颈内动脉

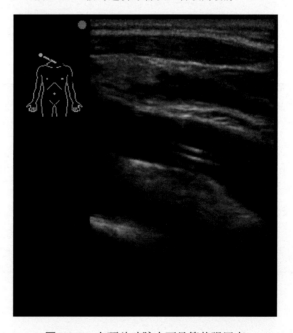

图112-2 右颈总动脉内可见管状强回声

**彩色多普勒超声**：右颈总动脉通畅，管腔内可见管状强回声，内膜无明显增生，颈动脉未见明显狭窄（图112-2）。

**治疗方案**：导管误入颈总动脉，可通过外科手术治疗或腔内血管介入方法治疗。考虑患者非高龄、身体状况良好，拟全麻下急诊手术探查。

**手术经过**：以导管穿刺点为中心，沿右侧胸锁乳突肌前缘分别向远端、近端延长切口。切开颈鞘，游离穿刺点远、近端颈总动脉，全身肝素化后阻断颈总动脉，拔出导管，5-0 聚丙烯缝线"8"字缝合关闭颈总动脉破损（图112-3）。

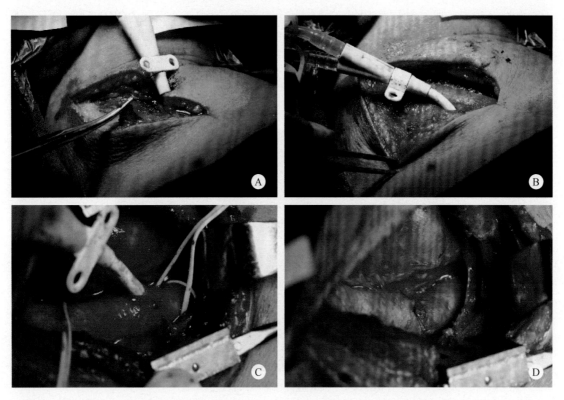

**图112-3**　手术经过：A. 右侧胸锁乳突肌前缘切口；B. 切开颈鞘，显露颈总动脉及导管；C. 游离穿刺点远、近端颈总动脉；D. 拔出导管，5-0 聚丙烯缝线"8"字缝合关闭颈总动脉破损

---

**Tips**

- 透析导管误入颈总动脉需紧急处理，避免导管周围血栓形成脱落后引起中枢神经系统并发症或局部出血。
- 决定治疗方法前不可拔出导管，由于透析导管管径较粗且颈部解剖结构不利于压迫止血，一旦拔出导管有可能引发难以控制的大出血。
- 外科手术简单、经济，多需要全麻，适用于身体情况较好的患者。
- 该位置还可尝试覆膜支架治疗，可在局麻下进行，适用于年龄较大、身体条件差无法耐受全身麻醉的患者，需要在DSA引导下进行。

# 第十一部分 其 他

# *113* AVG 血清肿，单纯手术切除

女性，78岁。因ESRD，CKD 5期于2个月前建立右前臂肱动脉-头静脉AVG，手术后1个月肘部伤口处出现直径约2.5cm肿物，表皮发红，无疼痛，无发热，无上肢肿胀，AVG功能正常。血白细胞计数及中性粒细胞分类均正常，血降钙素原（PCT）水平正常，肿物穿刺为清亮淡黄色液体，细菌培养阴性，未予处理。其后皮肤发红区域逐渐缩小，但肿物直径逐渐逐渐增大。

**体格检查**：右前臂环形AVG，可及震颤及血管杂音。肘部切口处隆起，直径约3.0cm，中央皮肤局部菲薄伴轻度红肿（图113-1），皮温不高，无压痛。

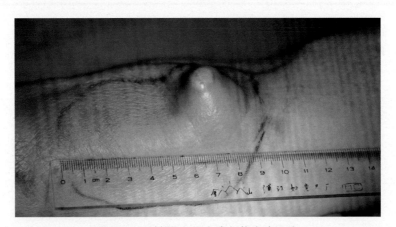

图113-1　肘部切口下方隆起伴皮肤红肿

**治疗方案**：患者手术切口局部隆起，但无全身感染症状及体征，实验室检查也不支持细菌感染，考虑为AVG血清肿。

**手术经过**：局部麻醉下，沿原切口切开皮肤，见肿物为黄色干酪样物质，包绕AVG动脉端吻合口，大小约3cm×3cm×4cm，质地中等，易碎，周围有少量清亮淡黄色液体。仔细清除全部干酪样物质，探查AVG动脉端无渗出（"出汗现象"），留置引流管并缝合伤口。手术后14天拆线，其间仍然利用该AVG进行透析（图113-2）。

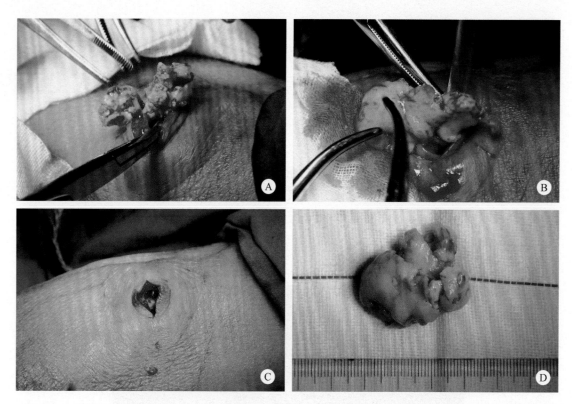

图113-2 手术经过：A.原肘部手术切口切开，显露肿物为干酪样物质，包绕AVG动脉端；B.分离并清除干酪样物质；C.检查AVG动脉端无渗出，关闭伤口；D.切除血清肿标本

**Tips**

- AVG短期内切口出现红肿，但无明显疼痛，无全身感染征象且实验室检查不支持细菌感染时应警惕血清肿的可能。
- 清除血清肿后，如动脉端血管无明显渗出，可直接关闭切口。
- 如动脉端血管有明显"出汗"现象，则单纯切除血清肿效果不佳（参见病例114）。

# 114 AVG 血清肿，手术切除及动脉端人工血管置换

男性，78岁。既往高血压病，因CKD 5期于1年前建立右前臂AVF并使用8个月，2个月前AVF失功改建右前臂肱动脉-头静脉U形AVG。手术后1个月开始正常使用。但肘部切口逐渐出现红肿但无明显疼痛。肿物逐渐增大，3天前局部皮肤破溃，少量淡黄色清亮液体渗出。

体格检查：右肘部切口附近红肿，切口下方皮肤局部破溃，肿物处张力高，无波动感。右前臂AVG可及震颤（图114-1）。

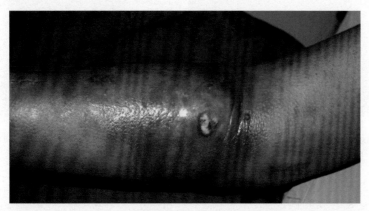

**图114-1** 肘部切口下方隆起伴皮肤红肿

彩色多普勒超声：右前臂环形AVG，动脉端与肱动脉吻合，动脉端周围可见约5cm×3cm 中等回声区，边界清楚，其内未探及血流信号。动脉、静脉端吻合口未见狭窄，CDFI血流信号正常（图114-2）。

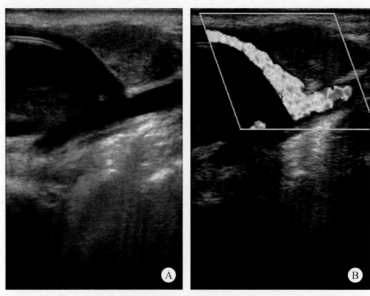

**图114-2** A. AVG动脉端吻合口，可见AVG动脉端被中等回声物质包绕，边界清楚，无明显包膜；B. AVG内血流信号正常，肿物内未见血流信号

治疗方案：患者手术切口红肿，但无全身感染症状及体征，考虑可能因血清肿引起。

第一次手术经过：局部麻醉下，沿皮肤破溃处切开皮肤，见肿物为黄色干酪样物质，包绕AVG动脉端吻合口，大小约5cm×3cm×3cm，质中易碎。清除全部干酪样物质，探查AVG动脉端有"出汗现象"，留置引流管另切口引出，缝合伤口，引流管接低负压吸引。局部加压包扎（图114-3）。

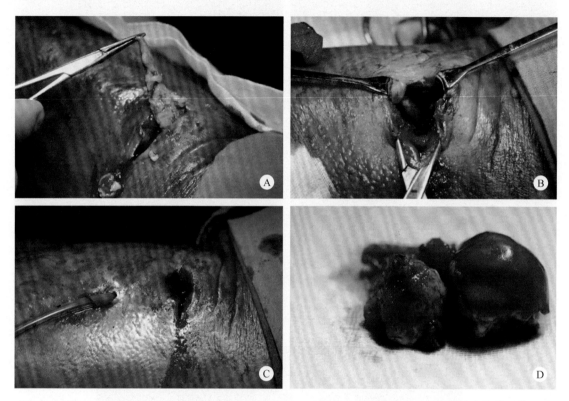

图114-3　第一次手术经过：A.分离并清除干酪样物质；B.探查AVG动脉端；C.动脉端渗出处附近放置引流管另戳口引出，关闭伤口；D.切除之血清肿标本

第二次手术经过：第一次手术后1个月，肿物复出，伤口遗留约0.8cm创面不能愈合，少量清亮渗出液，细菌培养阴性。再次手术探查见血清肿仍有5cm×3cm×2.5cm，包绕动脉端吻合口，清除血清肿后可见人工血管动脉端约2cm持续有清亮液体渗出，如"出汗"状（图114-4，图114-5），使用粉末状胶原蛋白压迫后渗出明显减少，缝合伤口，放置引流，前臂及肘部弹力绷带加压包扎。

第三次手术经过：第二次手术3周后虽经引流及加压包扎，局部创面仍然不愈合，超声显示人工血管周围仍有中等回声物质包裹。为防止人工血管感染，彻底切除该段人工血管，关闭肱动脉吻合口，另取人工血管一段远端与原AVG静脉臂吻合，近端与肘上肱动脉吻合（图114-6）。手术后伤口愈合，恢复该通路透析。但术后肘上动脉吻合口附近再次出现肿物，至术后1年趋于稳定，大小约7cm×3cm，不影响通路使用，故未予以处理。该通路持续使用4年（图114-7）。

第四次手术经过：该AVG使用4年后因静脉端吻合口狭窄至血栓形成，取栓后见沿穿刺区域人工血管多节段狭窄，上臂头静脉已成熟，扩张良好，故切除肘部血清肿，切除该段人工血管，重建肘部头静脉-肱动脉AVF（图114-8、图114-9）。两周后患者经上臂AVF恢复正常透析。

**11**

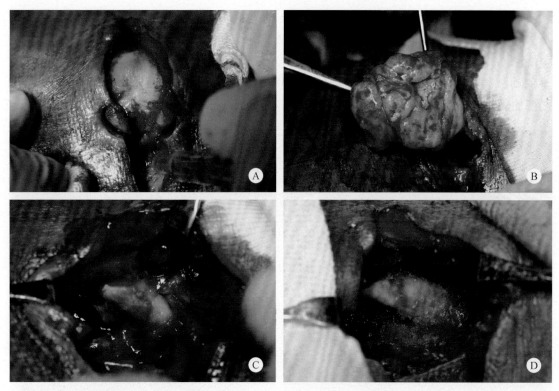

图114-4  第二次手术经过：A、B.血清肿位于切口下方，包绕AVG动脉端；C.清除血清肿后可见人工血管动脉端液体呈点状密集渗出，该处人工血管管壁呈半透明状，与正常段人工血管界限明显；D.粉末状胶原蛋白压迫后渗出明显减少

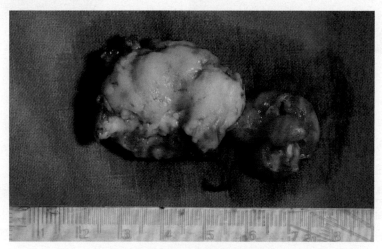

图114-5  第二次手术切除之血清肿

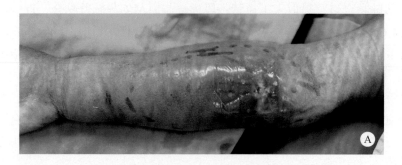

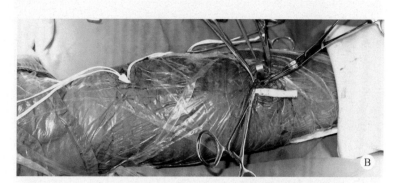

图114-6 置换渗出段人工血管

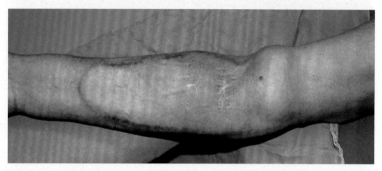

图114-7 人工血管置换后再次出现局部血清肿

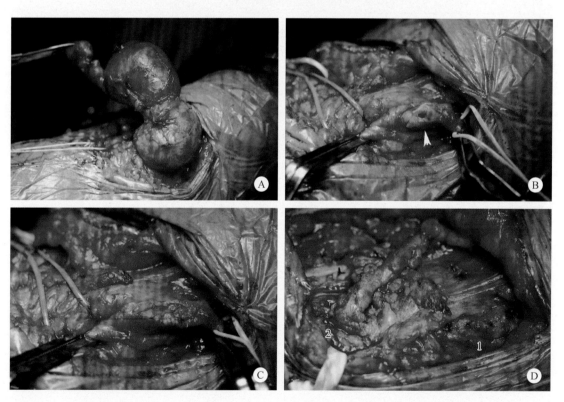

图114-8 第四次手术经过：A.游离血清肿，切断人工血管远端；B.游离动脉端吻合口及两端肱动脉，自吻合口切断人工血管；C.连续缝合关闭肱动脉；D.建立头静脉-肱动脉端-侧吻合，1.原AVG动脉端吻合口残端；2.新建头静脉-肱动脉吻合

**11**

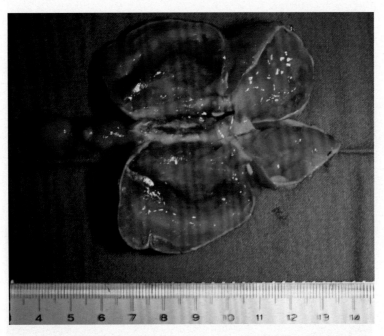

图114-9　切除之动脉端人工血管及周围血清肿，可见血清肿局限于人工血管管壁异常渗出段

---

**Tips**

- 人工血管血清肿病因不明，几乎均见于动脉端吻合口，文献报道治疗方法包括局部切除引流、胶原蛋白或生物胶封堵、新人工血管置换等，但均为个案报道，尚无确切治疗方法。
- 血清肿预防至关重要，如首次手术中已经见到动脉端明显渗出，应在局部放置引流管另戳口引出，辅以术后局部加压包扎，务使周围组织紧密贴附人工血管以利于成纤维细胞长入管壁孔隙。一旦人工血管和组织间出现积液，则细胞难以长入人工血管。
- AVG伤口引流需使用密闭引流（引流管+负压引流球），避免使用开放引流（如橡皮引流片或Penrose引流），防止逆行感染。
- 肘部多次手术瘢痕坚硬，粘连紧密，正中神经于肘部毗邻肱动脉，应特别注意。

# *115* AngioJet™ 治疗 AVG 血栓形成

女性，81岁。既往糖尿病、高血压，CKD 5期。2年前建立左前臂肱动脉-肘正中静脉AVG。3天前出现左前臂内瘘处震颤消失。现经右颈内临时导管透析。否认穿刺静脉压升高及穿刺点出血延长。

**体格检查：** 左前臂U形AVG，未及震颤。肘部皮下可见部分静脉怒张。肱动脉、桡动脉、尺动脉搏动正常。

**彩色多普勒超声：** 左前臂AVG，人工血管管腔内充满低回声，CDFI无血流信号。

**治疗方案：** 考虑患者AVG血栓形成，经验判断静脉端吻合口狭窄引起可能性大。拟行AngioJet™取栓，造影确定病因并解除潜在病变。

**手术经过：** 自前臂人工血管动脉臂及静脉臂分别向远端穿刺并置入6F血管鞘（Merit Medical Systems，Inc.）（图115-1），造影显示AVG内血栓形成，头静脉、肘正中及贵要静脉通畅。分别自动脉侧及静脉侧血管鞘插入110cm 0.018″ V18导丝（Boston Scientific，美国），远端分别跨越动脉、静脉端吻合口并进入肱动脉及头静脉。沿导丝置入AngioJet™ DVX（Boston Scientific）导管分别对静脉端和动脉端AVG进行血栓抽吸，再次造影显示大部分血栓已被清除；穿刺部位狭窄，动脉、静脉端吻合口血栓。重复使用AngioJet™ DVX导管对动脉端血栓头进行抽吸，动脉端血栓头吸栓效果不佳，考虑血栓陈旧，遂使用4F双腔Fogarty导管沿动脉端导丝跨越吻合口取栓，随后分别使用5mm×4cm及6mm×4mm PTA高压球囊导管（Mustang，Boston Scientific）对动脉端、穿刺部位及静脉端吻合口狭窄进行扩张。再次造影确认狭窄消失，血流通畅（图115-2），上臂及中心静脉管腔正常。

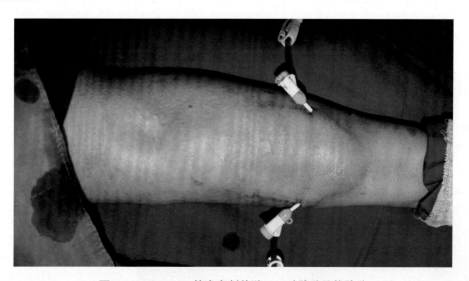

图115-1 Seldinger技术穿刺前臂AVG动脉臂及静脉臂

**11**

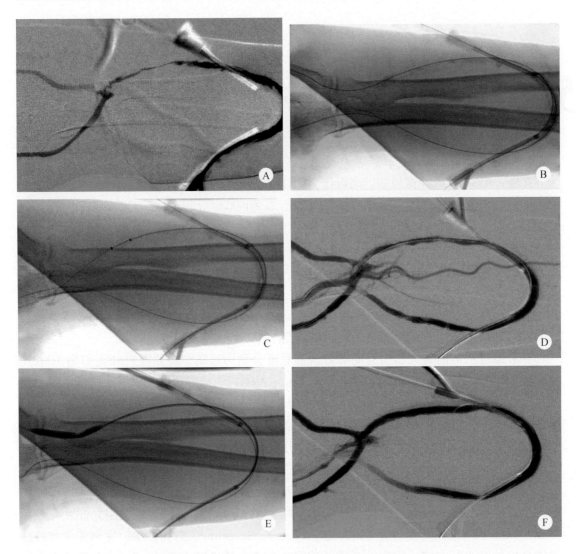

图115-2　手术经过：A.造影显示AVG内血栓形成，头静脉、肘正中及贵要静脉通畅；B.分别自动脉侧及静脉侧血管鞘插入导丝，远端分别跨越动脉、静脉端吻合口，进入肱动脉及头静脉；C.沿导丝置入Angio-Jet™导管进行血栓抽吸；D.再次造影显示大部分血栓已被清除，但动脉端血栓头尚未清除，穿刺区域可见狭窄，静脉端吻合口狭窄伴血栓；E.球囊导管分别对静脉、动脉端吻合口及人工血管狭窄部位进行扩张；F.造影显示管腔血流恢复，狭窄消失

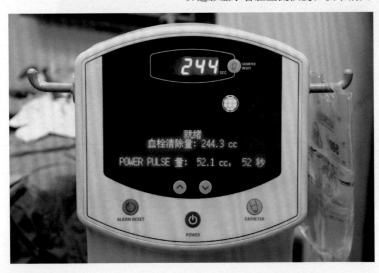

图115-3　AngioJet™主机可显示工作时间（244秒）、喷射溶栓药剂量（52.1ml）及血栓清除量（244.3ml）

**Tips**

- AngioJet™导管首先沿导丝自动脉臂血管鞘插入，跨越静脉端吻合口，随后以2～5mm/s的速度向动脉端回撤；操作结束后再自静脉臂血管鞘插入，跨越动脉端吻合口2～3mm，随后向静脉端以相同速率回撤。
- 治疗过程中需全身肝素化（UFH约100U/kg体重）。
- 对于血栓形成，血流完全受阻的AVG，AngioJet™累计吸栓时间不可超过480秒，以免引起过度溶血。
- 对于尚有残余肾功能的患者可能出现血红蛋白尿，术后注意碱化尿液。
- AngioJet™同时具有喷射溶栓药物和吸栓双重功能，机顶显示屏可显示喷射溶栓药容量、吸栓时间和吸栓量（图115-3）。

**11**

# 116 杂交手术1

女性，51岁。既往肾病综合征，CKD 5期。3年前建立右前臂中部头静脉-桡动脉AVF进行血液透析。3个月前因该通路失功遂建立右前臂贵要静脉（桡动脉）转位内瘘术。4天前转位内瘘处红肿、疼痛、震颤消失。曾在外院尝试溶栓治疗未成功。

**体格检查：** 右前臂多处手术瘢痕。右前臂中部原头静脉-桡动脉吻合口可及3.0cm×2.0cm硬结，该处有搏动，无震颤。于该吻合口远端可见贵要静脉-桡动脉转位内瘘手术瘢痕。前臂转位贵要静脉呈条索状，有触痛，未及震颤及杂音。

**彩色多普勒超声：** 右前臂近端头静脉内瘘动脉吻合口处膨大约2.5cm×2.0cm，其内充满低回声，CDFI探及低回声周边有血流信号，肘部及上臂头静脉闭塞。右前臂贵要静脉转位内瘘自吻合口至肘部全程充满低回声，管腔不可压闭。肘上贵要静脉通畅，内径约4.0mm。前臂桡动脉连续性及血流正常。

**治疗方案：** 原头静脉内瘘血栓形成，上臂头静脉闭塞，无法利用。贵要静脉转位内瘘前臂段血栓形成，上臂段管腔正常，不除外贵要静脉移位转折点（Swing-point）狭窄引起，拟外科手术探查。原头静脉内瘘吻合口膨大处有搏动，无震颤，结合超声结果，判断该吻合口仍通畅（图116-1）。

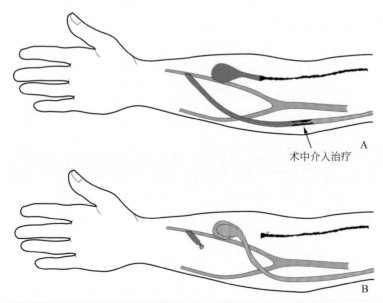

图116-1　A.前臂头静脉内瘘及贵要静脉转位内瘘，显示转折点狭窄；B.术中腔内治疗转折点狭窄，利用近端贵要静脉翻修原头静脉内瘘

**手术经过：** 前臂切口探查转位贵要静脉内血栓形成，远心段已纤维化闭塞。自血栓处切断贵要静脉，3F双腔Fogarty导管（Edwards Lifesciences）向近心端贵要静脉取栓后造影检查，见贵要静脉转折点处狭窄约70%，0.035″亲水导丝（Merit Medical Systems, Inc.）通过

病变并引导6mm×40mm高压球囊（Mustang，Boston Scientific）对狭窄处进行扩张，加压至18atm完全扩张狭窄段（图116-2）。重新切开探查原前臂头静脉内瘘吻合口膨大处，取栓并剥脱增生内膜后见原吻合口通畅，直径约0.8cm。遂将贵要静脉近端修剪成2.5cm长斜面，使之呈补片状与原头静脉内瘘膨大处吻合成形（图116-3）。开放阻断钳后通路可及明显震颤。患者术后2周恢复该通路透析。

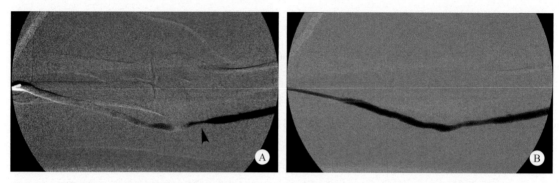

图116-2 A. 黑色箭头为转折点狭窄（swing point stenosis）；B. 6mm×40mm球囊扩张后

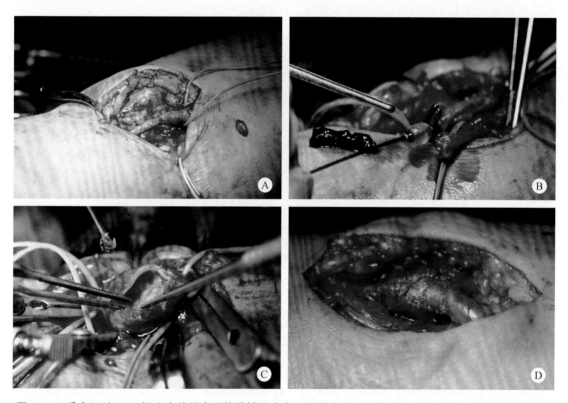

图116-3 手术经过：A. 探查右前臂贵要静脉转位内瘘血栓形成，远端贵要静脉纤维化样狭窄；B. Fogarty导管取栓；C. 切开原前臂头静脉-桡动脉内瘘吻合口处膨大，清除机化血栓，剥除增生内膜；D. 近端贵要静脉-原头静脉内瘘口吻合成形

**Tips**

• 转折点狭窄（swing point stenosis）为贵要静脉移位手术后常见狭窄部位。

**11**

# *117* 杂交手术 2

女性，51岁。既往狼疮性肾炎15年，高血压病10年，CKD 5期。经左前臂AVF透析4年，其间因内瘘血栓于原AVF吻合口近端重建左前臂AVF。1天前突发内瘘震颤消失。

**体格检查：**左前臂中段AVF，肘部可见两处穿刺点呈瘤样扩张，未及搏动及震颤，贵要静脉一侧瘤样扩张内可及硬结。近吻合口处内瘘搏动感强。远端桡动脉搏动正常。

**DSA：**前臂头静脉（图117-1，1）通畅，至肘正中静脉处可见狭窄（图117-1，a），肘正中静脉及肘部头静脉可见瘤样扩张，肘正中静脉内可见充盈缺损，考虑血栓（图117-1，2肘正中静脉，T血栓）。肘正中静脉汇入贵要静脉处可见狭窄（图117-1，b）。肘正中静脉汇入头静脉段闭塞（图117-1，3肘上头静脉，c闭塞段）。

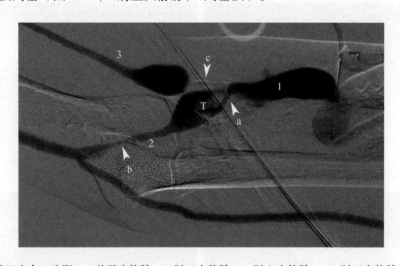

**图117-1** 前臂经吻合口造影：1.前臂头静脉；2.肘正中静脉；3.肘上头静脉；a.b.肘正中静脉狭窄处 T. 血栓

**治疗方案：**肘正中静脉内可见血栓，通路存在多处狭窄及闭塞，考虑开放手术取栓，同时处理狭窄病变。

**手术经过：**自图117-1中b点切断肘正中静脉，游离该处膨大之静脉，4F 双腔Fogarty取栓导管（Edwards Lifesciences）取栓后，自肘正中静脉（2）处插入6F动脉鞘（4cm短鞘，Merit Medical Systems，Inc.），B超引导下80cm，0.035″ 亲水导丝（Merit Medical Systems，Inc.）通过a处狭窄病变，6mm×40mm高压球囊（OHICHO II，Kaneka Medical）沿导丝至病变a处，加压至18atm后球囊完全扩张，持续1分钟（图117-2）。随后以a点为圆心，将动脉鞘调转约180°后，上述导丝及球囊通过c处闭塞段病变，肉眼直视下扩张该处病变，加压至22atm时狭窄消失。撤出动脉鞘后，将b处狭窄段切除，两端肘正中静脉修剪成斜面后端-端吻合。

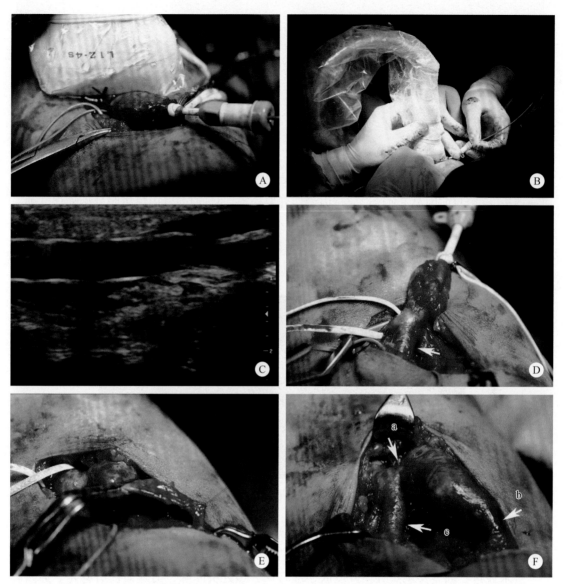

图117-2  手术经过：A、B. 取栓后，自肘正中静脉向远心端插入6F动脉鞘，B超引导下导丝通过图117-1中a处狭窄病变，6mm×40mm超高压球囊沿导丝至病变处；C. 球囊加压至18atm后完全扩张，持续1分钟；D. 随后以a点为圆心，将动脉鞘调转约180°后，上述导丝及球囊通过c处闭塞段病变，肉眼直视下扩张该处病变，加压至22atm时狭窄消失（白色箭头为扩张球囊）；E. 撤出动脉鞘，复原肘正中静脉位置，将其两端修剪成斜面后端-端吻合；F. 吻合完状态，图中a、b、c三点分别对应图117-1中a、b、c三处狭窄部位

**Tips**

- 杂交手术可简化多发病变手术步骤，尤其适用于通路内存在血栓需要开放手术患者。
- 术中B超引导介入治疗简单可靠，且可避免X线辐射。

**11**

# *118* 杂交手术 3

女性，63岁。既往肾小球肾炎，高血压病。CKD 5期，9年前建立左前臂AVF进行规律血液透析。6个月前因AVF血栓形成行内瘘切开取栓术。4日前前臂内瘘扩张处疼痛伴红肿，自觉震颤减弱。

**体格检查：**左鼻烟窝内瘘，吻合口处可及搏动感。前臂头静脉及肘正中静脉全程扩张，迂曲并呈瘤样变。通路触饱满，未及震颤（图118-1）。

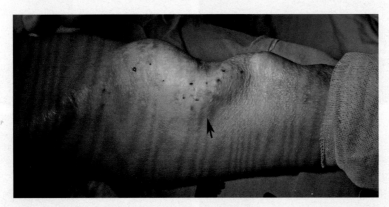

图118-1　前臂通路穿刺点处触诊饱满（黑色箭头处），近肘部穿刺部位空虚

**治疗方案：**前臂AVF全程扩张，管腔饱满，未及震颤，考虑血栓形成。拟手术切开取栓。

**手术经过：**前臂穿刺点处切开皮肤，纵行切开该处头静脉，清除血栓后缝合。通路震颤虽恢复但较弱，同时存在较强搏动感。考虑近心端流出道仍有狭窄，术中造影提示头静脉于肘部穿刺点膨大处远端闭塞，副头静脉开放。B超引导下经近端贵要静脉逆向穿刺，0.035″亲水导丝通过闭塞段病变，6mm×40mmPTA球囊（OHICHO II，Kaneka Medical）对病变处进行扩张，至狭窄完全消失。造影见残余狭窄＞30%，交换7mm×40mm球囊扩张（20atm，60s），再次造影残余狭窄消失，通路震颤明显增强（图118-2）。

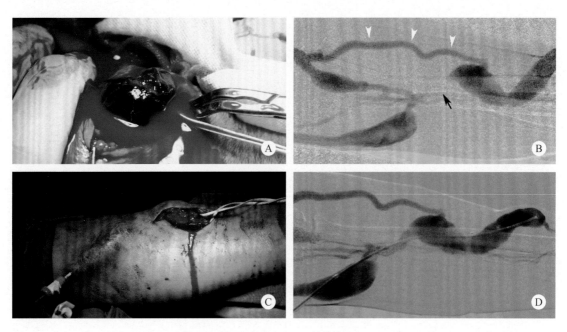

图118-2 手术经过：A.挤压法清除前臂头静脉内血栓；B.造影提示头静脉主干短段闭塞（黑色箭头），副头静脉（白色箭头）开放；C.经贵要静脉拟行穿刺，扩张闭塞段头静脉；D.扩张后造影，闭塞段头静脉血流恢复

**Tips**

- 通路直径过大且血栓较新鲜时无需取栓导管，仅靠挤压静脉两端即可清除血栓，肝素盐水冲洗后开放两端止血钳，应有活跃血流。
- 取栓后如震颤较弱，特别是搏动感强时应考虑近心端仍有狭窄或梗阻病变，应进一步探查或进行行术中影像学检查，如有异常需同期介入或手术干预。

# 附录　术语编略语英汉对照

| 缩写 | 英文全称 | 中文全称 |
|---|---|---|
| AVF | arteriovenous fistula | 自体动静脉内瘘 |
| AVG | arteriovenous graft | 人工血管动静脉内瘘 |
| BBAVF | brachiobasilic AVF | 肱动脉-贵要静脉内瘘 |
| BCAVF | brachiocephalic AVF | 肱动脉-头静脉AVF |
| BDP | basal digital pressure | 基础指动脉压 |
| CDFI | color Doppler flow imaging | 彩色多普勒血流显像 |
| CKD | chronic kidney disease | 慢性肾脏病 |
| CVC | central venous catheter | 中心静脉导管 |
| CVS | central venous stenosis | 中心静脉狭窄 |
| DBI | digital-brachial index | 指-肱指数 |
| DRAL | distal radial artery ligation | 远端桡动结扎 |
| DRIL | distal revascularization-interval ligation | 间置结扎及远端血管重建术 |
| DSA | digital subtraction angiography | 数字减影血管造影 |
| ESRD | end-stage renal disease | 终末期肾病 |
| IMN | ischaemic monomelic neuropathy | 缺血性单肢神经病变 |
| MILLER | minimally invasive limited ligation endoluminalassisted revision | 微创腔内辅助限制性结扎翻修术 |
| PAI | proximalisation of the access inflow | 动脉流入道近端化 |
| PAVA | proximal arteriovenous anastomosis | 近端动静脉吻合术 |
| PGE | partial graft excesion | 移植物部分切除术 |
| PRAL | proximal radial artery ligation | 近端桡动脉结扎 |
| RCAVF | radiocephalic AVF | 桡动脉-头静脉AVF |
| RUDI | revision using distal inflow | 远端血流逆转术 |
| SGE | subtotal graft excesion | 移植物次全切除术 |
| SVC | superior vena cava | 上腔静脉 |
| TCC | tunneled cuffed catheter | 带袖套中心静脉留置导管 |
| TGE | total graft excesion | 移植物全切除术 |